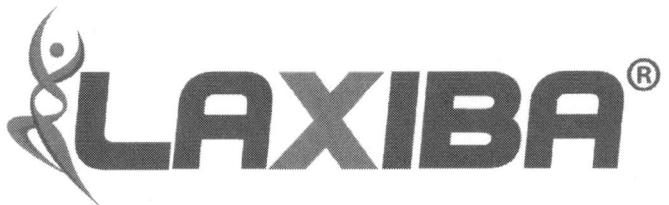

DER FRUCTOSENAVIGATOR

Bei Fructoseintoleranz

1. Auflage

M.Sc. Jan Stratbücker

Laxiba Verlag

Für Unternehmen und Institutionen:
Sie haben Interesse an einer Großbestellung? Besuchen Sie uns auf:
https://laxiba.de/laxiba-verlag/handel.html

Der Ausgangsdatensatz der algorithmisch bestimmten Portionsgrößen mit Ausnahme der Fructane und Galactane ist die „University of Minnesota Nutrition Coordination Center 2014 Food and Nutrient Database". Die Lizenz wurde nach einer internationalen Recherche für dieses Buch wegen der Wertigkeit und des Umfangs der Datenbank erworben. Aussagen in diesem Buch beruhen auf wissenschaftlichen Studien. Dennoch wird für keinen Inhalt eine Garantie übernommen. Eine Haftung von Autor, Verlag, zitierten Wissenschaftlern sowie der University of Minnesota für Personen-, Sach- oder Vermögensschäden ist ausgeschlossen. Bitte beachten Sie, dass die den Portionen zugrunde liegenden Inhaltsstoffmengen relativ sind. Sie erfahren ungefähre Mengen, an denen Sie sich orientieren können. Die präzise verträgliche Portionsgröße eines jeweiligen Produkts wird aufgrund von Verarbeitungsmethoden, landesspezifischen Rezepturen, Reifegraden und Sorten variieren.

DANKSAGUNG

Mein besonderer Dank gilt M. Thor und dem ernährungswissenschaftlichen Forscherteam der University of Minnesota, J. S. Barrett, J. R. Biesiekierski, P. R. Gibson, K. Liels, J. G. Muir, S. J. Shepherd, R. Rose, O. Rosella und dem ernährungswissenschaftlichen Forscherteam der Monash University, allen übrigen zitierten Wissenschaftlern für ihre Forschungen, B. Hartmann vom Bundesministerium für Ernährung, Landwirtschaft und Verbraucherschutz, G.-W. von Rymon Lipinski von der Goethe-Universität und H. Zorn von der Justus Liebig-Universität, für das Korrekturlesen F. Lang, C. R. Mundy, L. Popielinski und M. Vastolo, für die Beratung T. Albert, K. Bayer, U. Blendowske und D. Durchdewald, weiterhin meiner Mutter, Schwester und meinen Freunden, besonders C. Schlick und I. Kloppenburg sowie allen anderen, deren Hilfe mir erst ermöglichte, das Buch zu schreiben.

Für meinen ehemaligen Chef, Torsten Elias.

INHALTSVERZEICHNIS

VORWORT

Wissen Sie erst seit Kurzem von Ihrer Intoleranz? Oder begleitet Sie dieses Thema schon viele Jahre? Dieses Buch wird Ihnen in beiden Fällen helfen, denn es ist das erste am Markt, das Ihnen genau sagt, wie viel Sie von welchen Lebensmitteln essen dürfen: Individuell auf Ihre Situation zugeschnitten und wissenschaftlich fundiert. Was hat man Ihnen bisher empfohlen? Lassen Sie mich raten: Verzicht, Verzicht, Verzicht und ein säuerliches Gesicht gibt es gratis dazu? Willkommen im Club: Diese Erfahrung teile ich mit Ihnen.

Was ich in den vergangenen Jahren jedoch herausgefunden habe, dürfte Sie interessieren. Es beruht auf vielen Gesprächen mit Betroffenen, Professoren und Patienten, auf Herleitungen von labortechnischen Untersuchungen der *University of Minnesota* und auf intensiver wissenschaftlicher Recherche.

Das Ergebnis: Erstmals ist es Wissenschaftlern gelungen, auch den Sorbitgehalt der Lebensmittel umfassend festzustellen - einem Stoff, der Einfluss auf die Verträglichkeit von Fructose hat. Damit konnte ich Ihnen präzise verträgliche Portionsgrößen berechnen und durch die Beachtung des Glucosegehalts zudem Wege aufzeigen, wie Sie durch die geschickte Kombination wieder solche Lebensmittel vertragen, die eigentlich zu viel Fructose enthalten. Mehr noch: Sie müssen nicht unbedingt auf alle fructose Lebensmittel kategorisch verzichten. Es genügt, wenn Sie nicht mehr davon essen als Ihnen guttut. So steigern Sie Ihre Lebensqualität. Neugierig?

Dann lesen Sie weiter. Dieses Buch liefert Ihnen im ersten Kapitel Informationen über die Hintergründe und Folgen der Krankheit und darüber, wie man sie diagnostiziert. Wenn Sie nicht praktisch ausprobieren möchten, welchem Niveau Sie angehören, können Sie in Kapitel 2 auch einen Test machen, um es herauszufinden. Außerdem gebe ich Ihnen hier eine Menge Hilfsmittel an die Hand: Von Ratschlägen für eine ausgewogene Ernährung, Rezepten und Tipps für das Essen außer Haus über Motivationstechniken bis hin zum Thema Stressmanagement.

Anschließend finden Sie in Kapitel 3 neben der Standardmenge bei einer Fructoseintoleranz auch die Menge für drei weitere Empfindlichkeitsniveaus. Als langjähriger Betroffener weiß ich um Ihr Bedürfnis nach Klarheit und praktischem Rat. In diesem Buch liegt der Fokus darum neben der Zuverlässigkeit auf Alltagstauglichkeit. Natürlich sollte dieses Buch nicht Ihr einziger Ratgeber sein, doch es ist ein wertvoller Schritt auf dem Weg zu mehr Wohlbefinden im Alltag. In diesem Sinne: Gute Reise!

Hinweis:

Die Angaben in diesem Buch beziehen sich auf die Ernährung bei einer Fructoseintoleranz. Sollten die Beschwerden trotz der zu Ihrer Intoleranz passenden Ernährung andauern, sind zumeist andere oder mehrere Intoleranzen Auslöser. Bei mehreren Intoleranzen oder dem Reizdarmsyndrom hilft Ihnen „Der Ernährungsnavigator".

Für verbindliche Ernährungsempfehlungen ist trotz des hohen Qualitätsanspruchs des Buches stets Ihr Arzt zuständig. Sämtliche im Buch getroffene Aussagen und Angaben sind unverbindlich. Eine Genesungsgarantie kann nicht gegeben werden. Bauchbeschwerden können auch andere Ursachen, wie Erkrankungen haben. Sprechen Sie bei Beschwerden und vor einer Diät mit Ihrem Arzt oder Apotheker. Es liegt in Ihrer Verantwortung, ob und wie konsequent Sie die Informationen nutzen und Empfehlungen auch im Hinblick auf die Einbindung von Ärzten beachten.

1

INFORMATION

1.1 Warum Sie das Buch verdienen

Herzlichen Glückwunsch: Sie nehmen die Dinge in die Hand, statt sie einfach zu ertragen, wie sie sind. Viele leiden unter den Beschwerden einer Intoleranz, ändern aber nichts. Nur wenige handeln und Sie gehören dazu! Wenn Sie dieses Buch gekauft haben, wissen Sie darum, dass ein höheres Wohlbefinden im Alltag nicht nur Ihnen, sondern auch Ihrer Umwelt zugutekommt. Kehren Sie dem beschwerdegeplagten Griesgram in sich den Rücken: Mit den richtigen Essgewohnheiten werden Sie sich gesünder, freier und kraftvoller fühlen!

Lernen Sie die Krankheit in allen Facetten kennen, ordnen Sie Ihre persönliche Geschichte in diesen Kontext ein und erfahren Sie sodann, was Sie tun können, um so leicht wie möglich damit zu leben. Mehr noch: Ab Seite 38 finden Sie nützliche, grundsätzliche Tipps für eine gesunde Ernährung und ab Seite 71 lernen Sie, wie Sie den Stress, der Ihre Beschwerden ja meist noch verstärkt, reduzieren können. Sollten Sie das Buch erworben haben, um sich auf Gäste mit Intoleranzen einzustellen, erfahren Sie ab Seite 59, was dazu getan werden kann. Respekt: Einen solch aufmerksamen Gastgeber kann man sich nur wünschen!

Dass für die Lebensfreude die Ernährung eine zentrale Rolle spielt, ist kein Geheimnis und begleitet uns vom Beginn des Lebens an. Gibt es etwas Schöneres, als ein sattes, zufriedenes Baby anzuschauen? Die Muttermilch liefert dem Säugling passgenau alle Inhaltsstoffe, die er braucht und verträgt. Als erwachsener Mensch entscheiden Sie selbst, welche Ernährungskomponenten Sie wählen. Und auch hier gilt: Wer satt und zufrieden sein möchte, muss darauf achten, dass sein Darm mit den verzehrten Lebensmitteln klarkommt.

Welche Diagnoseverfahren sollte ich vor der Ernährungsumstellung durchlaufen? Welche Ursachen hat die Erkrankung und wie empfindlich bin ich eigentlich? Welche Mengen kann ich von welchen Lebensmitteln zu mir nehmen, ohne mir zu schaden? Oder anders formuliert: Auf was muss ich nicht verzichten?

Bei all diesen Fragen helfen Ihnen die in diesem Buch verständlich dargestellten wissenschaftlichen Erkenntnisse, die die aktuelle Forschung widerspiegeln, sowie die Ernährungstabelle bei Fructoseintoleranz, die die nutzerfreundlichste sein dürfte, die es auf dem Markt gibt, denn sie ist sowohl nach Kategorien, als auch nach Stichworten geordnet. Und als Sahnehäubchen erhalten Sie passende Rezepte für Ihre Intoleranz, wie ein praktisches Faltheft dazu, das Ihnen das zielgerichtete Einkaufen und das Essen unterwegs erleichtert.

Hören Sie auf, wertvolle Lebensenergie an Ihre Bauchbeschwerden zu verlieren. Fangen Sie an, Ihre Lebensfreude ohne Abstriche auszukosten. Das haben Sie sich verdient!

1.2 Diagnosecheck

Sind Bauchschmerzen, Blähungen, ein aufgeblasener Bauch, Verstopfungen und Durchfall Ihre ständigen Begleiter? Ohne Ihnen zu nahe treten zu wollen: Haben Sie keine anderen Hobbies? Sie müssen sich nicht mit diesen Quälgeistern abfinden, legen Sie ihnen doch lieber das Handwerk und wenden Sie sich den schönen Dingen im Leben zu!

Das Erste, was Sie tun sollten, um die unliebsamen Begleiter loszuwerden, ist, erst einmal genau hinzuschauen, wer oder was Sie hier eigentlich quält. Ein solches Diagnoseverfahren kann schon ein halbes Jahr in Anspruch nehmen, doch es wird sich auszahlen: Sie werden Ihre Symptome mit großer Wahrscheinlichkeit in den Griff bekommen und mithilfe dieses Buches nicht mehr länger aus Angst auf Dinge vollständig verzichten müssen, die Ihnen in Wahrheit erst ab einer bestimmten Menge schaden.

Dazu bitten Sie zuerst Ihren Hausarzt um eine Überweisung zu einem Gastroenterologen. Allein der Klang dieses Wortes muss die Quälgeister doch schon einschüchtern! Wir wollen Fructose – wie auch die übrigen Auslöser von Intoleranzen Fructane, Galactane, Lactose und Sorbit – einmal *Klotz* nennen. Warum? Ein Klotz im Bauch ist unangenehm. Andererseits kann ein Klotz aber auch nützlich sein: Denken Sie an einen Holzklotz, den Sie ins Feuer werfen und der bei der Verwertung eine Menge Energie und Wärme bringt. So auch mit Fructose: Es handelt sich um ein leicht vergärbares Kohlenhydrat, das eine Menge Energie liefert. Der Facharzt prüft zunächst, ob Ihre Beschwerden vielleicht eine andere Ursache als eine Klotz-Intoleranz haben. Dazu gehören eine Stuhluntersuchung und eine Ultraschalluntersuchung sowie eine Untersuchung mit einer Kamera im Bauch. Vielleicht liegt ja eine Fehlbesiedelung mit Bakterien im Dünndarm vor? Diese Bakterien würden nämlich das Ergebnis einer Klotz-Unverträglichkeitsdiagnose verfälschen. Es folgt ein Test, der die Verträglichkeit von Gluten überprüft, das in Getreide enthalten ist. Dieser Test erweist also, ob Sie eine Zöliakie (Glutenunverträglichkeit) haben. Auch das ist vorab wichtig, denn bei Menschen mit unbehandelter Zöliakie bringt der anstehende Verträglichkeitstest häufig das Ergebnis Sorbitintoleranz. Lassen diese Menschen jedoch Gluten in der Ernährung weg, vertragen sie Sorbit wieder ganz normal und müssen sich in dieser Hinsicht gar nicht einschränken. Anschließend sollten Sie noch einen Gentest auf eine sogenannte hereditäre Fructoseintoleranz machen. Diese vererbbare Erkrankung ist selten. Bei Betroffenen kann der Atemtest, der zur Prüfung der Verträglichkeit von Fructose gemacht wird, jedoch zu lebensbedrohlichen Vergiftungen führen.

Sie haben nun also alle anderen möglichen Ursachen für Ihre Beschwerden ausgeschlossen und die Quälgeister fangen vermutlich schon an zu zittern. Gut so, denn jetzt geht es ihnen an den Kragen: Es folgen die Untersuchungen, die drei unserer Klötze, die leicht vergärbaren Kohlenhydrate Fructose, Lactose und Sorbit, in den Blick nehmen. Für den sogenannten Atemtest wird Ihnen an verschiedenen Tagen eine hoch dosierte Lösung mit jeweils einem Klotz verabreicht. Werden die Klötze von den Enzymen unvollständig abgebaut, entstehen Gase. Diese lassen sich anschließend in Ihrem Atem messen. Überschreitet die Konzentration dort eine bestimmte Menge, spricht man von einer Intoleranz. Die Grenze liegt in der Regel bei 20 ppm (dem Maß für die Gaskonzentration). Ein solcher Atemtest ist sehr empfehlenswert, allerdings leider nicht überall verfügbar. Sollte er bei Ihnen nicht zur Verfügung stehen, so lernen Sie im Gesamtband *„Der Ernährungsnavigator"* einen Ersatztest kennen.

Hat der Atem- oder Ersatztest bewiesen, dass Ihr Körper genügend Enzyme zum Abbau von Fructose besitzt, dann brauchen Sie sich keine weiteren Gedanken zu machen: Fruchtzucker wird Ihnen nicht schaden, Sie können sie bedenkenlos zu sich nehmen. Genauso bei Lactose oder Sorbit: Zeigt der Test, dass Ihre Enzyme mit dem Stoff gut zurechtkommen, gibt es keinen Grund, auf irgendetwas zu verzichten, das ihn enthält. Zeigt der Test jedoch, dass Sie zum Beispiel eine Unverträglichkeit gegenüber Fructose haben, dann wissen Sie jetzt, welchem der drei Klötze Sie den Garaus machen müssen.

Lassen Sie sich nicht auf eine Diagnose ein, wenn es nicht zuvor auch einen Test gab. Hat dieser kein aussagekräftiges Ergebnis gebracht, so haben Sie vermutlich ein Reizdarmsyndrom, das undefiniert ist. „Reizdarm" bedeutet schlicht, dass der Bauch empfindlich auf viele Arten von Reizen reagiert – zum Beispiel auf Luft im Darm. Reizdarmbeschwerden können definiert sein – wenn eine der drei möglichen Klotzunverträglichkeiten sie verursacht – oder undefiniert. Dann haben Sie entweder noch keinen Atemtest gemacht oder dieser hat ergeben, dass Sie für keinen der drei Klötze eine Unverträglichkeit haben. In beiden Fällen spricht man von einer Funktionsstörung des Darmtrakts. Eine Studie belegt, dass die Stärke der Symptome in einer Gruppe sich nicht von der der anderen Gruppe unterscheiden lässt. In allen Fällen sind die Symptome ähnlich. Man kann also nicht von der Art oder Stärke der Beschwerden auf den Auslöser schließen. Die leicht vergärbaren Kohlenhydrate (Klötze), die von den körpereigenen Enzymen nicht verarbeitet werden, führen zu Wasseransammlungen und es entsteht Gas und das macht dem Darm Probleme.

Übrigens sind bei bis zu 90 % der Patienten die Klötze – allein oder in Kombination – für das Leiden verantwortlich. Nur jeder Zehnte etwa leidet an einem undefinierten Reizdarmsyndrom. Auch in diesem Fall gibt es noch drei übliche

Verdächtige – Fructane und Galactane, die im Gesamtband aufgegriffen werden und Histamin. Bei einer Histaminintoleranz fehlen Enzyme zum Histaminabbau. Durch eine entsprechende Ernährung können Sie ggf. Ihre Symptome auch in diesem Fall in den Griff bekommen. Um festzustellen, ob Sie eine Histaminintoleranz haben, verfahren Sie entsprechend des dritten Wegweiser Schritts auf Seite 28 und nutzen Sie die Tabelle auf *histaminintoleranz.ch*.

Sollten Sie unter Reizdarmbeschwerden leiden, sind Sie nicht allein: Bei 20–30 % der europäischen Bevölkerung fehlen für einen vollständigen Abbau von einem oder mehreren der Klötze Fructose, Lactose und Sorbit körpereigene Enzyme. Weltweit leiden 10–15 % der Menschen unter undefinierten Reizdarmbeschwerden. Betroffen sind etwa 20 % der Amerikaner, 22 % der Engländer, 25 % der Japaner, 9 % der Niederländer und 44 % der Westafrikaner. Bei Kindern mit Reizdarmsyndrombeschwerden sollte man übrigens besonderes Augenmerk walten lassen: Hier sollte es immer ein qualifizierter Arzt sein, der die Diagnose stellt und der das weitere Vorgehen genehmigt und begleitet. Eine Lactoseintoleranz kommt übrigens erst ab dem 5. Lebensjahr in Frage, vorher vertragen alle Kinder Lactose.

Und nebenbei bemerkt: Den umgekehrten Fall gibt es auch: Bei manchen Menschen fällt ein Atemtest positiv auf, sie haben jedoch kaum spürbare Symptome wie Bauchweh. Eine solche Intoleranz bedeutet demnach eine Intoleranz ohne Reizdarm. Bevor Sie jetzt aber nur kalt lächelnd die Schultern zucken und denken „Was soll's?", muss ich sie leider warnen, Depressive Verstimmungen im Zusammenhang mit der beschriebenen Verminderung der Glücksbotenstoffe durch Ihre Intoleranz sind dennoch möglich.

Zusammenfassung

Wenn Sie unter regelmäßigen Bauchbeschwerden leiden, suchen Sie einen Spezialisten auf: Einen Gastroenterologen. Der Prozess bis zur Diagnose kann bis zu einem halben Jahr dauern. Sie befinden sich mit Ihren Symptomen in guter Gesellschaft: Hierzulande sind 20-30 Prozent der Menschen betroffen. Den Schlüssel zur Symptombekämpfung halten Sie in Ihren Händen!

1.3 Fructoseintoleranz: Was ist das?

1.3.1 So entstehen die Bauchbeschwerden

Haben Sie eine Intoleranz, stellt Ihr Körper nur wenige Enzyme bereit. Dadurch wird die Fructose beim Konsum von zu vielen fructosehaltigen Lebensmitteln unvollständig abgebaut und gelangt in den Enddarm. Für die bekannten Symptome sorgen dort zwei Prozesse: Osmose und Vergärung. Um zunächst die Osmose zu verstehen, stellen wir uns einmal zwei gleiche, durch einen Kanal miteinander verbundene Aquarien vor.

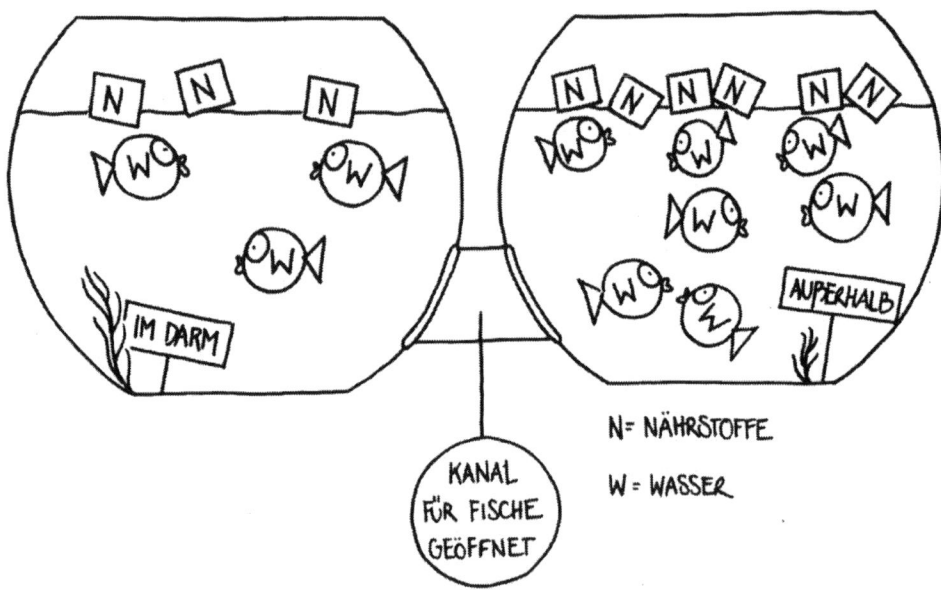

Das eine Glas steht für den Darm, das andere für den Bereich außerhalb des Darms. Die Fische stehen für das Wasser im Körper und das Futter besteht entweder aus Nährstoffen (N) oder aus der Fructose (F), die in den Enddarm gelangt ist. Der Kanal ermöglicht es den Fischen nun, zwischen beiden Gläsern hin und her zu schwimmen. Das Futter jedoch bleibt immer in dem Glas, in das es gefallen ist. Wo schwimmen die Fische also hin? Richtig: In das Glas, in dem mehr Futter ist. Normalerweise ist das die Außenseite der Darmwand, denn dort gibt es mehr Nährstoffe als im Inneren des Darms. Die Fische schwimmen also aus dem Darm heraus: Unser Körper entzieht der Nahrung das Wasser. So weit, so unbedenklich.

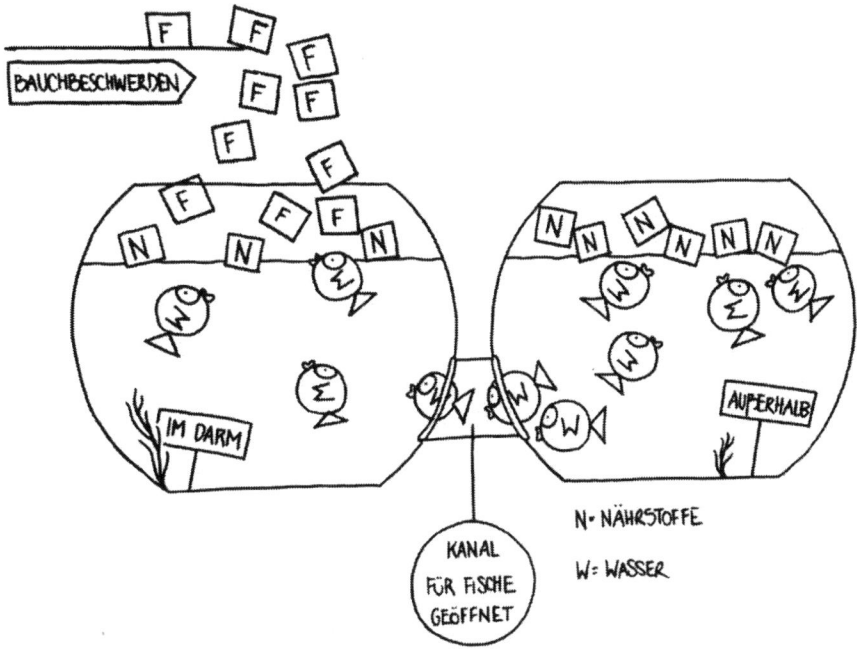

Haben Sie jedoch zu viel Fructose zu sich genommen, gelangt sie in den Darm. Plötzlich gibt es also mehr Futter im linken Glas.

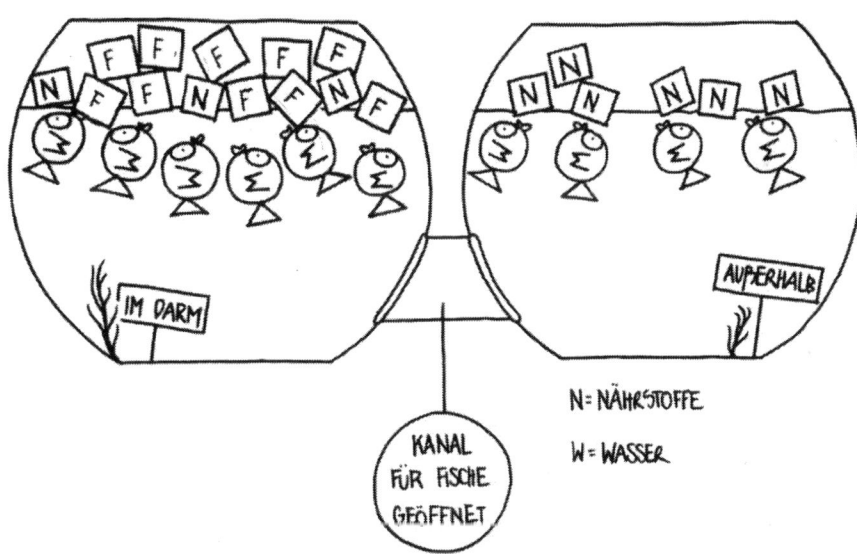

Weil die Darmwand – hier der Kanal – teildurchlässig ist, können zwar die Fische hindurchschwimmen, das Futter jedoch bleibt, wo es ist. Darum wechseln einige Fische nun die Seite und tummeln sich links. Sprich: Durch die Fructose gelangt Wasser in den Darm…

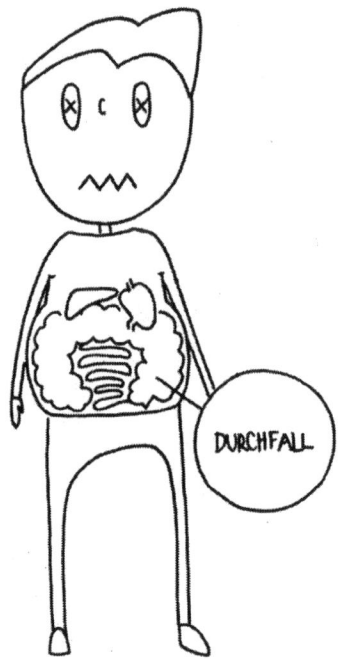

… und Sie bekommen Durchfall.

Das war die Osmose. Wie kommt es zur Vergärung?
Im Darm gibt es Bakterien – hier erzähle ich Ihnen nichts Neues – und die wollen gefüttert werden. Wenn nun Fructose in den Enddarm gelangt, fackeln die Bakterien nicht lange herum und verwerten auch diese, um sich mit Energie zu versorgen.

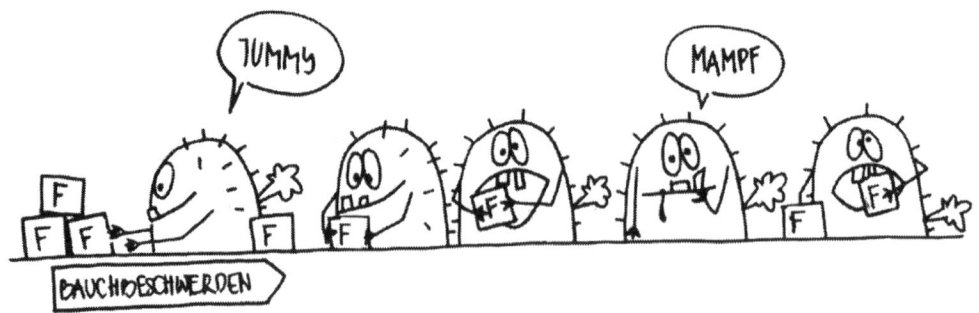

Leider sind die Bakterien nicht so effizient darin, Fructose abzubauen, wie ihre Fachkollegen, die Enzyme: Bei der bakteriellen Verwertung der Fructose entsteht Gas.

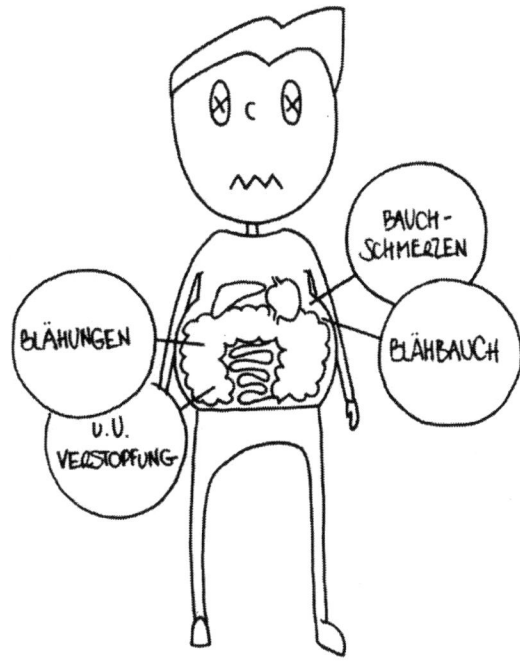

Das Gas entweicht in Form von Blähungen oder es sammelt sich und sorgt für einen unangenehmen Blähbauch. Steigt durch dieses Gas der Druck in manchen Darmregionen, kann dies Ablagerungen zur Folge haben, wir leiden dann unter Verstopfung. Gelangt das Gas gar in den Dünndarm, sorgt es für noch mehr Durcheinander: Körpereigene Enzyme werden zum Teil daran gehindert, ihren Dienst zu tun, da der Kontakt zur Darmwand, in der viele Enzyme aktiv sind, durch die Luft reduziert wird. Schließlich kann der Druck im Bauch auch schlicht zu Bauchschmerzen führen. Dies gilt insbesondere, wenn Sie einen empfindlichen Darm, einen Reizdarm, haben.

Ihre individuelle Verträglichkeit

Wenn Sie nun feststellen, dass Sie auf Osmose und Vergärung in diesem Zusammenhang lieber verzichten möchten, dann machen Sie die Schotten dicht! Sorgen Sie dafür, dass keine Fructose in den Enddarm gelangt. Nehmen Sie nur so viele fructosehaltige Lebensmittel zu sich, dass Ihre körpereigenen Enzyme die Arbeit bewältigen können. Die Grenze, die Sie nicht überschreiten sollten, damit Ihre Enzyme nicht in Streik treten, ist individuell verschieden. Die Portionen in diesem Buch werden daher in vier Stufen angegeben. Die „Standardverträglichkeitsstufe" (SVS), die der Verträglichkeitsstufe (VS) 0 entspricht, wird groß in den Ernährungstabellen in Kapitel 3. Sie beruht auf 0,5 g Fructose.[1] Der dazugehörige Grenzwert für glucosebalancerierte Fructose (Zucker) liegt beim Zehnfachen je 100 g, also 5 g pro 100 g.[2] Die VS 1, 2 und 3 sind für Menschen die Richtschnur, die unempfindlicher sind als die „standardmäßig" Betroffenen. Schließlich geht es neben der Vermeidung der Symptome auch darum, unnötige Einschränkungen zu vermeiden. Die verschiedenen Verträglichkeitsstufen helfen Ihnen, zu ermitteln, wie viel von welchem Produkt Sie essen dürfen, ohne Beschwerden zu bekommen und ohne auf Dinge zu verzichten, die Sie nicht missen müssen. Welche Verträglichkeitsstufe für Sie zutrifft, erfahren Sie in Kapitel 4.1 mit dem dort beschriebenen Stufentest.

Fructose-Enzymtabletten

Xylose Isomerase, eine Enzymkapsel zum Abbau von Fructose, ist am Markt erhältlich. Dem Autor ist nur eine Studie bekannt, deren Ziel es ist, deren Effizienz zu zeigen. Dort betrug die Symptomverbesserung etwa 41 %. Ob Ihnen das den derzeit hohen Verkaufspreis wert ist, liegt bei Ihnen.

1.3.2 Die Fructoseaufnahme

Fructose ist in Früchten enthalten und wird darum auch Fruchtzucker genannt. Einige Obstsorten, wie etwa Rhabarber, sind frei davon allerdings frei. Leider ist Fructose auch für den süßen Geschmack vieler Lebensmittel verantwortlich. Diesen wird sie in Form von Honig, Gelierzucker und Maissirup zugesetzt. Glücklicherweise können Sie begrenzte Mengen an Fructose verwerten und zur Unterstützung Ihrer Enzymmannschaft gibt es ja glucosehaltige Lebensmittel, die Sie gleichzeitig verzehren können.

Auf welchem Weg Sie Fructose hauptsächlich einnehmen, hängt von Ihren Ernährungsgewohnheiten ab. In den USA werden im Durchschnitt etwa zwei Drittel durch Erfrischungsgetränke und andere damit angereicherte Fertigprodukte aufgenommen und etwa ein Drittel in Form von Früchten. In Finnland ist das Verhältnis in etwa genau umgekehrt.

Von Menschen mit ungeklärten regelmäßigen Bauchbeschwerden haben 39 % bei Fructosedosen von 15 g, und 70 % bei Dosen von 30 g Beschwerden.

---

[1] *Die Menge Fructose, die die Menge der Glucose im Lebensmittel übersteigt.*
[2] *Gleiches Verhältnis von Fructose zu Glucose liegt vor, wodurch die Fructose deutlich besser vertragen wird.*

Weltweit werden zwischen 11 und 54 g pro Tag und damit pro Mahlzeiten 4-18 g konsumiert.

Warum aber reagieren manche Menschen auf Fructose mit Beschwerden und andere nicht? Wie kommt es zu den Beschwerden? Die nachfolgenden Grafiken veranschaulichen es Ihnen.

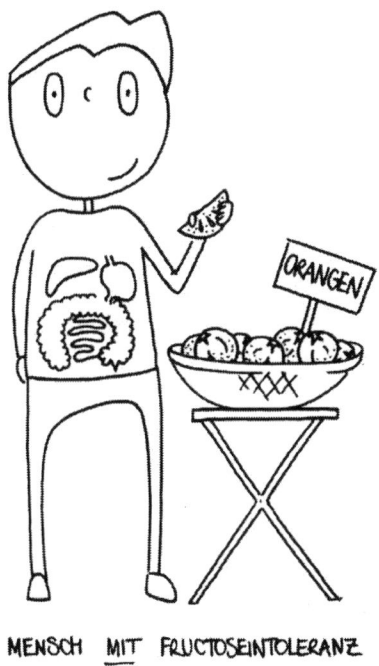

MENSCH MIT FRUCTOSEINTOLERANZ

Orangen enthalten von Natur aus Fructose: Dieser Mensch isst wegen seiner Fructoseintoleranz zum Frühstück daher nur ein Stück davon. Er weiß, dass er nur wenige Enzyme zum Abbau der Fructose im Dünndarm besitzt.[3]

---

[3] *Richtiger, allerdings weniger einprägsam, ist es von Transportmitarbeiter zu sprechen, die sich um die körperliche Aufnahme der Fructose kümmern.*

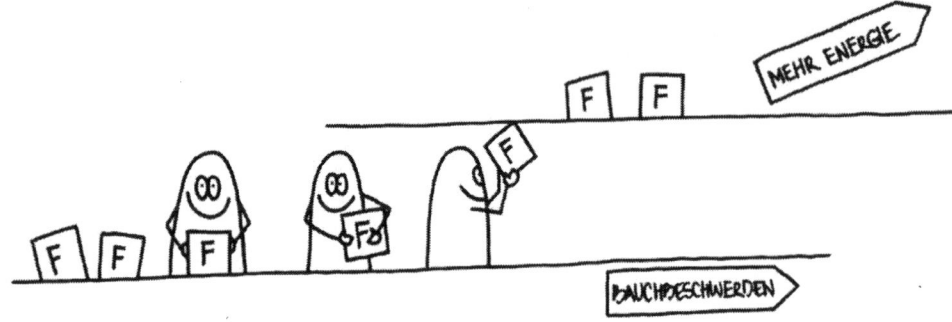

Mit der in einem Stück enthaltenen Menge kommen seine Enzyme noch prima zurecht – sofern es bei dieser Mahlzeit dabei bleibt. Die Fructose (F) wird durch die Arbeit der Enzyme zu Energie umgesetzt, die Bauchbeschwerden bleiben aus, alles läuft wie am Schnürchen.

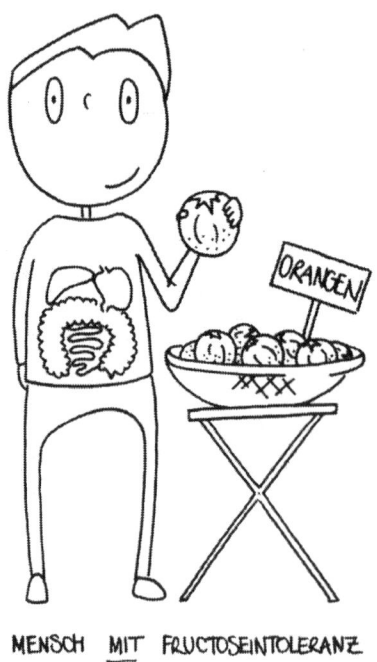

MENSCH MIT FRUCTOSEINTOLERANZ

Nun. Vergisst der Mensch jedoch, dass seine Enzymmannschaft sehr überschaubar ist, und isst er gleich eine ganze Orange auf einmal, so bringt er sein Team gewaltig ins Schwitzen.

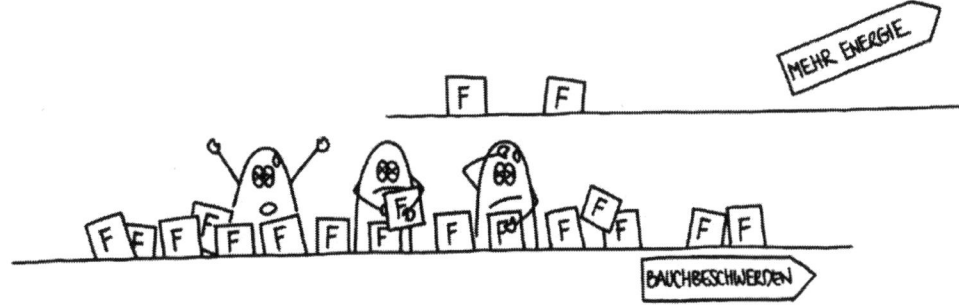

Die Enzyme sind überfordert. Sie können die plötzliche Menge Fructose nicht bewältigen, schicken die Warnmeldung „Fehler im System" heraus und lassen schließlich einen Großteil liegen. Diese überschüssige Fructose gelangt in den Enddarm und löst dort Beschwerden aus.

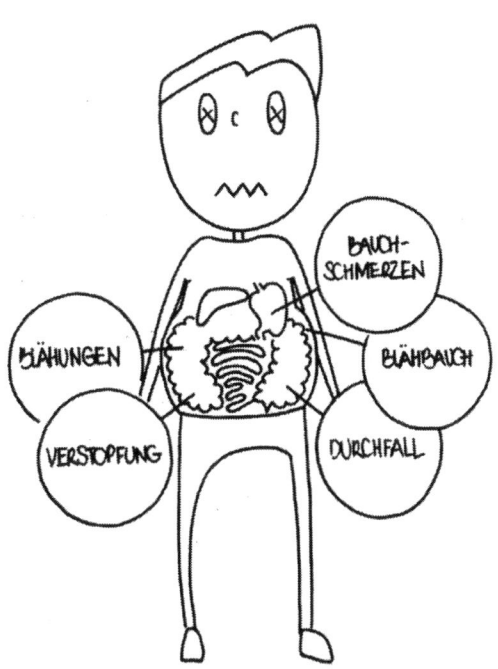

Einige Stunden nach dem Verzehr bekommt er die Quittung: Blähungen, Durchfall, Verstopfung, Bauchschmerzen.

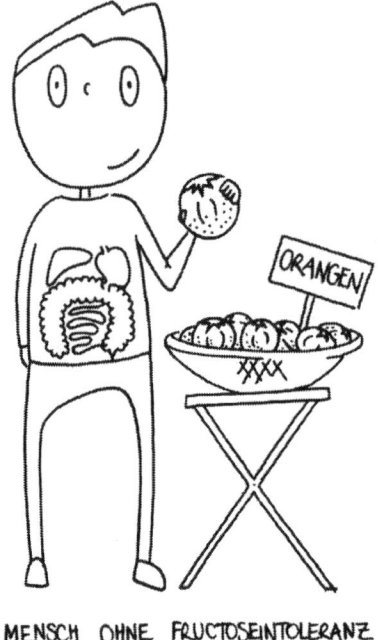

MENSCH OHNE FRUCTOSEINTOLERANZ

Anders ist es bei diesem Menschen, der ebenfalls eine ganze Orange isst.

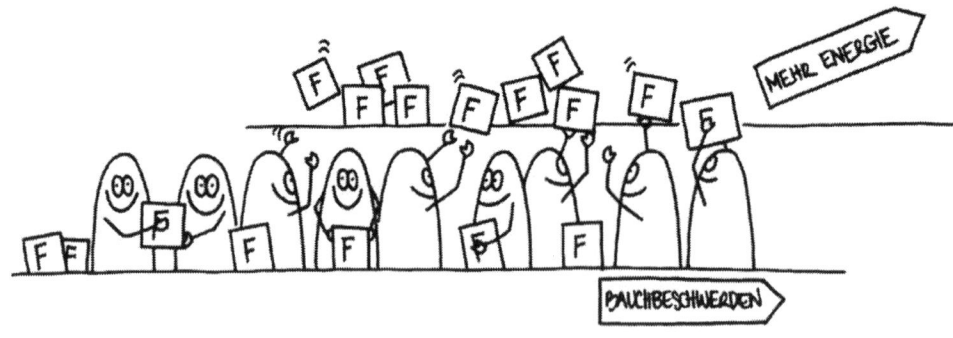

Er hat von vornherein ein viel größeres Team. Seine zahlreichen Fructose-Enzym-Mitarbeiter arbeiten entspannt Hand in Hand, kommen mit der verzehrten Menge locker zurecht und haben für die ächzenden Kollegen im Bauch nebenan nur ein hämisches Grinsen übrig.

Einfluss von Glucose

Glucose nimmt der Enzymmannschaft Arbeit ab. Trifft Glucose auf Fructose, verbinden sich beide zu herkömmlichem Zucker (glucosebalancierter Fructose[4]). Die nachfolgende Grafik zeigt Ihnen dies. Da Sie ein Vielfaches mehr an Zucker als Fructose vertragen, können Sie sich diesen Umstand zunutze machen. Dazu lassen Sie zugleich ein Lebensmittel, das mehr Glucose als Fructose enthält ist mit einem, bei dem Sie sich aufgrund Ihrer Fructoseintoleranz einschränken müssen, im Mund zergehen.

---

[4] *Anmerkung zur Verträglichkeitsbeschränkung für glucosebalancierte Fructose (Zucker): Verschiedene Untersuchungen zeigten, dass Menschen mit einer Fructoseintoleranz dennoch 50 g Fructose vertragen, sofern diese im gleichen Verhältnis mit Glucose gemixt wird. Die Beschränkung für glucosebalancierte Fructose wird lediglich aufgrund eines mehrdeutigen Studienergebnisses angegeben: Trotz der offenbar optimalen Abbaurate bei einem entsprechenden Glucoseverhältnis gelangten bei einer Tagesdosis von 17 g balancierte Fructose 0,4 g unverdaut im Enddarm an. Bei 98 g balancierter Fructose lag die Menge zwar auch nur bei 0,56 g, eine nachträgliche Zersetzung durch Bakterien könnte das Ergebnis jedoch verzerrt haben. In den Ernährungstabellen bleibt die glucosebalancierte Fructose unberücksichtigt. Wenn Sie möchten, können Sie sich allerdings, z. B. bei Süßigkeiten, an den in den Inhaltsstoffen angegebenem Zuckergehalt richten und darauf achten unter 5 g pro 100 g zu bleiben. Dies liegt daran, dass Zucker zu einem Teil aus Glucose und zum anderen aus Fructose besteht. Die angemessene Portionsgröße in Bezug auf Fructose beträgt 10 Mal der Fructosemenge je Mahlzeit je 100 g. Wenn Sie Ihren Zuckerkonsum einschränken möchten und ein Getränk enthält zu viel davon, können Sie sich mit einer passenden Verdünnung mit Wasser behelfen. Allgemein ist es gut, den Zuckerkonsum zu reduzieren, siehe Kapitel 2.1.3.*

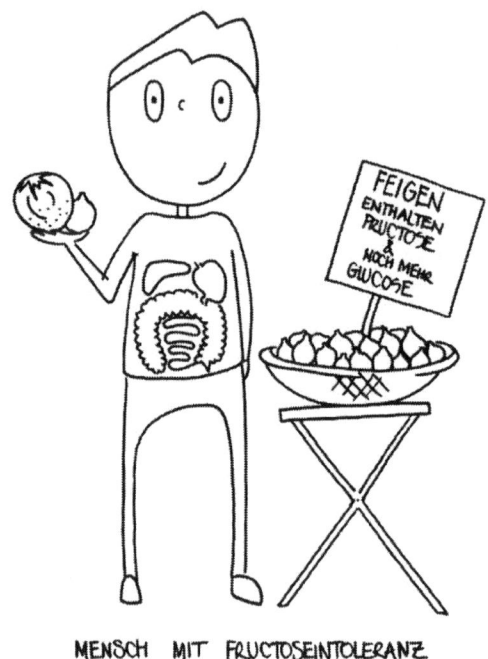

MENSCH MIT FRUCTOSEINTOLERANZ

Dieser Mensch ist schlau. Er weiß, dass er durch den gleichzeitigen Verzehr von Glucose mehr Fructose verträgt. Darum isst er die ganze Orange zusammen mit einer Feige.

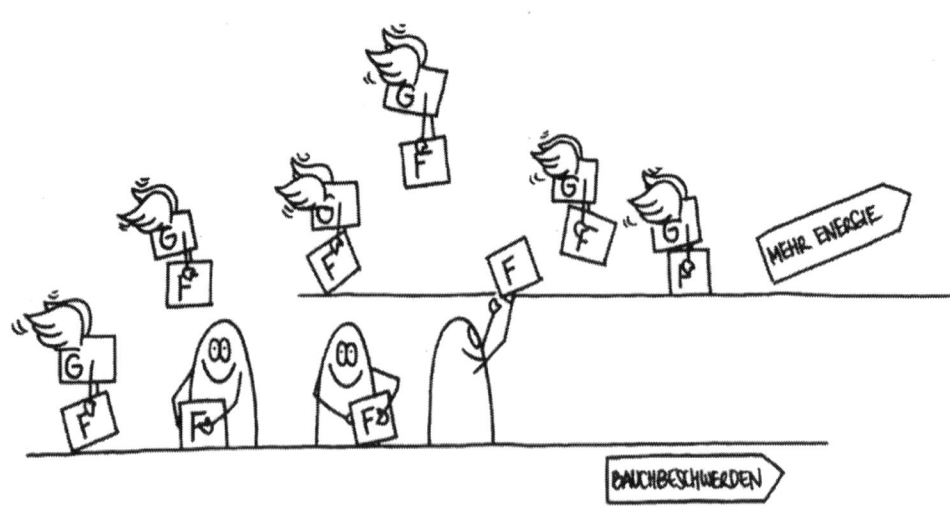

Die vorhandene Glucose verbindet sich mit der Fructose zu einfachem Zucker, der direkt in Energie umgewandelt wird. Trotz der Fructosemenge einer ganzen Orange hat seine Enzymmannschaft nun ein leichtes Spiel.

Lebensmittel mit Glucoseüberschuss

Die folgenden Lebensmittel sind frei von anderen Klötzen wie Lactose und Sorbit und haben einen Glucoseüberschuss. Sie können beim gleichzeitigen Verzehr der folgenden Lebensmittel die angegebene verträgliche Portion teilweise vervielfachen – testen Sie es bei Interesse für sich selbst aus. Multiplizieren Sie dazu die Menge mit dem zu Ihrer VS gehörigen Multiplikator der nachfolgenden Tabelle (eine der letzten vier Spalten). Standardmäßig multiplizieren Sie die groß gedruckte Menge in den Tabellen mit dem unten stehenden SVS Multiplikator. Um auf Nummer sicher zu gehen verwenden Sie die Hälfte der angegebenen Menge.

Lebensmittel	Portions-gewicht	SVS ×	VS 1 ×	VS 2 ×	VS 3 ×
Ahornsirup	30 g	**1,5**	0,75	0,25	0,125
Avocado Florida	37,5 g	**2,25**	1,0	0,5	0,25
Dünne Ananasscheibe	56,3 g	**2,25**	1,0	0,5	0,25
Frische Feigen	50 g	**2,0**	1,0	0,5	0,25
Mozzarella	28 g	**1,25**	0,50	0,25	0,125
Zuckermais	82 g	**3,25**	1,5	0,75	0,25

Pure Glucose können Sie auch als Pulver über das Internet erwerben. Anzumerken ist dabei, dass ein hoher Zuckerkonsum aus Gesundheitsgründen vermieden werden sollte, siehe „Z × [Faktor]" in Kapitel 2.1.3.

Einfluss von Sorbit

Es kümmern sich hauptsächlich die gleichen Enzyme um Fructose und Sorbit. Verzehren Sie sorbithaltige zusammen mit fructosehaltigen Lebensmitteln, d. h. liegen Sorbit und Fructose gemeinsam auf dem Fließband, wird Sorbit jedoch stets bevorzugt. Weil sich dadurch noch weniger Enzyme um die Fructose kümmern, bleibt entsprechend mehr davon auf dem Beschwerdeband liegen – gelangt mehr Fructose den Enddarm. In den Lebensmitteltabellen in Kapitel 3 wurden die Portionsangaben aus diesem Grund an den Sorbitgehalt angepasst. Die folgende Grafik veranschaulicht den Zusammenhang von Sorbit und Fructose:

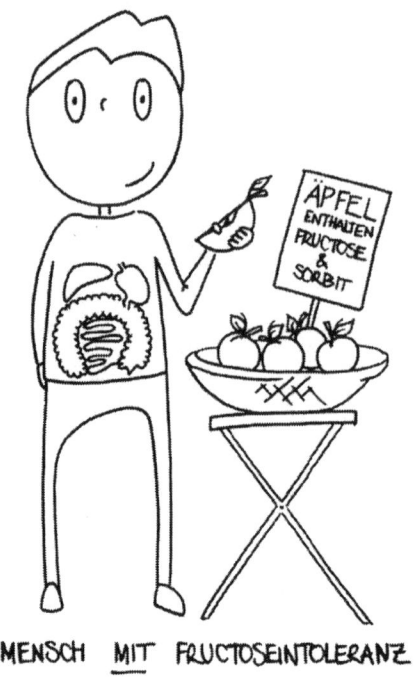

MENSCH MIT FRUCTOSEINTOLERANZ

Dieser Mensch isst trotz seiner Fructoseintoleranz ein Stück Apfel...

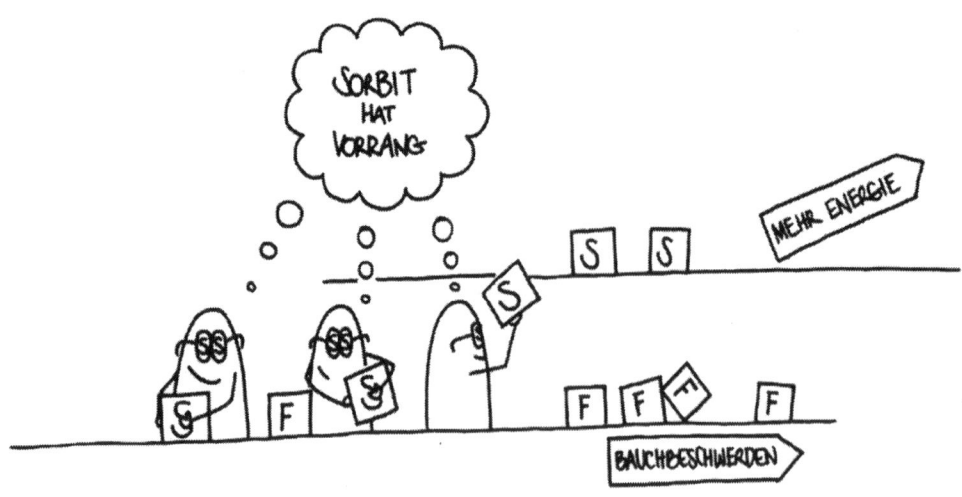

...Da ein Apfel neben Fructose auch Sorbit enthält und die Enzyme diese am liebsten verarbeiten, bleibt Fructose liegen und es kommt trotz der geringen Menge zu Beschwerden.

So groß ist der Einfluss von Sorbit

Menschen ohne Fructoseintoleranz haben genügend Enzyme, um sowohl die Fructose als auch das Sorbit zu bewältigen. Allerhöchstens kann das bei einer Mahlzeit mitverzehrte Sorbit die dem Sorbit entsprechende Menge der verzehrten Fructose beim Abbau behindern. Ein Apfel enthält etwa 0,56 g Sorbit und etwa 4 g Fructose. Insofern kann das im Apfel enthaltene Sorbit höchstens 0,56 g der Fructose beim Abbau ausbremsen. Das ist dann so als würden Sie einen Apfel mit 4,56 g Fructose verzehren. Problematisch ist Sorbit also (ausgehend davon, dass Sie ausschließlich eine Fructoseintoleranz haben) für Sie also nur, wenn Sie es zusammen mit Fructose verzehren. Sofern Sie einem Glas Apfelsaft für die vorhandene Menge Fructose die entsprechende Menge Glucose beigeben, können Sie sich von den Symptomen durch die Fructose sogar ganz befreien, da sich die Glucose mit der Fructose zu gewöhnlichem Haushaltszucker verbindet und Sorbit auf den Abbau von Haushaltszucker sozusagen keinen Einfluss hat. Sorbit ist also allenfalls ein Beschwerdeverstärker. Bei der Angabe der verträglichen Portionsgrößen der Lebensmittel im Falle einer Fructoseintoleranz, die Sie in Kapitel 3 finden, wird daher der Sorbitgehalt entsprechend des obigen Beispiels bei den fructosehaltigen Produkten berücksichtigt.

Darin steckt Sorbit

Sorbit kommt in einigen Obst- und Gemüsesorten vor. In extremen Mengen findet sich Sorbit teilweise in Diabetikerprodukten wie Marmelade (bis 57 g je 100 g) und Schokolade (bis 40 g je 100 g). Enthalten ist es zudem teilweise in Eis, Fertigmüslis, zuckerfreien Kaugummis (bis 2,5 g je Stück), Medizin, zuckerfreie Mintpastillen (bis 2 g je Stück), Mundhygieneartikeln, Säften, Softdrinks, Soßen und verschiedensten anderen (zuckerfreien) Süßigkeiten Verwendung. Oft wird Sorbit auf Verpackungen nur als Kürzel (E-420) angegeben. Für Sie ist Sorbit unproblematisch, wenn Sie laut Atem- oder Ersatztest weder an einer Fructose- noch einer Sorbitintoleranz leiden. Wichtig: Haben Sie nur eine Fructose, nicht jedoch eine Sorbitintoleranz, genügt es, wenn Sie sich an die Portionsgrößen in Kapitel 3 halten, bei welchen der Sorbitgehalt berücksichtigt wurde. Haben Sie ausschließlich eine Sorbitintoleranz, ist *„Der Sorbitnavigator"* und bei beiden Intoleranzen der Gesamtband *„Der Ernährungsnavigator"* für Sie das richtige Buch.

1.3.3   Das sind die Folgen

Die direkten Folgen einer unbehandelten Fructoseintoleranz kennen Sie: Bauch-schmerzen, Blähungen, Blähbauch, Durchfall und Verstopfung. Schon diese Symptome braucht niemand. Indirekt führen diese Symptome dann aber auch noch zu geringerer sexueller Lust, dem Rückzug aus sozialen Kontakten, zu weniger Empathie und geringerer allgemeiner Vitalität. Eine unbehandelte In-toleranz verringert klar die Lebensqualität.

Menschen mit einer unbehandelten Intoleranz sind körperlich weniger fit, haben häufiger Schmerzen, sind häufiger müde und haben eine schlechtere all-gemeine und geistige Gesundheit als die übrige Bevölkerung. Entsprechend schwieriger gestaltet es sich für diese Menschen, ihre sozialen Rollen wahrzu-nehmen. Es überrascht kaum, dass sich solche Symptome auch in der Anzahl der Krankheitstage niederschlagen. Eine Studie in den USA und den Nieder-landen zeigt, dass Menschen mit einer unbehandelten Intoleranz etwa doppelt so häufig in der Schule oder bei der Arbeit fehlen. Das macht mehr als fünf Krankheitstage pro Jahr aus. Die Betroffenen selbst fühlen sich weniger belast-bar, klagen über ausbleibende zwischenmenschliche Erfolge und ein schlechte-res allgemeines Wohlbefinden.

Zum Glück haben Sie es in der Hand das Blatt zu Ihren Gunsten zu wenden: Sie können handeln und ein gutes Stück Ihrer Lebensqualität zurückerobern. Das Einzige, was Sie dazu tun müssen, ist, sich über die Krankheit zu informie-ren und Ihre Ernährung an Ihre individuelle Situation anzupassen. Umfassende Studien zeigen, dass die überwiegende Mehrheit der Betroffenen ihre Symp-tome auf diese Weise deutlich verringern kann. Idealerweise schränken Sie sich dabei nur so weit ein, wie es notwendig ist – eine bestimmte Menge Fructose können Sie in der Regel gut vertragen. Hier setzt dieses Buch an.

Hereditäre Fructoseintoleranz

Wurde bei Ihnen die sehr seltene, vererbbare und leider noch nicht heilbare Krankheit *hereditäre Fructoseintoleranz* festgestellt, kann der Verzehr von Fruc-tose lebensbedrohliche Folgen haben. Lassen Sie sich von Ihrem Arzt beraten. Sie können die Ernährungstabelle in Kapitel 3 nutzen, um fructosefreie Lebens-mittel zu finden. Vermeiden Sie dazu alle Lebensmittel ohne breit lachenden Smiley – die nicht fructosefrei sind.

Unterversorgung mit Folsäure

Eine Folsäureunterversorgung begünstigt Herzkreislauferkrankungen. Eine Fructoseintoleranz-Diät wirkt sich meist negativ auf die Folsäureaufnahme aus. Daher kann es sinnvoll sein, entsprechende Nahrungsergänzungsmittel einzunehmen. Ansonsten ist Folsäure bspw. in *Kellogg's*® Cornflakes (323 µg je 100 g), manchen Eiweißpulvern (280 µg je 100 g) und Rundkornreis (225 µg je 100 g) enthalten. Die empfohlene Tagesdosis für Männer sind 300 µg, für Frauen 250 µg und für Schwangere 400 µg.

Depression

Wissenschaftler haben herausgefunden, dass es einen bemerkenswerten Zusammenhang zwischen Intoleranzen und Depressionen gibt. In einer Gruppe von zufällig ausgewählten Menschen, die unter depressiven Verstimmungen litten, wurde bei 70 % eine Klotzintoleranz festgestellt. Unter gesunden Menschen sind nur etwa 15 % von einer Depression betroffen. Dies heißt noch nicht, dass eine Intoleranz eine Depression begünstigt, doch es deutet darauf hin, dass Menschen mit einer Depression häufig auch unter einer Intoleranz leiden. Man hat also den Gegentest gemacht: Menschen, die unter einer Unverträglichkeit leiden, wurden auf das Vorliegen einer Depression hin untersucht. Tatsächlich lag der Anteil der Teilnehmer mit einer Depression in dieser Gruppe deutlich über dem Schnitt in der Gesamtbevölkerung: Bei 28,5 % der Menschen deutete das Testergebnis auf eine Depression hin.

Dies hängt mit Serotonin zusammen, einem Botenstoff des Körpers, durch den kommuniziert wird, dass wir in guter Stimmung sind. Er wird aus dem in der Nahrung enthaltenen Tryptophan gebildet. Vermutlich verbindet sich Fructose, welche nicht von Enzymen oder Bakterien verarbeitet wurde, mit Tryptophan zu einer nicht verwertbaren Substanz. Dieses Tryptophan steht also nicht mehr zur Verfügung und der Körper kann nur noch einen Bruchteil der Menge an Glücksbotenstoffen erzeugen. Die überschüssige Fructose wird dann zum Stimmungsverderber: Sie hindert den Körper daran, in eine positive Grundstimmung zu kommen oder sich aufheitern zu lassen. Ein nettes Wort, ein Spaziergang in der Sonne, ein spannendes Tennismatch, das man am Ende gewinnt – nichts hilft mehr gegen die Trübsal. Die Botschaft, dass man allen Grund hätte, fröhlich zu sein, kommt einfach nicht an.

Ist das nicht ungerecht? Nun sind Menschen mit einer Intoleranz auch noch zur Trübsal verdammt? Zum Glück haben die Probanden auch den nächsten Versuch mitgemacht. Und siehe da: Wenn sie die Verzehrmenge der Klötze, gegenüber denen eine Intoleranz bestand, auf ein verträgliches Maß reduzierten, gingen bei der Mehrzahl der Studienteilnehmer auch die Depressionswerte auf ein Normalmaß zurück. Das sind gute Nachrichten: Das Einhalten der für Sie geltenden Portionen an fructosehaltigen Lebensmitteln sorgt also dafür, dass Ihre Stimmungslage sich verbessert! Wenn Sie verhindern, dass überschüssige Fructose in den Darm gelangt, sorgen Sie zugleich dafür, dass wieder genug Tryptophan vorhanden ist, aus dem der Glücksbotenstoff Serotonin gebildet werden kann. Sie sorgen also für einen Ausgleich Ihres Serotoninhaushalts. Allerdings ist hier besondere Disziplin gefragt und deshalb gebe ich zu, dass das alles doch auch ein wenig ungerecht bleibt: Bei einer depressiven Verstimmung ist das Einhalten von Verzehrbeschränkungen besonders schwer. Wer von uns kennt das Gefühl nicht, dass man einem Mangel an guter Laune am liebsten mit Süßem entgegenwirken möchte! Doch der Deal „Tausche Serotonin gegen Schokorosinen" funktioniert nicht. Viele Süßigkeiten enthalten Fructose (den Fructosegehalt von Süßigkeiten können Sie beispielsweise auf S. 132 nachlesen) und werden die Verträglichkeitsgrenzen überschritten, sinkt die Stimmung nur immer weiter – ein Teufelskreis. Für Betroffene ist es dann kaum möglich, aus eigener Kraft und mit eigenem Willen entgegenzusteuern: Bei einer Depression ist immer professionelle Hilfe gefragt. Wichtig ist in jedem Fall für Sie, im Hinterkopf zu haben, dass eine Depression – sofern sie eine Stoffwechselstörung ist – auf einem nicht gut funktionierenden Nahrungsab- und -umbauprozess beruhen kann und dass man auch dies nicht einfach hinnehmen muss, weil man es ändern kann.

 ## Zusammenfassung

Bei Fructose handelt es sich um ein leicht vergärbares Kohlenhydrat. Im Buch wird dieses als „Klotz" bezeichnet. Es ist Bestandteil vieler Lebensmittel. Jeder Mensch hat unterschiedlich viele Enzyme, welche Fructose in Energie umwandeln. Übersteigt die verzehrte Menge Fructose die Kapazität Ihrer Enzyme, kommt es zu Beschwerden. Durch bewusste Ernährung können Sie dafür sorgen, dass Sie bei jeder Mahlzeit nur so viel Fructose verzehren, wie Ihre Enzyme abbauen können.

1.4   Hintergründe der Erkrankung

Fructoseintoleranzbeschwerden sind mit Reizdarmbeschwerden gleichsetzbar und bedeuten einen empfindlichen Darm zu haben. Wie eine berühmte Diva zeigt der Darm einen Mangel an Robustheit und ein Übermaß an Empfindlichkeit. Die Diva lässt nicht alles einfach mit sich machen, reagiert enttäuscht und beleidigt auf Vernachlässigung oder ärgert sich über die Ignoranz einer Person, die ihr unpassende Dinge anbietet. Bei Stress meldet sie sich umso vehementer zu Wort. Viele Menschen tragen eine solche Diva mit sich herum, die sich immer wieder fordernd bemerkbar macht.

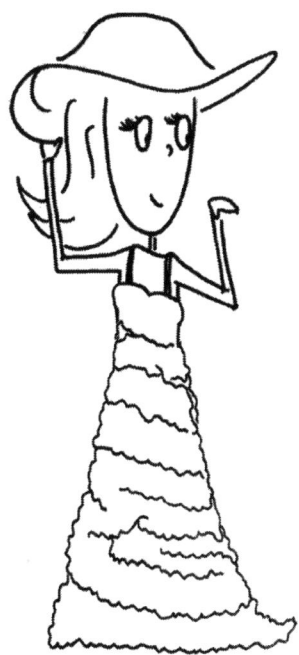

Übrigens sind die genauen Ursachen für diese Erscheinung unbekannt. In manchen Fällen spielen wohl Infekte und Emotionen eine Rolle. Wer das Reizdarmsyndrom hat und wer nicht, scheint per Los entschieden worden zu sein. In jedem Fall hat es nichts mit dem Charakter zu tun. Wer einen divenhaften Darm hat, hat noch lange keinen divenhaften Charme. Was nicht heißt, dass man sich nicht immer wieder mit dem Thema auseinandersetzen müsste: Hirn und Bauch sind nun mal eng miteinander verknüpft und Liebe geht ja bekanntlich auch durch den Darm. Das bedeutet, dass einerseits eine miese Stimmung

Ihren Bauch zum Grummeln bringen und andererseits ein grummelnder Bauch auf Ihre Stimmung schlagen kann.

Ganz unberechtigt ist ein solcher Aufstand unserer Diva gleichwohl nicht: Das Grummeln macht uns auf Lebensmittel aufmerksam, die wir schlecht vertragen. Hören wir nicht darauf, werden die Symptome stärker. Auch Stress steht im Verdacht, die Beschwerden zu verstärken (siehe Kapitel 2.6). Nun wissen Sie also schon, wie die Beschwerden entstehen, was sie auslöst und wie die Diagnose gestellt wird. Welche Nachricht möchten Sie zum Abschluss dieses ersten Teils in unserem Buch zuerst hören, die gute oder die schlechte?

In Ordnung: Die schlechte Nachricht ist, dass die Empfindlichkeit die Betroffenen in etwa 70 % der Fälle für lange Zeit begleitet. Sie werden sie also wahrscheinlich nicht so schnell wieder los. Deshalb ist es ratsam, die Ernährung langfristig umzustellen. Nur wenn dies keinen Erfolg hat und Sie auch keine anderen Auslöser ermitteln können, sollten Sie Medikamente, wie Schmerzmittel und Mittel gegen Blähungen und Durchfall, wirksam ist bspw. Loperamid, in Betracht ziehen. Eine Medikamentöse Behandlung kann ja bekanntlich Nebenwirkungen haben und ins Geld gehen. Die gute Nachricht: Die Empfindlichkeit verursacht keinen Krebs und auch keine andere schwerwiegende Folgeerkrankung und die Symptome sind mit einer geeigneten Diät meistens gut in den Griff zu bekommen.

 ## Zusammenfassung

Eine Fructoseintoleranz begleiten Sie meist lange Zeit. Es handelt sich um eine Überempfindlichkeit des Bauches, die im Zusammenhang mit emotionalen Reaktionen stehen kann. Unruhe oder Stress verstärken die Symptome. Eine Fructoseintoleranz verursacht keinen Krebs. Durch eine angepasste Ernährung bekommen die meisten Betroffenen ihre Symptome in den Griff. Eine wirksame Diät ist besser als eine medikamentöse Behandlung. Ein empfindlicher Darm ist kein Zeichen von Charakterschwäche. Es gehört vielmehr Charakterstärke dazu, den Lebensstil konsequent an die eigene Empfindlichkeit anzupassen.

1.5   Bauchbeschwerden bei Kindern

Allgemein können Bauchbeschwerden Ihres Kindes verschiedene Ursachen haben. Frühestens ab dem fünften Lebensjahr entwickeln Kinder eine Lactoseintoleranz. Mögliche Auslöser langwieriger Bauchbeschwerden von Kindern sind allerdings die Klötze Fructose und Sorbit. Kindern im Alter von 14 bis 58 Monaten wurde bei einer Studie 250 ml Apfelsaft verabreicht. Anschließend wurden alle, die unter chronischem Durchfall litten, und sogar 65,5 % der gesunden Kinder positiv auf eine Intoleranz getestet. Ein Verzicht auf Apfelsaft führte bei **allen** Kindern zur Genesung. Das Ergebnis deckt sich mit einer anderen Studie, die zeigte, dass bei vielen Kindern Durchfall und Bauchschmerzen auftreten, wenn sie zu viel Fruchtsaft trinken. Säfte mit Sorbit waren besonders häufig die Auslöser. Allgemein sollten Sie Ihrem Kind pro Tag maximal 10 ml Saft pro Kilogramm Körpergewicht geben. Zudem sollten Sie dabei Fruchtgetränke meiden, die Sorbit oder hohe Mengen an freier Fructose enthalten, wie z. B. Apfel- und Pfirsichsaft.

2

STRATEGIE

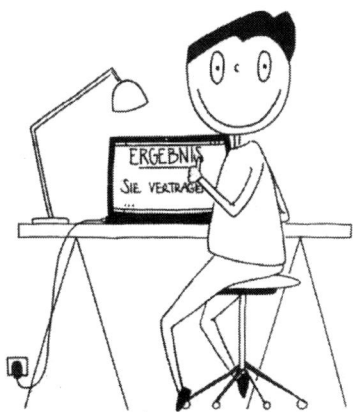

2.1 Change Management im Bauch

Kein Mitarbeiter hält es lange in einem Unternehmen aus, in dem er permanent überfordert ist. Genauso unbefriedigend ist es, an einem Platz zu arbeiten, an dem man überhaupt nicht gebraucht wird. Die Folgen von beiden Extremen sind bekannt: Fehlende Motivation, steigende Zahl der Krankheitstage und Streik bis hin zur Arbeitsunfähigkeit. Was das mit Ihnen zu tun hat? Ganz einfach: Was im beruflichen Umfeld gilt, gilt erst recht in Ihrem Bauch. Arbeiten Sie mit Ihren Enzymen im Team statt sie permanent zu über- oder unterfordern! Zeigen Sie Führungsqualitäten und machen Sie Ihre Mitarbeiter zu motivierten Verbündeten, statt darauf zu warten, dass sie sich mit Beschwerden melden!

Wie das geschieht, sagt Ihnen dieses Buch. Wollten Sie immer schon mal auf einen Masterplan zurückgreifen? Dann wird Ihnen der nächste Punkt wie gerufen kommen. Anhand des folgenden Plans erheben Sie zunächst einen Status quo, halten dann drei Wochen Fructose-Diät und prüfen dabei, wie viel diese Diät für Ihr Wohlbefinden bringt. Danach können Sie **Ihre persönlichen Verträglichkeitsgrenzen für Fructose mit einem Stufentest** (Kapitel 4.1) ermitteln. So wissen Sie genau, wie viel Arbeit Sie Ihren Enzymen zumuten können und sollten. Anhand der Tabellen in Kapitel 3 erkennen Sie schließlich auf einen Blick, welche Mengen für Sie persönlich maßgeblich sind.

2.1.1 Wegweiser

Status-Quo-Test:	Einführungsdiät:	Wirksamkeitstest:	Stufentest:
Viertägige Erfassung Ihrer Symptome **vor** Ihrer Ernährungsumstellung.	Dreiwöchige Beschränkung Ihres Fructoseverzehrs gemäß der Ernährungstabellen im dritten Kapitel.	Erfassung Ihrer Symptome an den letzten vier Einführungsdiättagen, um festzustellen, ob Sie sich wohler fühlen.	Bestimmung, wie viel Fructose Sie pro Mahlzeit vertragen.

Hinweis: Ist Ihnen das Vorgehen viel zu kompliziert? Wenn Sie nur eine Fructoseintoleranz haben, können Sie auf folgendes Verfahren ausweichen: Halten Sie drei Wochen die SVS für Fructose entsprechend der Ernährungstabellen in Kapitel 3 ein. Haben sich Ihre Symptome verbessert, richten Sie sich anschließend nach der VS 1. Wenn Sie nach einer Woche der Ernährung entsprechend der VS 1 keine Beschwerden haben, erhöhen Sie für die darauffolgende Woche die Verzehrmenge auf die VS 2. Andernfalls belassen Sie es bei der SVS. Kehren beim Einhalten der VS 2 Menge Ihre Symptome nicht zurück, können Sie anschließend noch die VS 3 testen. Wenn Sie dieses Vorgehen nutzen, lesen Sie Seite 38f und danach ab Seite 43 weiter.

Und hier die Aufgaben im Detail:

Schritt	Maßnahme	Ziel
Pflicht **1**	**Status-Quo-Test** Symptommerk(blatt) ausfüllen Dauer: 4 Tage	Ausgangslage bestimmen: Welche Symptome haben Sie und wie stark sind diese?
Pflicht **2**	**Atemtests bei einem Facharzt** Dauer: 4 Besuche	Ermittlung der Klötze, gegen die eine Intoleranz vorliegt. Sollte nicht nur eine Fructose-, sondern auch eine andere Intoleranz vorliegen, erwerben Sie „*Der Ernährungsnavigator*", da hier die Portionsgrößen für sämtliche Intoleranzen sowie weitere Auslöser des Reizdarmsyndroms aufgeführt werden.
Pflicht **3**	**Einführungsdiät und Wirksamkeitstest** an den letzten vier Tagen der Diät Dauer: 3 Wochen	Sie halten die Standardverträglichkeitsstufen-Mengen (SVS Mengen), die großgedruckten Angaben in den Ernährungstabellen, je Mahlzeit ein und füllen an den letzten vier Tagen das Symptommerkblatt aus.
Optional **4**	**Verträglichkeitsstufentest** Dauer: ~½ Monat	Sie bestimmen Ihre Fructose-VS, also Ihre Empfindlichkeit, um sich so frei wie möglich ernähren zu können.

Das Ziel der umfassenden Strategie ist, festzustellen, wie viel Fructose Sie vertragen, ohne dass die Diva protestiert. Der erste Schritt ist, den Status quo, die Schwere Ihrer Beschwerden vor der Umstellung Ihrer Ernährung zu bestimmen. Dazu tragen Sie vier Tage lang Ihre Symptome in eine Kopie des nachfolgenden Merkblattes ein. **Bewahren Sie Ihre Symptommerkblätter in einem Ordner auf.** Sie sollten dabei Tage wählen, die Ihnen durchschnittlich erscheinen. Der Tag, den Sie krank im Bett vor sich hinvegetiert haben, zählt ebenso wenig dazu wie der Tag, an dem Sie den Junggesellenabschied Ihres besten Freundes feiern oder eine andere schwere Prüfung bestehen mussten, die Ihren Stresspegel beeinflusst hat. Wenn Sie nicht sicher sind, wie durchschnittlich der Tag tatsächlich war, streichen Sie ihn lieber und füllen Sie das Blatt am nächsten Tag noch einmal aus.

Wichtig: Dies gilt ebenso für alle folgenden Tests. Wenn Sie Zweifel haben, dass es sich um einen Durchschnittstag handelt, bei dem keine ungewöhnlichen Umstände die Symptome beeinflusst haben, wiederholen Sie den Test, um ein möglichst verlässliches Ergebnis zu erhalten.

An den Tagen, an denen Sie Ihre Symptome erfassen, sollten Sie die Kopie des Symptommerkblatts stets bei sich tragen. Idealerweise füllen Sie es direkt nach jeder Mahlzeit aus, also z. B. morgens um 7 Uhr, mittags um 13 Uhr und abends um 19 Uhr. Nach den vier Tagen des Status-Quo-Tests sollten Sie auch Ihren regelmäßig vorkommenden Stuhltyp klassifizieren. Je nachdem, ob Sie eher **D**urchfall (D), **V**erstopfung (V) oder einen **M**ix aus beidem (M) haben, sind Sie ein Reizdarm(RD)-**D**, RD-**V**(Int.: C) oder RD-**M**-Typ. Sind Sie von Verstopfung und Durchfall verschont, ist Ihr RD-Typ **unklassifiziert**. Berichten Sie Ihrem Arzt, welcher Typ auf Sie zutrifft. Spätestens nach der viertägigen Aufzeichnung Ihrer Symptome zur Feststellung des Status quo sollten Sie einen Atemtest machen, um sicherzugehen, dass es sich tatsächlich um eine Intoleranz gegenüber Fructose handelt. Lassen Sie sich dazu bitte zu einem Facharzt, einem sogenannten Gastroenterologen, überweisen. Für den Fall, dass in Ihrer Region kein Atemtest angeboten wird, können Sie einen Ersatztest machen. Klötzen, bei denen der Atemtest keine Intoleranz erkennen lässt, brauchen Sie bei Ihrer Diät keine Beachtung schenken.

Angenommen, Sie haben ausschließlich eine Fructoseintoleranz, so reduzieren Sie bei der anschließenden Einführungsdiät für drei Wochen den Konsum dieses Klotzes entsprechend den SVS Portionen. In der letzten Woche füllen Sie das Symptommerkblatt für den Wirksamkeitstest aus. Bewahren Sie auch dieses auf jeden Fall auf. Sie können es als **Referenz für den Stufentest** verwenden. Verbessert sich durch die Diät Ihr Wohlbefinden zufriedenstellend, so ist es sinnvoll, den Stufentest folgen zu lassen. Sie finden Ihn ab Seite 253. Der Stufentest zeigt Ihnen, wie viel Fructose Sie vertragen, ohne Beschwerden zu bekommen. Es kann gut sein, dass Sie mehr als die Standardmenge vertragen, dann liegt Ihre persönliche Verträglichkeitsstufe (VS) höher. Mit dieser Erkenntnis können Sie die Ernährungstabellen im Hinblick auf Ihre persönliche Empfindlichkeit lesen. Der Stufentest ermöglicht es Ihnen also, möglichst viel von den Lebensmitteln zu genießen, die Sie lieben und auf die Sie nur ungern verzichten! Einen halben Monat müssen Sie für diesen Test etwa rechnen. Danach wissen Sie genau, mit welchen Mengen Sie Ihre Enzyme weder über- noch unterfordern. **Nur ein individueller Stufentest kann Sie zu diesem Ergebnis führen.**

Wenn Sie nach der Einführungsdiät noch keine ausreichende Verbesserung spüren oder wenn mehrere Intoleranzen festgestellt wurden, hilft Ihnen „*Der Ernährungsnavigator*" weiter. Hier erfahren Sie, wie Sie alternative Auslöser für Ihre Beschwerden am besten ermitteln und welche Ernährung bei mehreren Intoleranzen ratsam ist.

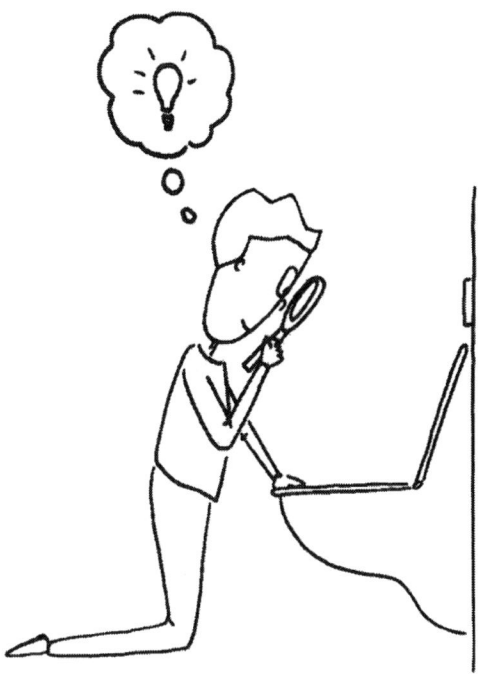

Stuhltypen nach Bristol

	Einzelne, feste, schwer ausscheidbare Kügelchen	**Typ** A: Verstopfung **Wert** 4
	Wurstartig, klumpig	**Typ** B: Verstopfung **Wert** 2
	Wurstartig, mit rissiger Oberfläche	**Typ** C: normal **Wert** 1
	Wurstartig, mit glatter Oberfläche	**Typ** D: normal **Wert** 1
	Einzelne, weiche, glattrandige, leicht ausscheidbare Klümpchen	**Typ** E: Durchfall **Wert** 2
	Einzelne, weiche Klümpchen mit unregelmäßigem Rand	**Typ** F: Durchfall **Wert** 4
	Völlig flüssig, ohne feste Bestandteile	**Typ** G: Durchfall **Wert** 5

Die Typen C und D sind normal. Je weiter sich Ihr Stuhl von diesen beiden Typen entfernt – in die eine oder andere Richtung – desto schlimmer sind Ihre Beschwerden.

2.1.2 Symptommerkblatt für die Tests

Tragen Sie morgens ✹, mittags ☀ und abends ☾ Ihren Stuhltyp (A-G) und daneben als Zahl Ihren Stuhlwert von 1 bis 5 (z. B. G 5, siehe Seite 56), und die Anzahl Ihrer Stuhlgänge ein und multiplizieren Sie die beiden Werte miteinander, um die jeweilige Stuhlintensität zu errechnen. Bewerten Sie außerdem Blähungen und Schmerzen von 1 bis 5 nach folgender Intensitätsskala:

1 keine Beschwerden, genau wie jemand ohne Symptome
2 kaum Beschwerden, relativ zu jemandem ohne Symptome
3 mittlere Beschwerden, relativ zu jemandem ohne Symptome
4 starke Beschwerden, relativ zu jemandem ohne Symptome
5 sehr starke Beschwerden, relativ zu jemandem ohne Symptome

Test:_____ **Enddatum:**_____

Sie benötigen mehrere Kopien dieser Seite für die Tests!

	Typ/ Wert	Anzahl Stuhlgänge	Stuhl Intensität	Blähungen Intensität	Schmerzen Intensität	
Tag 1 (vor) ✹		x	=			
☀		x	=(+)	+	+	**TESTTAG**
☾		x	=(+)	+	+	
	Gesamtintensität am Tag		=	=	=	
Tag 2 (vor) ✹		x	=			
☀		x	=(+)	+	+	**Tag 1 nach**
☾		x	=(+)	+	+	
	Gesamtintensität am Tag		=	=	=	
Tag 3 (vor) ✹		x	=			
☀		x	=(+)	+	+	**Tag 2 nach**
☾		x	=(+)	+	+	
	Gesamtintensität am Tag		=	=	=	
Tag 4 (vor) ✹		x	=			
☀		x	=(+)	+	+	**Tag 3 nach**
☾		x	=(+)	+	+	
	Gesamtintensität am Tag		=	=	=	

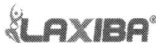

Beispiel: Die vier Status quo (1.)/Stufen (2.) Test-Tage

Test:_____ Enddatum:_____

	Typ/ Wert	Anzahl Stuhlgänge	Stuhl Intensität	Blähungen Intensität	Schmerzen Intensität	
Tag 1 (vor) 🐓	E 2	x 2	= 4	2	2	**TESTTAG**
☀	F 4	x 2	=(+) 8	+ 2	+ 3	
☾	E 2	x 2	=(+) 4	+ 3	+ 2	
	Gesamtintensität am Tag		= 16	= 7	= 7	
Tag 2 (vor) 🐓	F 4	x 2	= 8	2	3	**Tag 1 nach**
☀	E 2	x 1	=(+) 2	+ 3	+ 4	
☾	F 4	x 1	=(+) 4	+ 2	+ 2	
	Gesamtintensität am Tag		= 14	= 7	= 9	
Tag 3 (vor) 🐓	E 2	x 1	= 2	2	3	**Tag 2 nach**
☀	F 4	x 2	=(+) 8	+ 2	+ 4	
☾	E 2	x 1	=(+) 2	+ 3	+ 5	
	Gesamtintensität am Tag		= 12	= 7	= 12	
Tag 4 (vor) 🐓	F 4	x 1	= 4	2	2	**Tag 3 nach**
☀	E 2	x 1	=(+) 2	+ 2	+ 2	
☾	F 4	x 2	=(+) 8	+ 3	+ 3	
	Gesamtintensität am Tag		= 14	= 7	= 7	

Tragen Sie morgens 🐓, mittags ☀ und abends ☾ Ihren Stuhltyp (A-G) und daneben als Zahl Ihren Stuhlwert von 1 bis 5 (z. B. G 5, siehe Seite 52), und die Anzahl Ihrer Stuhlgänge ein und multiplizieren Sie die beiden Werte miteinander, um die jeweilige Stuhlintensität zu errechnen. Bewerten Sie außerdem Blähungen und Schmerzen von 1 bis 5 nach folgender Intensitätsskala:

1 keine Beschwerden, genau wie jemand ohne Symptome
2 kaum Beschwerden, relativ zu jemandem ohne Symptome
3 mittlere Beschwerden, relativ zu jemandem ohne Symptome
4 starke Beschwerden, relativ zu jemandem ohne Symptome
5 sehr starke Beschwerden, relativ zu jemandem ohne Symptome

Beispiel: Die vier Wirksamkeitstesttage

Test:_____ Enddatum:_____

	Typ/ Wert	Anzahl Stuhlgänge	Stuhl Intensität	Blähungen Intensität	Schmerzen Intensität	
Tag 1 (vor) 🐓	-	x 0	= 0	1	1	**TESTTAG**
☀	E 2	x 1	=(+) 2	+ 1	+ 1	
☾	D 1	x 1	=(+) 1	+ 1	+ 1	
	Gesamtintensität am Tag		= 3	= 3	= 3	
Tag 2 (vor) 🐓	D 1	x 1	= 1	1	1	**Tag 1 nach**
☀	-	x 0	=(+) 0	+ 1	+ 1	
☾	D 1	x 1	=(+) 1	+ 1	+ 1	
	Gesamtintensität am Tag		= 2	= 3	= 3	
Tag 3 (vor) 🐓	D 1	x 1	= 1	1	1	**Tag 2 nach**
☀	-	x 0	=(+) 0	+ 2	+ 2	
☾	E 2	x 1	=(+) 2	+ 1	+ 1	
	Gesamtintensität am Tag		= 3	= 4	= 4	
Tag 4 (vor) 🐓	-	x 0	= 0	1	1	**Tag 3 nach**
☀	D 1	x 1	=(+) 1	+ 1	+ 1	
☾	D 1	x 1	=(+) 1	+ 1	+ 1	
	Gesamtintensität am Tag		= 2	= 3	= 3	

Tragen Sie morgens 🐓, mittags ☀ und abends ☾ Ihren Stuhltyp (A–G) und daneben als Zahl Ihren Stuhlwert von 1 bis 5 (z. B. G 5, siehe Seite 52), und die Anzahl Ihrer Stuhlgänge ein und multiplizieren Sie die beiden Werte miteinander, um die jeweilige Stuhlintensität zu errechnen. Bewerten Sie außerdem Blähungen und Schmerzen von 1 bis 5 nach folgender Intensitätsskala:

1   keine Beschwerden, genau wie jemand ohne Symptome
2   kaum Beschwerden, relativ zu jemandem ohne Symptome
3   mittlere Beschwerden, relativ zu jemandem ohne Symptome
4   starke Beschwerden, relativ zu jemandem ohne Symptome
5   sehr starke Beschwerden, relativ zu jemandem ohne Symptome

2.1.2 Testergebnis-Berechnungstabelle

Woher wissen Sie, welche Intensität Sie für die Symptome wählen müssen? Ganz einfach: Vertrauen Sie Ihrem Bauchgefühl, denn genau um dieses geht es schließlich in diesem Test! Sind Sie eher der intuitive Typ, wird Ihnen das Gegenüberlegen des Status-quo-Test- und des Wirksamkeitstest-Symptommerkblattes, der Symptommerkblätter vor und nach der Einführungsdiät vermutlich schon ausreichen, um festzustellen, ob Ihnen die Verringerung des Fructosekonsums eine Symptomlinderung verschafft hat. Zeigt das Status-quo-Symptommerkblatt zum Beispiel Intensitäten von 16 beim Stuhl und 7 bei Blähungen und Schmerzen und das Wirksamkeitstest-Symptommerkblatt zum Ende der Diät zeigt Intensitäten von 3 bei Stuhl, Blähungen und Schmerzen, dann bestätigt Ihnen dieses Ergebnis sicher, was Ihnen Ihr Bauchgefühl ebenfalls sagt: Es geht Ihnen besser.

Sind Sie eher der zahlenverliebte Typ, dann werden Sie sich mit Verve auf die Tabelle auf Seite 253 stürzen. Sie bietet zwei Rechenmöglichkeiten: Möglichkeit A ist ein wenig einfacher als Möglichkeit B. Richtige Cracks gehen also sofort zu Möglichkeit B über. Damit sparen Sie sich den Rechenaufwand bei weiteren Tests und erhalten eine Aussage zu Ihrer Verträglichkeit.[5]

Oder delegieren Sie lieber? Dann bestellen Sie die interaktive Version der Tabelle, in die Sie nur die Ergebnisse aus dem Symptommerkblatt eintragen. Das Rechnen wird Ihnen abgenommen und die Ergebnisse können Sie bequem ablesen und ausdrucken. Beziehen Sie sie hier: *www.Laxiba.de/teb*.

---

[5] *Die Erhebung ist aus statistischer Sicht knapp und das Ergebnis ungenau.*

2.1.3   Grundsätzliche Ernährungstipps

So, nun wissen Sie, wie empfindlich Sie sind und ob die Diät bei Ihren Beschwerden Linderung verschafft. Bevor Sie sich nun in die Ernährungstabellen stürzen, lassen Sie mich Ihnen ein paar grundsätzliche Ernährungstipps an die Hand geben, die nicht nur bei einer Fructoseintoleranz, sondern für alle Menschen ratsam sind.

Grundsätzliche Ernährungstipps

Essen Sie abwechslungsreich, also täglich etwas anderes, und genießen Sie möglichst viele naturbelassene Lebensmittel. Achten Sie dabei auf eine entspannte Körperhaltung.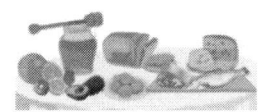

Achten Sie auf Ihre Versorgung mit Ballaststoffen, z. B. durch den Verzehr von Kartoffeln, Leinsamen, Linsen und Nüssen.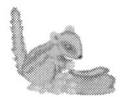

Verzehren Sie jeden Tag fünf Portionen Gemüse (möglichst dunkelgrün, rot oder orange) und Obst. 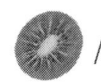 / 5/Tag

Essen Sie täglich fettarme Milchprodukte wie fettreduzierte Milch, Joghurt und Käse. ,

Jede Woche sollten ein bis zwei Mal Fisch und Eier auf den Tisch kommen. Außerdem 300 bis 600 g möglichst fettarmes Fleisch, wie bspw. Geflügel.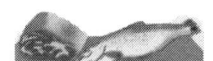

Verwenden Sie möglichst pflanzliche Öle, wie Rapsöl und Fette.

Reduzieren Sie Ihren Konsum von Salz und Zucker.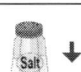

Trinken Sie wenigstens 1,5 Liter pro Tag. Am besten sind ungesüßte Getränke und stilles Wasser. Halten Sie sich beim Alkohol zurück.

Kochen Sie möglichst frisch und bei eher niedrigen Temperaturen, um die Vitalstoffe im Essen zu erhalten.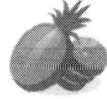

Bleiben Sie fit: Treiben Sie regelmäßig Sport.

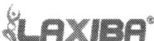

2.2 Ihre individuelle Strategie

Dieses Kapitel beschreibt, wie Sie bei der Einführungsdiät und beim Stufentest genau vorgehen. Während der Einführungsdiät halten Sie sich an die Portionsangaben in den Ernährungstabellen in Kapitel 3. Bitte beachten Sie hier, dass die Portionsangaben sich jeweils auf eine Mahlzeit beziehen – ausgehend von drei Mahlzeiten im Abstand von etwa sechs Stunden. Orientieren Sie sich zunächst ausschließlich an den groß gedruckten Mengenangaben in der Spalte „Standardmenge".

Die Diät zur Anpassung Ihrer Ernährung an die Anzahl Ihrer Enzyme hat sich bewährt. Sollte sich innerhalb von drei Wochen nach ihrer Einhaltung jedoch keine Verbesserung einstellen, sollten Sie prüfen, ob sich vielleicht doch mehr Fructose als gewollt in Ihr Essen geschlichen hat. Ein Weg, um dies auszuschließen, ist, ein Ernährungstagebuch zu führen und es mit einem Facharzt oder einem Ernährungsberater zu prüfen. Ein anderer Grund für anhaltende Beschwerden kann sein, dass Sie gar nicht oder nicht nur an Fructoseintoleranz leiden und das bis hierher noch nicht überprüft haben. Dann fliegen Sie an dieser Stelle raus: Gehen Sie zurück auf Los!

2.2.1 Auf die Gesamtmenge kommt es an

Beschwerden empfinden Sie, sobald die verzehrte Menge Fruchtzucker Ihre Enzyme von der Menge her überfordert. Je mehr Fructose (in den Bildern als Klotz bzw. Zuckerstück dargestellt) unverarbeitet in den Darm gelangt, desto stärker sind Ihre Symptome. Doch was, wenn Sie verschiedene Lebensmittel zum Beispiel beim Kochen miteinander kombinieren möchten? Wenn Sie die maximal mögliche Menge Fructose schon für den Apfelkuchen nehmen, müssen Sie sich die Himbeeren mit Vanillesauce dann verkneifen? Nicht unbedingt: Reduzieren sie die Verzehrmenge einfach so, dass Sie mit beiden fructosehaltigen Nahrungsmitteln zusammen unter der Verträglichkeitsgrenze bleiben. Einleuchtend? Noch nicht? Dann hier ein weiteres Beispiel: Sie möchten zum als Snack zwischendurch Ananas (die verträgliche Menge hier ist eine ¾ Portion à 140 g) zusammen mit Orange (die verträgliche Menge hier ist 2 ¼ Portionen à 140 g) essen. Beide Früchte enthalten Fructose. Um die Verträglichkeitsgrenze nicht zu überschreiten, beschränken Sie sich auf eine ¼-Portion Ananas und eine Portion Orange. Damit bleibt die Gesamtmenge an Fructose, die Sie bei dieser Mahlzeit aufnehmen, unter der SVS. Sollten die reduzierten Mengen für Sie nicht ausreichen, braucht Ihnen nicht gleich der Magen zu knurren: Es gibt Produkte – wie Feigen – die mehr Glucose als Fructose enthalten. Durch den gleichzeitigen Verzehr solcher Produkte können Sie zusätzlich die mit einem Plus gekennzeichnete Menge vertragen Andere Lebensmittel – wie Rhabarber – sind fructosefrei. Blättern Sie doch einmal zu Kapitel 3.7.2, hier finden Sie verschiedene Obstsorten.

2.2.2 Vorkommen der Intoleranz-Formen

Einer aktuellen umfangreichen Studie aus der Schweiz zufolge leiden 27 % der Menschen mit Darmbeschwerden unter einer Fructoseintoleranz, 17 % unter einer Lactoseintoleranz und weitere 33 % unter beidem. Die bei der Studie verabreichte Fructosemenge von 35 g ist allerdings für europäische Verhältnisse zu hoch und für amerikanische Maßstäbe mit einer dort durchschnittlich konsumierten Menge von 54 g pro Tag zu niedrig. Einen festen Referenzmaßstab für alle Betroffenen an allen Orten gibt es also nicht. Andere Untersuchungen rechnen mit 25 g Fructose und liefern natürlich eine niedrigere Betroffenenzahl: 49 % der Menschen mit Darmbeschwerden haben demnach eine Fructoseintoleranz. Unabhängig davon ermittelte eine andere Studie, dass 58 % der Menschen mit Reizdarmbeschwerden eine Sorbitintoleranz haben. Zu den angesprochenen Fructanen und Galactanen liegen noch keine Ergebnisse vor.

Wundert es Sie nicht, dass wir hier so wenig von Lactose hören? Als ich von diesen Zahlen erfuhr, war ich verblüfft, dass Lactoseintoleranz gar nicht die häufigste Intoleranz ist. Sie liegt in Europa bestenfalls auf Platz 2. Wenn man durch europäische Supermärkte schlendert, wird man jedoch wohl kaum ein Regal finden, das Produkte für Menschen mit Sorbit- oder Fructoseintoleranz bereithält. Nein, der europäische Markt hat sich gezielt auf Menschen mit Lactoseintoleranz eingestellt, auch wenn sie nicht die Mehrheit bilden. Fructose wird immerhin direkt auf der Produktverpackung angegeben. Betroffene von einer Sorbitintoleranz, wozu indirekt auch die Menschen mit einer Fructoseintoleranz gehören, werden dagegen aus unerklärlichen Gründen genötigt, die E-Nummer (420) auswendig zu lernen, um sorbithaltige Lebensmittel meiden zu können.

2.3 Allgemeine Tipps zur Diät

2.3.1 Gute Gründe für Ihr Durchhalten

Nehmen wir an, einer Ihrer besten Freunde fährt für zwei Wochen in den Urlaub. Für diese Zeit überlässt er Ihnen seinen geliebten Labrador-Retriever *Benno* und gibt Ihnen einige Hinweise zur Ernährung des Hundes, welcher eine Intoleranz gegenüber einem Inhaltsstoff von manchen Hundefuttern hat. Am Ende der ersten Woche geht Ihnen das Futter aus. Sie haben es sich aber gerade schon auf der Couch gemütlich gemacht und hatten eigentlich nicht vor, das Haus noch einmal zu verlassen. Ihnen fällt ein, dass Sie noch einen Rest von dem Hundefutter im Keller haben, das Sie immer dem quadratischen Hund der Tante füttern, wenn dieser bei Ihnen ist. Wenn Sie *Benno* davon geben, würde Ihnen das eine Stunde Fahrt zum Fachgeschäft und zurück ersparen, Sie könnten es sich weiterhin gemütlich machen und außerdem regnet es draußen. Ärgerlicherweise enthält das Futter für Tantchens Hund den besagten Inhaltsstoff. Anders als der quietschfidele Werbehund auf der Packung würde *Benno* sich nach dem Verzehr schon bald vor Schmerzen krümmen. Vielleicht sehen Sie im Geiste nun Ihre Tante vor sich, deren Hund keine Intoleranz hat und dem selbst dann nicht schlecht wurde, als er heimlich eine ganze Sahnetorte verdrückte. „Papperlapapp!", ruft sie. „Hunde vertragen alles! Das mit der Intoleranz ist doch Schnickschnack, denk an meinen Hund!"

Wo sehen Sie sich in diesem Moment? Zurück auf der Couch oder im Regen auf dem Weg zum Fachgeschäft? Nun bin ich beruhigt. Der Hund Ihres Freundes ist es Ihnen also wert, dass Sie Zeit und Geld investieren und bedacht handeln. Wenn es Ihnen einmal schwerfällt, Ihre Ernährungsumstellung durchzuhalten, denken Sie an den glücklichen *Benno* und schicken Sie den quadratischen Schweinehund der Tante nach Hause!

In Anbetracht der positiven Folgen für Ihr Wohlbefinden lohnt es sich, Verantwortung für Ihre Ernährung zu übernehmen und Ihrem Körper Respekt zu zollen. Ihr Körper ist ein Teil von Ihnen. Wie auch Vegetarier zu sich und ihrer Entscheidung stehen, stehen Sie zu Ihrer Diät und Ihrem Körper. Seien Sie Sie selbst! Es geht weniger darum, fehlerfrei zu beginnen, sondern vielmehr darum, überhaupt anzufangen und es täglich ein klein wenig besser zu machen. Den nötigen Mut haben Sie und die nötige Disziplin bringt *Benno*.

Ihr Ziel sollte es sein, Ihre Ernährung Tag für Tag, Lebensmittel für Lebensmittel, so umzustellen, dass Sie ein weitgehend beschwerdefreies Leben führen.

Aller Anfang ist schwer, doch sobald Sie die Anfangsschwierigkeiten erst einmal gemeistert haben, werden Sie merken, wie sehr es sich für Sie lohnt, und diese zusätzliche Motivation wird die Umstellung noch leichter machen.

Der erste Schritt dorthin ist, dass Sie Ihre Ernährungsumstellung mit dem verknüpfen, was Ihnen in Ihrem Leben am wichtigsten ist: Egal, an was Sie jetzt spontan denken: Sie werden es mit mehr Energie und größerem Wohlbefinden genießen können, wenn Ihre Ernährung auf Ihre Bedürfnisse abgestimmt ist. Das glauben Sie mir nicht? Dann stellen Sie sich *Benno* noch einmal vor: Der Retriever schleicht durch das Haus, pupst müde vor dem Fenster, wenn eine Katze vorbeiläuft, rollt sich dann von einem Bauchkrampf gequält im Hundekorb zusammen und verflucht im Geiste die Tante, die ihm dieses Dosenfutter beschert hat. Erkennen Sie sich wieder? Wie wäre es so: Der Retriever schleicht durch das Haus, pirscht sich an das offene Fenster heran, hält inne und sieht einen vermeintlichen Einbrecher in Gelb, der sich am Briefkasten zu schaffen macht: Zack! Auf die Straße und hinterher! Energie pur!

Was lässt Ihren Jagdinstinkt erwachen? Was ist Ihre Herzensangelegenheit? Tanken Sie mit der richtigen Ernährung Kraft und legen Sie los! Wenn Sie Zweifel haben, ob Sie Ihre Ziele erreichen können, überwinden Sie diese: Stellen Sie sich vor, dass Sie es bereits geschafft haben. Wie? Schneiden Sie das voranstehende Faltschildchen aus und stellen Sie es an einen Platz, an dem Sie es täglich sehen können. Sie können auch ein Bild von sich auf den Smiley kleben. Denken Sie daran: Dinge, mit denen wir uns täglich umgeben, prägen uns – zum Guten wie zum Schlechten hin. Ziehen Sie aus dem Blick auf dieses kleine Schild jeden Tag die Aufmunterung, Ihre Ernährung zu verbessern!

Stephen William Hawking lässt sich von seiner Muskelschwäche nicht abhalten, herausragende Arbeiten zu erbringen. Wieso? Weil er das tut, was ihm eine Herzensangelegenheit ist und weil er eine positive Lebenseinstellung hat.

Wenn es um eine Herzensangelegenheit geht, sucht man keine Ausflüchte, man redet sich nicht heraus. Das Einzige, was man verfolgt, ist das Ziel und die einzige Frage, die einen umtreibt, ist die, wie man es erreicht. Dafür gibt es zahlreiche Beispiele im Sport. *Melissa Stockwell* erzielte trotz eines verlorenen Beins und *Gerd Schönfelder* trotz eines verlorenen Arms sportliche Spitzenleistungen. Der Sport ist für diese beiden Menschen und für viele andere eine Herzensangelegenheit und sie finden Lösungen, um sich darin zu verwirklichen, auch wenn äußere Bedingungen ungünstig erscheinen.

Was ist Ihre Herzensangelegenheit? Schreiben Sie sie auf. Machen Sie sich dann klar, dass eine symptommildernde Ernährung Ihrer Herzensangelegenheit zugutekommt. Erklären Sie diese Ernährung zu einem Teil Ihres Lebens und dann sprinten Sie los!

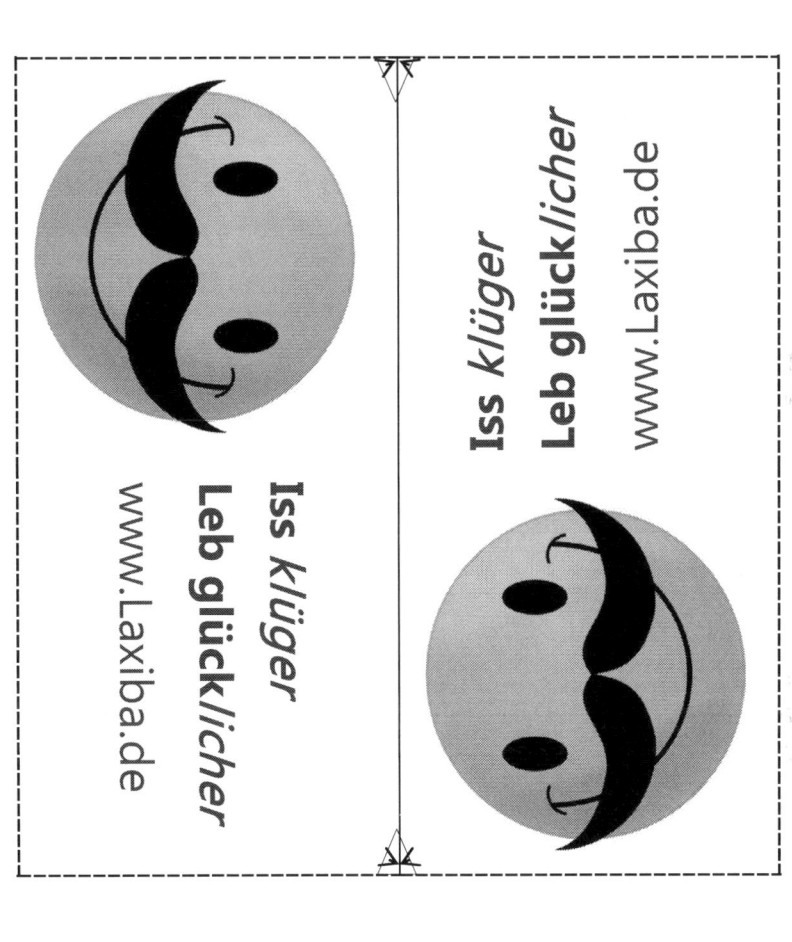

Iss *klüger*
Leb glück*licher*

www.Laxiba.de

Iss *klüger*
Leb glück*licher*

www.Laxiba.de

2.3.2 Essenszeiten

Wann und wie oft Sie bei diesem Sprint zum Essen innehalten, hat übrigens ebenfalls Einfluss auf Ihre Verdauung. Und wer könnte sich damit wohl besser auskennen als Sportler? Bei ihnen kommt es ja in besonderer Weise auf eine optimale Energieversorgung an. Eine Analyse kanadischer Elitesportler ergab, dass unter ihnen 97 % mindestens drei Mal am Tag essen. 57 % nehmen außerdem vormittags einen Snack zu sich, 71 % essen noch eine Kleinigkeit am Nachmittag und 58 % snacken auch abends noch einmal. Es gibt darüber hinaus Hinweise, dass feste Essenszeiten sich positiv auf das Herz-Kreislaufsystem auswirken. Zudem zeigt eine Studie mit über 4 500 Kindern, dass das Risiko, an Übergewicht zu leiden, bei Kindern deutlich abnimmt, je häufiger am Tag sie etwas essen. Klingt absurd? Befragen Sie doch einmal den gehetzten Briefträger, ob er sich traut *Benno*s Herrchen Post zu bringen, wenn er sich zum Mittagessen ein gravitativ nachteiliges Gericht gönnt.

2.3.3 Essen außer Haus

Zuhause ist eine fructosearme Ernährung vergleichsweise einfach umzusetzen, doch wie steht es beim Essen außer Haus? Natürlich ist Ihnen klar, dass eine Restaurantbedienung regelmäßig keine ausreichende ernährungswissenschaftliche Ausbildung hat, um Ihnen zu jedem Gericht zuverlässig die Inhaltsstoffe zu nennen. Zum Glück können Sie sich selbst helfen und bei einigen Produkten können Sie auch außer Haus bedenkenlos zugreifen wie etwa bei Rucola mit Branntweinessig, Öl, Salz, Pfeffer und Oregano als Dressing, aber auch Eier, Fisch oder Fleisch ohne Panade und Soße, Kartoffeln, Datteln, Feigen, Rhabarber, Stachelbeeren, Pesto Verde, Reis oder Tortillas sollten Ihnen keine Probleme bereiten. Bei Fertigsoßen müssen Sie teilweise vorsichtig sein, da manche Fructose enthalten. Doch wie steht es mit Menüs? Sind Sie schon einmal in ein Restaurant gegangen und haben sich beim Betrachten der Karte überlegt, wie Sie die einzelnen Komponenten am liebsten für sich passend zusammenstellen würden? Zum Beispiel einen Kaiserschmarren mit Datteln statt mit Rosinen? Das Gute ist, die meisten Restaurants ermöglichen Ihnen eine solche individuelle Zusammenstellung, wenn Sie den Mut haben, danach zu fragen. Ebenso können Sie offen auf Ihren Gastgeber zugehen, wenn Sie zum Essen eingeladen werden. Geben Sie dem Gastgeber zum Beispiel eine Liste verträglicher Produkte, wie Sie sie in Kapitel 2.5 finden.

Verschicken Sie sie mit einem Anschreiben wie diesem:

„Liebe/r [Name der/des Gastgeber/in],
über [Ihre/Deine] Einladung zum [Anlass der Einladung, z. B. Dinner] habe ich
mich sehr gefreut und sage gern zu. Wenn [Sie/Du] einige der in der beigefügten
Tabelle genannten Lebensmittel getrennt von anderen Gerichten zubereiten [kön-
nen/kannst], kommt mir das sehr entgegen, weil ich eine Unverträglichkeit habe.
Vielen Dank und bis bald,
[Ihr Name]"

Die Liste sicherer Produkte macht es auch dem Mitarbeiter eines Restaurants
leichter, ein verträgliches Menü für Sie zusammenzustellen. Da eine Menüan-
passung bei Schnellrestaurants häufig nicht möglich ist, finden Sie die Produkte
von vielen Fast-Food-Ketten in den Ernährungstabellen wieder: Hier können
Sie ablesen, welche Portionsgrößen Sie dort jeweils wählen müssen, um keine
Beschwerden zu bekommen. Haben Sie dieses Buch in Reichweite, sind Sie auf
der sicheren Seite. Vermutlich schleppen Sie es aber nicht überall hin mit. In
Kapitel 2.4 finden Sie eine Übersicht im Scheckkartenformat, die Ihnen die verträglichen Portionsmengen einiger zentraler Produkte bei einer Fructoseintoleranz auch unterwegs verrät. Diese passt gut ins Portemonnaie und ist so überall
dabei.

2.3.4   Fertiggerichte

Leider wird vielen Fertiggerichten Fructose zugesetzt, in anderen ist sie bereits
durch die natürlichen Zutaten enthalten. Es lohnt sich daher, die Produkte anhand des Handzettels bzw. der Ernährungstabellen vor dem Verzehr zu prüfen.
Glücklicherweise muss Fructose hierzulande in den Inhaltsstoffen ausgewiesen
werden, sodass Ihnen auch ein Blick aufs Kleingedruckte auf der Packung Auf-
schluss geben kann.

2.3.5   Medikamente und Mundpflege

Alles, was Sie in den Mund nehmen und Fructose oder Sorbit enthält, kann Beschwerden verursachen. Besonders Sorbit ist in vielen Mundhygieneartikeln
enthalten, was bei einer Fructoseintoleranz problematisch sein kann, wenn Sie
zuvor bspw. Früchte gegessen haben. Eine davon freie Zahnpasta gibt es
auf *laxiba.de* zu kaufen. Als Zahnseide eignet sich solche ohne Wachs, als
Mundwasser das blaue *Odol med3®* Zahnfleisch aktiv.

Bei Medikamenten berät Sie am besten Ihr Apotheker. Besonders bei Erkältungsmitteln ist die Suche im Hinblick auf Sorbit schwierig. Viele Nasensprays, Augentropfen und Schleimlöser enthalten den Zusatzstoff. Bei längerer Suche finden sich jedoch meist auch hier Alternativen. Beispiele sind *Alcon® Dexa-Polyspectran* Augen- und Ohrentropfen, *Artelac Splash® MDO* Augentropfen, *essex pharma® SULMYCIN®* Nasensalbe, *Hexal® Citirizin®* Filmtabletten (gegen Heuschnupfen), *Immodium akut®* sowie *Perenterol® forte* Kapseln gegen Durchfall, *Mucosolvan®* Retardkapseln als Schleimlöser, *Sinupret®* Tropfen (nicht jedoch die Tabletten) bei verstopften Stirnhöhlen, *tetesept®* Meerwasser Nasen-Spray *Care* und *Vividrin® akut* Nasenspray bei Heuschnupfen.

Die Verwendung von Medikamenten mit Fructose sollten Sie entsprechend Ihrer Verträglichkeit erwägen Fructose: SVS: 0,5 g, VS 1: 1 g, VS 2: 2 g. Hier ist es gut zu wissen, dass mittelgroße Kapseln maximal 0,58 g und die größtmöglichen maximal 1,6 g pro Stück fassen und Tabletten meist noch etwas weniger. Bei Säften entspricht ein Teelöffel etwa 5 ml=g und ein Esslöffel 5-15 ml=g. Trotz aller Recherche kann es sein, dass Sie ein Medikament, aus welchen Gründen auch immer, nicht vertragen. In dem Fall suchen Sie sich eine Alternative. Im Zweifel können Sie das Symptommerkblatt hinzuziehen um die Symptome nach der Einnahme des Medikaments mit denen vergleichen, die Sie beim Wirksamkeitstest-Blatt notiert haben, also zu einem Zeitpunkt, an dem Sie das Mittel nicht eingenommen und auf Fructose verzichtet haben.

2.3.6   Nahrungsergänzungsmittel

Sofern Sie Nahrungsergänzungsmittel nehmen, sind z. B. die folgenden Präparate frei von Klötzen: *EUNOVA®* Multi-Vitalstoffe Langzeit Kapseln, *revoMed®* Vitamin B Komplex Kapseln und *revoMed®* Vitamin B12 Tabletten. Der Nutzen von Multivitaminpräparaten konnte in einer Langzeitstudie nicht belegt werden. Sollten Sie sie dennoch schlucken, achten Sie darauf, von bestimmten Vitaminen nicht zu viel einzunehmen. Neben Vitamin B_3 und B_6 können auch die Vitamine E, D, K und A bei einer Überdosierung zu Vergiftungserscheinungen führen. Es empfiehlt sich daher, Ihre Vitamineinnahme zunächst mit Ihrem Arzt zu besprechen. Eine Strategie, um eine Überdosierung für die genannten Vitamine zu vermeiden, ist, sie im Drei-Monatszyklus einzunehmen. Das heißt: Drei Monate einnehmen und dann wieder drei Monate auf sie verzichten.

2.3.7 Eiweißshakes – Sportlernahrung

Es gibt unter Sportlern einen Trend zu speziellen Nahrungsmitteln, den man zum Teil durchaus als fragwürdig beurteilen kann. Beliebt sind vor allem die sogenannten Eiweißshakes oder Proteinshakes. Sofern Sie Ihren Eiweißbedarf durch die Lebensmittel decken, die ich Ihnen gleich nenne, benötigen Sie eine solche Ergänzung aber auch als Sportler nicht. In den Lebensmitteltabellen gibt es eine eigene Rubrik für diese Produkte. Der Eiweißbedarf liegt normalerweise bei 0,66 g pro kg Körpergewicht und Tag. Sie können Ihre Eiweißversorgung durch die folgenden Produkte sicherstellen, zu denen Sie in Klammern jeweils den Eiweißgehalt einer Portion finden: 85 g Fleisch (28 g), 85 g Fisch (26 g), 90 g Gartenbohnen (18 g), 150 ml Instantkaffee mit und ohne Koffein (18 g; normaler Espresso hat hingegen nur 0,3 g!), 200 ml Vollmilch mit Vitamin-D-Zusatz (15 g), 200 ml Vollmilch/fettarme Milch ohne Zusätze (6 g), 140 g Pasta (15 g), 90 g Sojabohnen (14 g), 85 g Mais oder Wildreis (12 g), ein mittelgroßes Ei (7,5 g), 90 g Linsen (8 g), 25 g Nüsse, besonders Erdnüsse, Erdnussbutter oder Mandeln (5 g), eine Scheibe Vollkornweizenbrot (5 g), 110 g Kartoffeln (4 g), 25 g Käse (4 g), eine Scheibe Reisbrot (3,5 g), 30 g Cerealien (3 g), 24 g Reiskleie (3 g), 25 g dunkle Schokolade (2 g) und 50 g Couscous (1,5 g). Wie Sie merken, ist die Eiweißversorgung vergleichsweise einfach zu bewerkstelligen! Energieriegel und Elektrolyte-Produkte enthalten teilweise direkt oder indirekt über darin verarbeitete Früchte Sorbit. Schauen Sie einmal in der Rubrik Sportler nach, S. 173. In Apotheken finden Sie übrigens Riegel, die frei von Klötzen sind.

2.3.8 Fisch und Fleisch

Fisch und Fleisch sind von Natur aus fructosefrei. Bei der Soße sollten Sie allerdings genau hinsehen, denn diese kann Sorbit und manchmal auch Fructose enthalten.

2.3.9 Maßnahmen für Nachhaltigkeit

Kennen Sie diesen Effekt auch? Voller Motivation und Begeisterung stürzt man sich in eine Sache, von der man überzeugt ist. Man rennt geradezu in sie hinein und genießt freudestrahlend die ersten Erfolge, die sich auch sogleich einstellen. Doch das erste Glücksgefühl verebbt und sofern nicht bald größere Erfolge die ersten übertreffen, stellt sich eine leichte Trägheit ein.

Wenn Sie Ihre Ernährung umstellen, kann es Ihnen genauso gehen. Auf Ihrer rechten Schulter sitzt das Engelchen, fordert hartnäckig, dass Sie gut zu Ihrem Körper sein und auf Ihre Ernährung achten sollen. Auf Ihrer rechten Schulter sitzt das Teufelchen und fordert ebenso hartnäckig, dass Sie gut zu *sich* sein und sich bloß nicht anstrengen sollen. Dem Engelchen auf der rechten Schulter erklären Sie vielleicht anfangs noch lautstark, dabeibleiben zu wollen, auch wenn es anstrengend wird, doch das Teufelchen auf der linken Schulter reibt sich schon vorfreudig die Hände. Tatsächlich wird der Weg nach den ersten Metern steiler. Viele lassen die Sache dann schleifen, woraufhin die nächsten Erfolge erst recht ausbleiben und die Beschwerden zurückkehren. „Ist das nicht unfair?", heizt einem das Teufelchen dann ein, „da strengst du dich tagelang an und was ist der Lohn? Du hast dieselben Beschwerden wie vorher. Lass es lieber gleich bleiben." Das Engelchen hat sich vielleicht in der Zwischenzeit heiser geschrien und zuckt nur noch ermattet die Schultern. „Sorry, aber ich habe alles versucht", entschuldigt man sich dann und versucht, das breit grinsende Teufelchen dabei wenigstens nicht anzuschauen.

Tatsächlich ist es ein Trugschluss, zu glauben, dass es einfacher wäre, sich mit den Beschwerden zu arrangieren als mit einer bewussten Ernährung dagegen vorzugehen. Wie ist das bei Ihnen? Haben Sie sich schon dabei ertappt, am liebsten alles hinzuschmeißen? Dann schicken Sie das Teufelchen auf Ihrer Schulter in die Wüste!

Eines verspreche ich Ihnen: Wenn Sie Ihre Ernährung auf Ihre Intoleranz abstimmen, werden Sie mehr Lebensenergie und mehr Lebensfreude haben. Und sobald Sie ein Stück dieses Weges erfolgreich gemeistert haben, werden Sie feststellen, dass sich ein Gewöhnungseffekt einstellt, der Ihnen hilft, auf genau diesem Weg weiterzugehen. Das hat das Teufelchen nämlich geflissentlich verschwiegen: Sobald man die erste Steigung genommen hat, gewöhnt man sich daran, Lebensmittel schnell danach zu beurteilen, ob sie Fructose enthalten oder nicht und man lernt mit Mengeneinheiten so zu jonglieren, dass man nicht mehr lange überlegen muss. Am Anfang wird Ihnen dieses Buch bzw. der Spicknavi wertvolle Dienste leisten, später brauchen Sie für viele alltägliche Mahlzeiten auch diese Orientierungshilfe vermutlich nicht mehr, weil Sie selbst wissen, was Ihnen guttut. Das Teufelchen, das Sie in die Wüste geschickt haben, springt nun im Viereck und am Ende sind Sie es, der oder die breit grinst. Sie haben die besten Argumente zum Durchhalten!

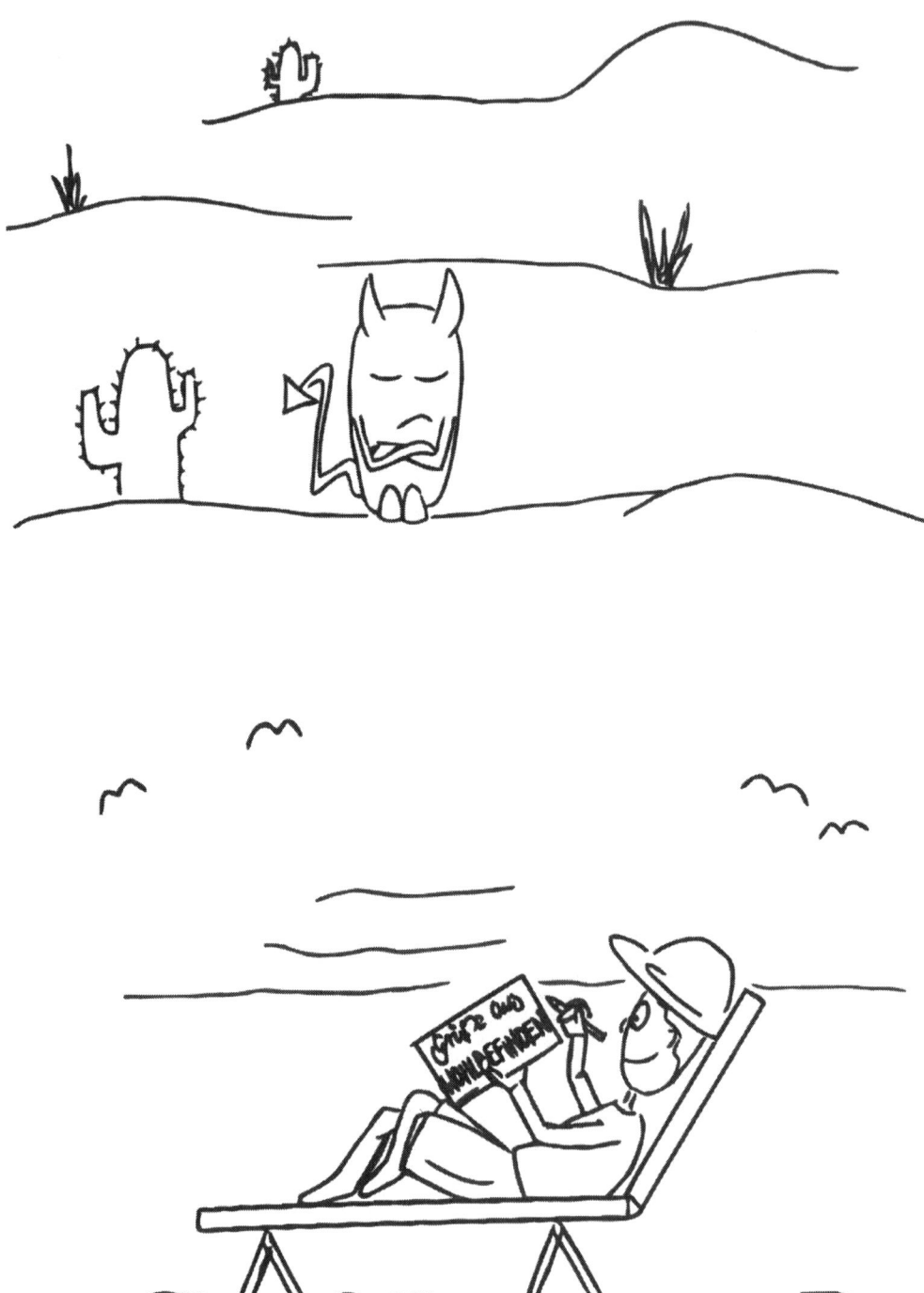

Sie sind nicht sicher, ob Sie tatsächlich motiviert bleiben? Setzen Sie eine Zielvereinbarung mit sich selbst auf. Notieren Sie schriftlich, warum es sich für Sie ganz persönlich lohnt, durchzuhalten: Welches Ziel möchten Sie erreichen? Zum Beispiel so:

Zielvereinbarung (selbst aufschreiben)

Was: Verträgliche Mengen einhalten – Teufelchen in die Wüste schicken.

Wie messen: Täglich um 19:45 Uhr (als Memo mit Alarm ins Handy): Habe ich Milchprodukte gegessen und dabei die verträglichen Mengen eingehalten?

Konsequenz: Ja: Gönnen Sie sich eine kleine Belohnung. Nein: 10 Liegestütze.

Bis wann erledigen: Innerhalb von 3 Tagen damit beginnen und durchhalten, bis es sitzt.

Maßnahmen: Dieses Buch in die Küche und die Übersicht ins Portemonnaie legen; Bekannte und Freunde informieren; Motivationspunkte in der Wohnung und im Auto schaffen, diese Zielvereinbarung ausgedruckt an den Spiegel hängen.

Eine gute Möglichkeit, das Dranbleiben zu fördern, ist Ihren Partner einzuspannen. Bitten Sie ihn, Sie immer wieder zu motivieren und Ihnen zurückzuspiegeln, welche positiven Veränderungen er an Ihnen wahrnimmt. Unter *www.Laxiba.de/trainer* können Sie auch einen Trainer buchen, der Ihnen bei der Umstellung und den einzelnen Buchschritten hilft. Außerdem finden Sie hier eine Möglichkeit, sich mit anderen Betroffenen auszutauschen und sich gegenseitig zu motivieren: *www.Laxiba.de/team*.

Je lebhafter und facettenreicher Sie sich Ihr Leben nach der erfolgreichen Umstellung vorstellen, desto eher werden Sie dranbleiben und das Mögliche tun. Haben Sie an einem Tag einen Durchhänger gehabt? Schwamm drüber, machen Sie es am nächsten Tag besser! Nutzen Sie dieses Buch wie einen Kompass und korrigieren Sie Ihren Kurs wieder auf Wohlbefinden!

2.3.10 Motive der Fructoseverwendung

Was haben Fructose und Sorbit in Medikamenten oder Wurst zu suchen? Die Gründe bestehen unter anderem darin, bestimmte Geschmacksnuancen zu entfalten. Außerdem dienen sie dazu das Produkt als zuckerfrei deklarieren zu können, z. B. damit Diabetiker es konsumieren können. Weiterhin werden sie verwendet, um Wurst und Fleischwaren zu verdicken, um Geld zu sparen und um Süßigkeiten (im Falle von Sorbit) feucht zu halten. Darüber hinaus dient Sorbit teilweise als Trägerstoff für Medikamente. Klar kommen die beiden auch natürlich vor, das ist jedoch noch kein Grund, sie z. B. dem ebenfalls in der Natur vorkommenden und besser bekömmlichen Stevia bei der Kaugummiproduktion vorzuziehen.

2.3.11 Die Diät hat positive Seiten

Sie wollen mir widersprechen, nachdem Sie die Überschrift über diesen Abschnitt gelesen haben? Viele setzen eine Intoleranz-Diät gleich mit Verzicht. Im ursprünglichen Sinn jedoch ist mit Diät (von griechisch díaita) allgemein die „Lebensführung" oder „Lebensweise" gemeint. Sind Verzicht und das damit Verbundene Gefühl der Unzufriedenheit wirklich eine zutreffende Beschreibung der Lebensweise, die Sie sich wünschen? Na, sehen Sie. Eine Diät, wie wir sie bei Fructoseintoleranz empfehlen, hat nicht zum Ziel, Sie darben zu lassen. Ganz im Gegenteil: Sie bewirkt, dass sich Ihre Bauchbeschwerden verringern und beschert Ihnen somit mehr Lebensqualität.

Bedenken Sie: Wenn Sie auf den Fructosegehalt in Ihren Lebensmitteln achten, beschäftigen Sie sich automatisch auch mehr damit, was Sie essen. Dies führt Sie mit hoher Wahrscheinlichkeit auch insgesamt zu einer gesünderen Ernährung. Und Gesund ist doch eine viel nettere Zusammenfassung für Ihre Lebensweise! Die Einnahme von Xylose Isomerase ist natürlich eine weitere Möglichkeit. Beides sind gangbare Wege, denn statt die Beschwerden erst auszulösen und dann medikamentös zu behandeln, z. B. mit Schmerzmitteln oder Mitteln gegen Durchfall, ist es besser, sie mit einer passenden Ernährung erst gar nicht hervorzurufen.

2.3.12 Selbsttest alternativer Auslöser

Manche Reizdarm-Betroffene berichten von Unverträglichkeitssymptomen durch Stoffe wie Aspartam, Maltodextrin oder spezifische Lebensmittel. Haben Sie eine solche Vermutung, probieren Sie doch die alternative Einführungsdiät wie in *„Der Ernährungsnavigator"* beschrieben.

 ## Zusammenfassung

Eine gesunde, ausgewogene Ernährung, feste Essenzeiten und regelmäßige Bewegung sind nicht nur bei einer Intoleranz, sondern für alle Menschen wichtig. Sorbit ist häufig in Medikamenten versteckt – wie Sie wissen reduziert sich bei gleichzeitigem Verzehr fructosehaltiger und sorbithaltiger Lebensmittel die Menge Fructose, die Sie vertragen. Bleiben Sie bei Ihrer Ernährungsumstellung Je länger Sie durchhalten, desto einfacher wird es, sie beizubehalten.

2.4　Der Spicknavi

Hier finden Sie die erforderlichen Informationen zur Bestimmung von Fructose- und Sorbit in Lebensmitteln. Für fructosefreie Produkte brauchen Sie beim Lesen der Inhaltsstoffe lediglich auf Fructose sowie in manchen Ländern auf HFCS (High Fructose Corn Syrup / Maissirup mit einem hohen Fructoseanteil) zu achten. Zur Ermittlung sorbitfreier Produkte müssen Sie die sogenannte E-Nummer von Sorbit, E-420, kennen:

Vorsicht... Fructose ist enthalten in:

- Cerealien mit Fructose-Glucosesirup (Unterart des Maissirups)
- Vielen Fertigprodukten
- Gelierzucker
- Honig und Maissirup (Fructoseanteil ist unklar)
- Einigen Süßstoffen
- Vielen Obstsorten und Trockenfrüchten
- Vielen Softdrinks, Säften und Alkoholika, die aus Obst oder mit Saft hergestellt werden
- Manchen Würsten, und teils in eingelegtem Fisch- und Fleisch

Sorbit (E-420) ist oft enthalten in:

- Diabetiker- und Diätprodukten
- Elektrolytprodukten und Energieriegeln
- Fertigprodukten, auch Fertigsoßen
- Kaugummis und Mintpastillen, außer solchen, die bspw. **nur** mit Stevia gesüßt sind. Sorbit ist höchstens in Spuren vorhanden in: *Wrigley's® Spearmint*, *Doublemint* und *Juicy Fruit*
- Manchen Light und isotonischen Getränken
- Medikamenten und Mundhygieneartikeln
- Pralinen bis hin zu Sahne

Schneiden Sie den Handzettel, den kleinen Strichen außenherum folgend, aus der nächsten Seite aus. Bitte knicken Sie ihn dann an den dazu fett markierten Linien. Beginnen Sie mit der durchgehend gepunkteten Knicklinie. Anschließend knicken Sie ihn nochmals an der halb gestrichelten Linie. Nun können Sie ihn praktisch im Scheckkartenfach Ihrer Brieftasche aufbewahren. So haben Sie beim Ausgehen und bei Einkäufen die wichtigsten Infos jederzeit zur Hand.

Rücken **Vorsicht... Freie Fructose enthalten in:**

- Cerealien mit Fructose-Glucosesirup
- Vielen Fertigprodukten
- Gelierzucker, Honig und Maissirup
- Einigen Süßstoffen
- Vielen Obstsorten und Trockenfrüchten
- Vielen Softdrinks und Säften und Alkoholika
- Manchen Würsten, paniertem, püriertem und eingelegtem Fisch- und Fleisch

Sorbit ist enthalten in einigen:

- Früchten, Säften und Alkoholika
- Elektrolytprodukten und Energieriegeln
- Fertigprodukten und Fertigsoßen
- Kaugummis und Mintpastillen außer solchen, die bspw. nur mit Stevia gesüßt sind
- Light und isotonischen Getränken
- Medikamenten und Mundhygieneartikeln
- Diabetiker und Diätprodukten
- Pralinen, Sahne und Torten

LAXIBA®

Front **Faltheft Fructoseintoleranz**

Durch den gleichzeitigen Verzehr von sorbit- und fructosehaltigen Produkten vertragen Sie weniger Fructose. Auf Sorbit(ol) und dessen E-Nummer 420 sollten Sie daher achten. Dagegen vertragen Sie beim gleichzeitigen Verzehr glucosehaltiger Produkte mehr Fructose. Die folgende Tabelle zeigt, wieviel Sie je Portion der genannten glucosehaltigen Produkte zusätzlich von fructosehaltigen Produkten vertragen:

Lebensmittel	je Portion	SVS x
Ahornsirup	30 g	1,5
Avocado Florida	37,5 g	2,25
Dünne Ananasscheibe	56,3 g	2,25
Frische Feigen	50 g	2
Mozzarella	28 g	1,25
Zuckermais	82 g	3,25

Fructoseintoleranz Portionsgrößen

Innenseite links

Ananas ¾ P-140g
Apfel ⊗
Aprikosen ☺ +¾ P/S-35g
Balsamico Essig ☺
Banane☺ +¼ P/S-118g
Blaub. Muffin 26 S-110g
Bier ☺
Big Mac® 5 S-215g
Bitter Lemon ⊗
Birnen ½ E-15g
Blattsalate 1¼ P-85g
Blumenkohl ☺

Broccoli 3 P-85g
Brombeeren 1¾ P-140g
Cranberries ☺
Nestlé® CiniMinis ¼ P-30g
Coca Cola® ½ G-200ml
Cornflakes ☺+1½ P/P-30g
Erdbeeren ½ P-140g
Nestlé® Fitness 41 P-30g
Gartensalat 8¼ P-85g
Ginger Ale ⊗² G-200ml
Gurke 4¾ S-85g
Haferflocken ☺

Name/Menge/Einheit-Gewicht einer Einheit in Gramm

Einheiten in (g pro Einheit folgt)

EL	Glas	Portion	Stück	Tasse
E-	G-	P-	S-	T-

⊗=meiden, ☺=nur Spuren, ☺=frei, ☺+=frei, Z-Zahl/je Einheit

Kopie nur mit Erlaubnis. Copyright © 2015 Jan Stratbücker.

Innenseite rechts

Himbeeren ½, P-140g
Honig ¼ P 21g
Huhn süß-sauer 2½ E-15g
Johannisbeeren 1 P-140g
Kaffee ☺
Kartoffeln ☺
Kaugummi ☺
Ketchup ☺ +¼ P/E-15g
Kirschen 1 P-140g
Kiwi 1 S-86g
Kohl ☺ +¾ P/P-85g
Kürbis Butternuss ☺
Long Island Icet. ¾ G-200ml
M & M's® ☺
Mango 1 E-15g
Mate-Tee ☺
Melone 1¾ E-15g
Milch ☺
Müsliriegel ½ S-30g
Nektarinen ¾ S-142g
Orangen 2¼ S-140g

Paprika ½ P-85g
Pepsi® ½ G-200ml
Pfirsiche ☺ +½ P/S-140g
Pflaumen ☺ +¼ P/S-15g
Pilze ☺
Pizza ☺
Red Bull® +7P/G-200ml
Reis ☺
Sauerkraut ☺
Schokolade ☺
Sekt ☺
Smacks® ☺ +12 P/P-30g
Sushi 16 P-140g
Tomaten 3 P-85g
Tonic Water® ⊗² G-200ml
Trauben ¼ P-140g
Wein ¾ G-200ml
Weizenbrot ¾ S-42g
Whopper® 2¾ S-315g
Zitrone ☺
7UP® ⊗² G-200ml

2.5　Sichere Produkte für Gastgeber

Sicherlich kennen Sie in Ihrem Freundeskreis jemanden, der eine Intoleranz gegenüber dem einen oder anderen Inhaltsstoff oder ein sogenanntes Reizdarmsyndrom hat. Als guter Gastgeber machen Sie sich natürlich Gedanken, wie Sie Ihren Gast mit einer Einladung nicht ins Schwitzen bringen und wie Sie dafür sorgen, dass auch sein Bauch den Abend in guter Erinnerung behält.

Wenn Sie Ihre Gäste darum bitten, Ihnen von eventuellen Intoleranzen im Vorfeld zu berichten, haben Sie die erste Aufgabe schon meisterhaft gelöst: Eine solche Frage wird bei Ihren Gästen immer einen positiven Eindruck hinterlassen, denn Sie zeigen damit, dass Ihre Gäste Ihnen wichtig sind.

Sie gehen auf alle Gäste ein, indem Sie dafür sorgen, dass gut verträgliche Speisen zumindest einen Teil des Angebots bestreiten. Wie Sie den Betroffenen bei der Zubereitung am besten gerecht werden, ist eigentlich ganz leicht: Bieten Sie verträgliche Lebensmittel einfach von Soßen und Beigaben getrennt in separaten Schalen an. Stellen Sie zum Beispiel eine Schale mit Kartoffeln und eine mit der Butter sowie eine Schale mit Salat und eine andere mit dem Dressing bereit. Die meisten Gewürze und Kräuter, außer Knoblauch und Zwiebeln, sind übrigens unbedenklich. Die Tabelle auf der übernächsten Seite führt verschiedene allgemein verträgliche Lebensmittel auf, aus denen Sie wählen können.

Obst	Gemüse	Warme Speisen
Datteln, frisch	Avocado, grün	Branntweinessig
Feigen, frisch	Basilikum	Chinesische Austern-
Gemeiner Bocksdorn	Koriander	soße
Hagebutte	Kresse	Fisch, Garnelen, Mu-
Loganbeere	Butternuss-, Riesen-, Spaghetti- und Wachsflaschenkürbis	scheln und unverarbeitetes Fleisch
Papaya	Lotuswurzel	Italian Dressing Kraft®
Passionsfrucht	Mangold	Kaviar
Rhabarber	Meerrettich	Mayonnaise Kraft®
Sapodilla	Oregano	Öle
Stachelbeere	Paprika, grün	Pfeffer und Salz
Zitronenschale	Pastinak	Reis
	Pfefferminze, frisch	Reisnudeln
	Reis	Sojaöl
	Rucola Salat	Tabasco® Soße
	Schnittlauch	Thousand Island Dressing Kraft®
	Seetang	
	Steckrübe	
	Süßkartoffel	
	Thymian	

Getränke		Sonstiges
Branntwein	Ahornsirup	Macadamianuss
Gin	Brauner Zucker	Paranuss
Jasmintee	Cashewkerne	Pacanuss
Kaffee, schwarz	Chia Samen	Pinienkerne
Mate-Tee	Erdnussbutter	Pistazien
Pfefferminztee	Erdnüsse	Reisbrot
Rum	Gelatine	Walnüsse
Tequila	Ginkonüsse	Weißer Zucker
Tonic Water	Kokosnuss	Reismehl, Buchweizenmehl und, außer bei Glutenunverträglichkeit Dinkelmehl
Wasser	Kürbiskerne	
Whiskey, Wodka	Lakritze	

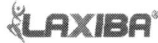

2.6 Rezepte

2.6.1 Bananenkuchen

Sie benötigen:

2 reife Bananen
Eine Hand voll Bananenchips (diese enthalten Fructose, dennoch sollten Sie etwa 15 Kuchenstücke bei der SVS vertragen)
1 Päckchen Backpulver
140 g Butter und etwas für die Form
2 große Eier
50 g Zuckerguss
140 g Mehl
140 g Zucker

Zubereitung:

Sie heizen den Ofen bei 200 °C Ober- und Unterhitze bzw. 180 °C Umluft vor. Währenddessen streichen Sie eine Marmorkuchenform mit Butter aus. Die Butter und den Zucker verrühren Sie locker miteinander. Danach fügen Sie langsam Eier und etwas Mehl bei. Anschließend rühren Sie den Rest des Mehls, das Backpulver und die Bananen ein. Den Teig geben Sie so in die Form und backen den Kuchen etwa 30 Minuten, bis er gut aufgegangen ist. Nun lassen Sie ihn für etwa 10 Minuten in der Form abkühlen. Schließlich bereiten Sie noch den Zuckerguss mit 2 Teelöffeln Wasser zu, übergießen den Kuchen damit und verzieren ihn mit den Bananenchips.

2.6.2 Cremiger Reispudding

Sie benötigen (für 4 Portionen)**:**

1 EL Butter
100 g Cranberries
1 Ei
150 g Reis
470 ml Reismilch
1 Prise Salz
2,5 ml Vanille-Extrakt (halber TL)
65 g Zucker

Zubereitung:

Sie kochen den Reis in Wasser. Danach geben Sie 350 g des gekochten Reis mit ¾ der Milch, dem Zucker und der Prise Salz in einem neuen Kochtopf, rühren immer wieder etwas um und kochen das Ganze für weitere 3 Minuten. Währenddessen schlagen Sie das Ei in einer kleinen Schüssel mit einem Schneebesen. Zum Ende der Kochzeit geben sie es zusammen mit der restlichen Milch und den Cranberries dazu und lassen es noch weitere 3 Minuten köcheln. Wichtig ist, dass Sie dabei permanent umrühren. Dann nehmen sie den Topf von der Platte und mischen die Butter und den Vanille-Extrakt unter – guten Appetit.

2.6.3   Kiwisoße (z. B. zum Eis)

Sie benötigen (pro Portion, 1½ Portionen vertragen Sie bei VS 0 je Mahlzeit):

3 TL Ahornsirup
2 reife grüne Kiwis
2 TL Limetten- oder Zitronensaft

Zubereitung:

Sie schälen die Kiwis, würfeln sie und pürieren sie danach zusammen mit dem Limetten- oder Zitronensaft. Wenn Sie pures grün lieben, sieben Sie anschließend noch die schwarzen Kernchen aus.

2.6.4   Obstsalat

Sie benötigen (4 Portionen)**:**

200 g Ananas
1 Banane, 118 g
250 g Erdbeere
1 Orange, 160 g
250 g Cranberries
1 EL Zitronensaft

Zubereitung:

Sie schälen die Ananas, entfernen den Stunk und schneiden sie in fingerbreite Stücke. Dann häuten Sie die Orange, entfernen die Kerne und schneiden sie zusammen mit den Erdbeeren klein. Geben Sie alles in eine Schale und übergießen Sie es mit dem Zitronensaft. Jetzt noch gut umrühren und schon sind Sie fertig. Sie sollten den Salat allerdings besser in den Mixer tun und ein Sorbet daraus machen, da Sie auf den Glucosegehalt der Cranberries für die Verträglichkeit des Salates angewiesen sind.

2.6.5   Obstsalat mit Quark

Sie benötigen (8 Portionen)**:**

Ahornsirup
500 g Ananas aus der Dose (bei frischer wird der Quark bitter)
300 g Cranberries
300 g Mandarinen aus der Dose
470 g Sour Cream oder Quark mit etwas Milch

Zubereitung:

Die Ananas schneiden Sie in fingerbreite Stücke. Das Obst pürieren Sie im Standmixer, um stets genügend glucosehaltige Cranberries zu verzehren. Das Mus geben Sie dann zu der Sour-Cream und schmecken mit Ahornsirup ab.

2.6.6   Pfannkuchen

Sie benötigen:

1 Ei
125 g Mehl
300 ml Reismilch
Sonnenblumenöl

Zubereitung:

Das Mehl in eine Schüssel geben und in der Mitte eine Kuhle machen. Hierhinein schlagen Sie das Ei und gießen Sie ein Viertel der Reismilch. Dann verquirlen Sie alles gut mit einem Mixer. Dann geben Sie noch ein Viertel der Reismilch dazu und wenn sobald der Teig klümpchenfrei ist den Rest. Jetzt lassen Sie den Teig für 20 Minuten stehen und mixen ihn danach nochmal. Heizen Sie zum Braten eine kleine anti-haftbeschichtete Pfanne vor und gießen Sie das Öl hinein. Geben Sie etwas vom Teig hinein, sodass die dünne Teigschicht den Pfannenboden voll bedeckt. Backen Sie den Pfannkuchen von jeder Seite, bis er goldbraun ist. Legen Sie zwischen die Pfannkuchen beim Stapeln Backpapier, damit sie möglichst cross bleiben. Mit einer beliebigen Füllung servieren.

2.6.7   Rhabarber, geröstet

Sie benötigen (5 Portionen)**:**

550 g Rhabarber
85 g brauner Zucker

Zubereitung:

Heizen Sie den Ofen bei 200 °C Ober- und Unterhitze bzw. 180 °C Umluft vor. Waschen Sie den Rhabarber und schütteln Sie danach das Wasser ab. Schneiden Sie das Ende und die Mitte der Stangen in kleine fingergroße Stücke. Legen Sie ein geschlossenes eingewölbtes Backblech mit Backpapier aus und verteilen Sie den Rhabarber darauf. Streuen Sie darüber den Zucker und wälzen Sie den Rhabarber darin. Darüber legen Sie Backpapier und backen den Rhabarber so für 15 Minuten. Entfernen Sie anschließend das Backpapier und schütteln Sie das Blech etwas. Danach lassen Sie ihn noch etwa fünf Minuten offen weiterbacken. Wenn der Rhabarber fertig ist, ist er weich, jedoch nicht breiig.

2.6.8 Rhabarberkuchen

Sie benötigen:

1 Päckchen Backpulver
4 große Eier
250 g Mehl
Puderzucker
Einmal gerösteten Rhabarber, wie zuvor beschrieben.
250 g Süßrahmbutter und noch etwas für das Blech
1 TL Vanille-Extrakt
150 g Vanillepudding
250 g brauner Zucker

Zubereitung:

Zuerst bereiten Sie den gerösteten Rhabarber zu und lassen den Saft abtropfen. Heizen Sie nun den Ofen bei 200 °C Ober- und Unterhitze bzw. 180 Grad Umluft vor. Streichen Sie eine 23 cm Sprungform mit Butter ein. 3 EL des Vanillepuddings geben Sie in eine separate Schale. Den Rest schlagen Sie mit der Butter, dem Mehl, dem Backpulver, den Eiern und dem Zucker in einer Schüssel cremig. Gießen Sie ein Drittel davon in die Sprungform und legen sie etwa die Hälfte des Rhabarbers darüber. Über diese Schicht gießen Sie dann ein weiteres Drittel des Teigs und streichen ihn so glatt wie möglich. Darauf verteilen Sie den Rest des Rhabarbers und übergießen ihn mit dem Rest des Teigs, wobei die Oberfläche diesmal rau bleibt. Darüber geben Sie die zurückbehaltenen 3 EL des Vanillepuddings. Backen Sie den Kuchen für 40 Minuten, bis er aufgegangen und golden ist. Legen Sie danach Backpapier darüber und lassen Sie ihn für eine weitere viertel Stunde backen. Wenn ein Zahnstocher nach einem Einstich sauber herauskommt, ist der Kuchen fertig. Bestreuen Sie ihn nach dem Abkühlen in der Form noch mit Puderzucker.

2.6.9   Rhabarber Smoothie

Sie benötigen (für 2 Portionen)**:**

1 kleine Banane
230 ml Cranberrysaft
100 g gefrorener Rhabarber
75 ml Vanillejoghurt

Zubereitung:

Schneiden Sie die Banane in kleine Stücke und pürieren Sie dann alles zusammen in einem Standmixer.

2.6.10 Zitronenriegel

Benötigt:
 Teig:
140 g Butter
175 g Mehl
1 EL Milch
50 g Reismehl
85 g brauner Zucker

 Für den Belag:
3 Eier
25 g Mehl
Puderzucker
Das Gelbe der Schale von 3 Zitronen
200 ml Zitronensaft
200 g Zucker

Zubereitung:
Heizen Sie den Ofen bei 220 °C Ober- und Unterhitze bzw. 200 °C Umluft vor. Belegen Sie ein 22 cm² Backblech mit Backpapier. Die Butter, das Mehl, das Reismehl und den Zucker verrühren Sie in einer Schüssel, bis sich nur noch kleine Klümpchen bilden. Dann geben Sie die Milch dazu und verteilen den Teig auf dem Backblech. Lassen Sie ihn 17 Minuten goldbraun backen. Dann entfernen Sie die und senken die Ofentemperatur auf 200 °C Ober- und Unterhitze bzw. 180 °C Umluft. Verrühren Sie nun mit dem Schneebesen den Zitronensaft mit den Eiern, dem Zucker, dem Mehl und der Zitronenschale in einer Schüssel. Gießen Sie dieses Konzentrat über den Teig und backen Sie die Zitronenriegel für weitere 15 Minuten, bis der Belag fest ist. Lassen Sie sie auf dem Blech abkühlen. Zum Schluss noch pudern und schneiden – fertig zum Genießen. Da Zitronensaft relativ wenig Fructose enthält, vertragen Sie circa 30 Riegel je Mahlzeit bei VS 0.

2.7   Stressmanagement

Stress kann uns sprichwörtlich auf den Magen schlagen und Fructoseintoleranzsymptome verstärken. Um festzustellen, ob Stress Ihre Symptome beeinflusst, füllen Sie das Symptommerkblatt an vier stressigen Tagen aus und vergleichen es mit dem Blatt nach der Einführungsdiät.

Es ist wichtig, Stress bewusst zu reduzieren. Dazu gilt es, einen lösungsorientierten Umgang mit Ihren Ängsten und Sorgen zu erlernen. Wieso ist das hilfreich? Um das zu verstehen, lohnt es sich, einen Blick in die Vergangenheit der Menschheit zu werfen. Je mehr Angst Menschen vor etwas haben, desto mehr schaltet ihr Gehirn die Areale, welche für vernünftiges Entscheiden nötig sind, ab. Kurz: Je größer die Angst, desto impulsiver die Handlung. Das kommt daher, dass unser Körper noch immer zum Teil nach den Schemata früherer Zeitalter funktioniert. Gefahrensituationen der Vergangenheit, wie zum Beispiel der Angriff eines Wolfsrudels, ließen den Menschen im Grunde nur drei Optionen: Kampf, Flucht oder als Joker: das Totstellen. Wer in einer solchen akuten Gefahrensituation lange nachdenkt, verliert. Also ist der Mensch so gepolt, dass er das Denken einstellt, sobald er akut bedroht wird – was in unserer Zeit nicht immer praktisch ist.

Denn wenn heutzutage der Chef mit einem dringenden und komplexen Kundenauftrag ins Büro gestürmt kommt, nützt Ihnen der spontane Angriff meist nichts – ebenso wenig die Flucht aus dem Fenster und selbst Totstellen ist in einer solchen Situation selten karrierefördernd. Aber mal im Ernst: Heutzutage lösen meist andere Faktoren Stress und Anspannung aus als früher. Abgesehen von Krach, Extremtemperaturen und Luftverschmutzung ist es besonders das Gefühl, die Kontrolle über eine Situation zu verlieren, das auf uns bedrohlich wirkt. So kann Sie die Angst packen, wenn ein Projekt besonders heikel und zugleich besonders wichtig ist, wenn etwas Grundlegendes verändert werden muss, Sie unter Zeitdruck stehen oder etwas schiefläuft.

Mit der aufkommenden Angst schüttet der Körper Hormone aus, die Kampf- und Fluchtreaktionen begünstigen. Diese sorgen dafür, dass Sie – wenn Sie nicht flüchten – so doch schnell handeln und häufig unüberlegt entscheiden. Alles in Ihnen schreit: Tu etwas, sofort, egal was! Der Großteil des Gehirns ist in diesem Moment abgeschaltet. Sie empfinden Stress. Und auch das Totstellen als Option findet man heute bei besonders stressgeplagten Zeitgenossen in einer gesteigerten Form wieder: Häufig wird es unter der Diagnose Burnout subsumiert.

Sie haben also die Impulse eines Steinzeitjägers, aber die Aufgaben eines Topmanagers: Wie geht das nur zusammen? Die einzige Möglichkeit, um diesen Impulsen zu widerstehen, ist, den eigenen Geist und den eigenen Körper im Griff zu haben. Denn um im Alltag angemessen handeln zu können, sind Sie ja darauf angewiesen, dass Ihre Hormone Ihnen nicht mal kurz den Verstand ausknipsen.

Wenn der Stress die körperliche Kettenreaktion erst einmal in Gang gesetzt hat, ist es kaum mehr möglich, diese abrupt zu stoppen. Umso mehr kommt es auf die Vermeidung dieser Stressreaktion an: Dies erreichen Sie durch vorbeugende Maßnahmen und dadurch, dass Sie Ihre Stressresistenz trainieren. Zur Prävention sind Yoga und Techniken wie die der progressiven Muskelentspannung hilfreich. Ich empfehle, solche Stressabwehrtechniken von vornherein in den Alltag einzubauen und am besten morgens vor der Arbeit zu betreiben. Während des Arbeitstages ist es schließlich selten möglich, sich eine Stunde dafür frei zu nehmen.

Unterbrechungen während der Arbeitszeit sind bei komplexen Aufgaben zudem ohnehin **kontraproduktiv**, führen sie doch häufig zu schlechteren Entscheidungen, mehr Stress und mieser Stimmung. Das glauben Sie mir sofort, wenn Sie sich vorstellen, dass Sie gerade über einer komplexen Kalkulation brüten, während zugleich das Telefon klingelt, dann die Kollegin zum Plaudern hereinkommt und schließlich auch noch der Techniker vor der Tür steht, der das dringende Bedürfnis hat, Ihren Kopierer einmal wieder zu warten. Versuchen Sie, Unterbrechungen Ihrer Arbeit bei anspruchsvollen Aufgaben weitestgehend zu vermeiden.

Bei einfachen geistigen Aufgaben sowie körperlicher Arbeit hingegen kann man beobachten, dass kurze Unterbrechungen sich positiv auswirken, insbesondere dann, wenn diese ein paar Minuten anstatt Sekunden dauern. Wenn Sie dabei nicht nur den regelmäßigen, mantraartigen Handgriffen des Technikers am Kopierer folgen, sondern effektiv abschalten möchten, tun Sie Folgendes: Schließen Sie die Augen und fokussieren Sie sich auf Ihr Atmen. Kommen Gedanken auf, führen Sie Ihre Konzentration stets wieder zurück auf Ihren Atem, ohne die Gedanken zu bewerten. Unerlässlich hingegen ist das Pausieren bei harter körperlicher Arbeit. Hier senkt es das Verletzungsrisiko und steigert Ihre Ausdauer.

Entspannung allein ist jedoch möglicherweise noch keine befriedigende Lösung, denn oft gibt es noch allgemeine Sorgen, die im Hintergrund Ihre Laune beeinflussen. Wie gehen Sie also am besten mit diesen Sorgen um? Viele Menschen wählen auch hier die Flucht: In Verdrängung, Ablenkung, nicht selten begleitet von Alkohol oder anderen vermeintlichen Seelentröstern.

Doch diese Reaktion führt nicht zum Ziel, sondern verschlimmert alles in den meisten Fällen nur. Das Einzige, was Ihnen tatsächlich hilft, mit Sorgen fertigzuwerden – gleich welcher Art sie sein mögen – ist, sich aktiv mit ihnen auseinanderzusetzen. Denn nur wenn Sie die Sorgen beim Namen nennen, ihnen offen begegnen, haben Sie auch die Möglichkeit, eine Lösung zu finden.

Nun bekommt man bei den meisten echten Sorgen die Lösung natürlich nicht auf dem Silbertablett präsentiert. Umso mehr gilt: Nur die offene Auseinandersetzung mit den Sorgen und die richtige Strategie können Sie zu einem gangbaren Weg führen. Einen positiven Effekt hat diese Auseinandersetzung sofort und ganz unabhängig vom Funktionieren der erdachten Lösung: Sie wirkt den „Kurzschlusshandlungen" entgegen, zu denen man oft in belastenden Situationen neigt. Wer die Angstmacher regelmäßig beim Namen nennt und mit eingeschalteter Vernunft kontinuierlich an Lösungen feilt, den kann diese Angst kaum mehr spontan überfallen.

Wenn Sie die Sorgen auf diese Weise angehen, können Sie sich Ihre Angst sogar zunutze machen, um in Ihrem Alltag besser zu entscheiden und erfolgreicher zu sein. Ich empfehle dazu folgendes Vorgehen: Setzen Sie sich zu Beginn oder zum Ende eines Tages an Ihren Schreibtisch oder an einen anderen Ort, an dem Sie in diesem Moment Ruhe haben. Denken Sie nun darüber nach, was Ihnen derzeit Sorgen bereitet, welche Folgen Sie fürchten und welche Lösungen Sie sich zur Vermeidung dieser Folgen vorstellen können.

Den meisten Menschen hilft es, diese Dinge schriftlich festzuhalten und somit „begreifbar" zu machen. Schreiben Sie sie auf oder erwerben Sie kostengünstig die und druckoptimierte Downloadversion auf *www.Laxiba.de*.

Wenn Sie die Tabelle selbst erstellen, benennen Sie das erste Tabellenblatt „Ängste" und das zweite „Aufgabenliste". Notieren Sie nun folgende Spalten-Überschriften im ersten Tabellenblatt: „Aktuelle Ängste", „Vorbeugende Maßnahme A", „Vorbeugende Maßnahme B" und „Vorbeugende Maßnahme C". Im zweiten Tabellenblatt vergeben Sie anschließend folgende Spaltentitel: „Aufgabe", „Dringlichkeit", „Deadline", „Wer macht's?" und „Erledigt".

In der ersten Spalte des ersten Tabellenblatts notieren Sie nun Ihre Ängste. Anschließend überlegen Sie sich Maßnahmen zur Vermeidung der gefürchteten Situation. Überlegen Sie sich jeweils drei Alternativen, um für mehrere Eventualitäten gewappnet zu sein. Tragen Sie diese in die nebenstehenden Felder „Präventivmaßnahme A" bis „C" ein, wobei A die Maßnahme ist, welche Sie zuerst durchführen möchten. Übertragen Sie dann „Präventivmaßnahme A" in das Tabellenblatt „Aufgabenliste". Als nächstes bewerten Sie deren Priorität (angelehnt an die Entscheidungsmethode des Eisenhower-Prinzips) gemäß ihrer Wichtigkeit und Dringlichkeit von A bis E:

Aufgabe ist wichtig	**A** *uf geht's*	**B** *ald erledigen*
Aufgabe ist unwichtig	**C** *hance auf Erledig-ung, nachdem alles Wichtige getan ist*	**D** *as kann warten*
E *gal, sein lassen*	**Aufgabe ist dringend**	**Aufgabe ist aufschiebbar**

In der Reihenfolge von A bis D arbeiten Sie dann täglich Ihre Aufgaben ab. Bedenken Sie dabei auch, dass Sie oft 80 Prozent des Ergebnisses in 20 Prozent der Zeit erledigen können und investieren Sie dort die weiteren 80 Prozent der Zeit in ein exzellentes Ergebnis, wo es sich besonders lohnt. Aufgaben der Kategorie E sind wirkungslos, darum lassen Sie sie bleiben. Durch dieses Vorgehen beugen Sie Ängsten vor und machen sich frei von Zweifeln, ob Sie gerade das Richtige tun. Nach der Bewertung der Wichtigkeit und Dringlichkeit Ihrer Aufgaben füllen Sie dann noch die Spalte „Deadline" aus. Hier tragen Sie das Datum ein, zu dem Sie die Aufgabe erledigen möchten. Außerdem notieren Sie in der Spalte „Wer macht's" entweder „Ich" oder den Namen desjenigen, dem Sie die Aufgabe zuweisen möchten. In der Spalte „Erledigt" setzen Sie einen Haken, sobald die Aufgabe abgeschlossen ist.

Arbeit: *Aufgaben sauber erledigen*	**Ausruhen:** *Täglich spazieren gehen*
Familie: *Zeit für Angehörige und Kinder nehmen*	**Freizeit:** *Regelmäßig dem Lieblingshobby nachgehen*

Ein weiterer wichtiger Aspekt ist, darauf zu achten, Ihr Leben in einer gesunden Balance zu halten. Auch das hilft Ihnen, Ihre Stressresistenz zu erhöhen. Um ein Beispiel zu nennen: Es wird für Ihr allgemeines Wohlbefinden wenig hilfreich sein, wenn Sie täglich zehn Stunden im geliebten Fitnessstudio verbringen – es sei denn, Sie sind Fitnesstrainer. Regelmäßig ein gesundes Maß Sport zu treiben, ist dagegen nicht nur für die körperliche Fitness, sondern auch für andere Lebensbereiche gut. Mit den vier Bereichen ist es wie mit den vier Beinen eines Hockers, auf dem Sie sitzen. Nennen wir ihn einmal den „Lebenshocker". Ist jedes Bein gleich lang und gleich dick, sitzen Sie gut und sicher. Schlagen Sie aber von einem oder mehreren Beinen immer wieder etwas ab und stärken dafür ein anderes, fangen Sie unweigerlich an zu wackeln – bis es irgendwann „kracks" macht und Sie unsanft auf dem Allerwertesten landen. Diesen „Zusammenbruch" im doppelten Wortsinn sollten Sie auf jeden Fall verhindern. Natürlich weiß ich, dass es andererseits genau dieses Dilemma ist, das heutzutage viele Menschen belastet: Es wird erwartet, dass man in allen Lebensbereichen eine gleichbleibend gute Leistung bringt. Väter braucht man nicht nur für die Arbeit. Sie müssen genauso viel bei ihrer Familie sein und die Kinder mindestens zum Geigenunterricht kutschieren, abends ihre sozialen Kontakte pflegen und sich beim Sommerfest des Stadtteils engagieren. Sportlich und durchtrainiert sollen sie ohnehin sein, dazu gepflegt und in allem entspannt. Für Frauen und Mütter ist die Erwartung ebenso hoch: Sie sollen im Beruf wie die Männer reüssieren, die Familie in der Praxis trotzdem managen, die Freizeit organisieren, Fitness betreiben und und und. Die Ansprüche sind überall gestiegen.

Also verstehen Sie mich bitte nicht falsch: Das Leben in einer gesunden Balance zu halten, heißt, den **richtigen** Ausgleich zu finden zwischen den Dingen, die für Sie persönlich eine wichtige Rolle spielen. Es geht nicht darum, welche Erwartungen andere an Ihre Lebenskomponenten stellen! Es geht nicht darum, dem zu entsprechen, was die Gesellschaft von Ihnen erwartet. Vielmehr ist es wichtig, einen Ausgleich zwischen den Dingen zu schaffen, die Eckpunkte des eigenen, individuellen Lebens sind. In der Beispieltabelle oben sind das Arbeit, Ausruhen, Familie und Freizeit. Bei Ihnen können es andere Quadranten sein. Die Prioritäten legen sie selbst fest. Machen Sie sich weitgehend frei vom Einfluss der Anerkennung anderer, folgen Sie dem Sprichwort „Ein gutes Pferd springt nur so hoch, wie es muss" und entwickeln Sie ein gesundes Maß an Selbstvertrauen und Gelassenheit!

Wenn Sie Ihren Erfolg in den vier von Ihnen gewählten Quadranten messen möchten, können Sie ihn von 1 (sehr schlecht) bis 7 (sehr gut) bewerten. Dazu vergeben Sie stets 7 Punkte auf den Quadranten, in dem Sie die besten Ergebnisse erzielt haben und relativ dazu 1 bis 7 Punkte auf die übrigen Quadranten. Überlegen Sie sich anschließend, wo Sie sich verändern möchten und wie Sie dies angehen. Dazu können Sie wiederum das Tabellenblatt zum Umgang mit Ängsten nutzen.

Und noch ein Tipp zum Schluss, der Ihnen vielleicht banal erscheint: Achten Sie darauf, gut drauf zu sein! Was dazu nötig ist, hängt von Ihnen ab. Gute Laune ist nicht nur eine Folge der äußeren Umstände: Es ist immer auch eine Frage der persönlichen Entscheidung dazu. Vielleicht müssen Sie sich erst dazu entschließen, fröhlich zu sein? Jeder Mensch hat sein Päckchen zu tragen, niemand spaziert ganz ohne Sorgen durchs Leben. Und doch trägt dieses Päckchen sich leichter, wenn Sie versuchen, sich von Schwermut zu befreien.

Tun Sie dazu möglichst viel von den Dingen, für die Sie sich begeistern können. Das passiert mehr oder weniger automatisch, wenn möglichst viele Ihrer Aktivitäten mit dem im Einklang stehen, was Ihnen in Ihrem Leben am wichtigsten ist. Ihnen ist Ihre Familie am wichtigsten? Dann planen Sie einmal wieder einen Familienausflug! Ihnen ist der Sport wichtig? Dann verabreden Sie sich zum Joggen! Nehmen Sie sich bewusst Zeit für Dinge, die Ihnen am Herzen liegen. Vielleicht möchten Sie nun einwenden, dass sie dafür keine Zeit haben und Sie solche zusätzlichen, eigennützigen Aktivitäten nur mehr in Stress bringen würden? Probieren Sie es aus! Ich wette mit Ihnen: Diese qualitativ wertvolle Zeit wird Ihnen keine Einbußen bringen, sondern Ihnen helfen, Ihren Alltag entspannter zu bestehen. Dass das möglich ist, können nur Sie selbst beweisen: Es ist Ihr Schatz, also müssen Sie ihn auch ausgraben! *Abraham Lincoln*, ehemaliger US-Präsident, sowie *Marcus Aurelius Antonius*, ein römischer Kaiser, sind sich in einer Aussage einig: Andere haben es auch geschafft, ihre Ziele zu verwirklichen. Wenn das so ist, warum sollten **Sie** es dann nicht auch können?

 ## Zusammenfassung

Stress kann Intoleranz- und Reizdarm-Symptome verstärken. Erhöhen Sie Ihre Stressresistenz, indem Sie Entspannungstechniken trainieren, Sorgen und Ängste beim Namen nennen, ihnen Prioritäten zuordnen und mögliche Lösungsstrategien durchdenken und notieren. Sorgen Sie in Ihrem Leben für die richtige Balance und schaffen Sie einen Ausgleich zwischen den Bereichen, die Ihnen wichtig sind. Behalten Sie Ihre Ziele im Auge.

2.8   Generalzusammenfassung

1. Mit was Sie es zu tun haben

Haben Sie eine Fructoseintoleranz und haben Sie Beschwerden? Dann reagiert Ihr Bauch empfindlich auf Fructose in Lebensmitteln. Sein Problem besteht dabei in seiner eingeschränkten Kapazität, diese rechtzeitig abzubauen. Diese Intoleranz ist eine meist dauerhafte Erkrankung, die allerdings keinen Krebs verursacht. Die Symptome lassen sich in den meisten Fällen durch eine passende Diät auf ein akzeptables Maß reduzieren.

2. Sind Sie ein Sonderfall?

Den Angaben der internationalen Organisation für gastroenterologische Erkrankungen (WGO[6]) zufolge sind weltweit womöglich über eine Milliarde Menschen betroffen. Sie haben in gewisser Hinsicht Glück, denn im Unterschied zu vielen anderen haben Sie mit dem vorliegenden Buch eine gute Chance, Ihre Symptome in den Griff zu bekommen.

3. Gute Gründe für die Diät

Eine Unverträglichkeit begleitet Sie in der Regel auf lange Zeit, vielleicht sogar für den Rest Ihres Lebens. Schlägt die Diät an, ist sie günstiger und oft effektiver als eine medikamentöse Behandlung. Zudem wird sie dann auch zu einer allgemeinen Verbesserung Ihres Wohlbefindens beitragen. Sie sind wahrscheinlich weniger häufig krank, können sich besser konzentrieren, besser soziale Rollen wahrnehmen, sind sportlich leistungsfähiger und sogar auf Ihr Lustempfinden hat die neue Ernährung einen positiven Effekt. Durch Berücksichtigung der diversen Klötze finden Sie wahrscheinlich heraus, welchem Klotz oder welchen Klötzen gegenüber Sie intolerant sind. Die meisten Medikamente haben zudem auch Nebenwirkungen. Außerdem haben Sie in diesem Kapitel gelernt, wie Sie sich ausgewogen ernähren können.

---

[6] *World Gastroenterology Organization.*

4. Darum wollen Sie den Stufentest

Die Toleranzgrenzen für Fructose sind für jeden Menschen anders. Je mehr Sie von fructosehaltigen Lebensmitteln essen können, desto weniger müssen Sie sich in Ihrem Alltag einschränken. Sie sparen also unter Umständen Aufwand und können sich abwechslungsreicher ernähren. Mit dem Stufentest finden Sie heraus, wie viel Fruchtzucker Sie maximal vertragen, sprich: Wie Sie sich minimal bei Ihrer Ernährung einschränken.

5. Worauf Sie in Zukunft bei der Diät achten sollten

Wichtig ist, dass Sie Ihre Verträglichkeitsstufen beachten, dass Sie also Ihre Ernährung an die jeweiligen Portionsgrenzen anpassen. Das heißt: Von fructosehaltigen Lebensmitteln dürfen Sie so viel essen, wie Sie vertragen, ohne sich unnötig einzuschränken. Die wenigsten Menschen müssen komplett auf Fruchtzucker verzichten. Eine gewisse Menge vertragen praktisch alle Betroffenen. Der Verzehr fructosehaltiger Produkte ist in verträglichen Mengen sogar empfehlenswert, da Obst wichtige Nährstoffe liefert.

6. Die letzte Hürde

Sie haben sich entschieden, Ihre Ernährung umzustellen und sind die ersten Schritte dazu gegangen. Nun heißt es: Dranbleiben. Und das bedeutet: Zwischenzeitliche Niederlagen richtig einordnen. Rückschläge gehören zu jedem Veränderungsprozess dazu. Stehen Sie wieder auf! Die Erfahrung, nach einem Durchhänger wieder einen Erfolg zu erleben, stärkt Sie, sodass Sie bei kommenden Rückschlägen schon weniger weit zurückgeworfen werden. Irgendwann werden die Erfahrung und die Erfolge dafür sorgen, dass das Durchhalten der Diät für Sie natürlich wird und Sie von vornherein bei Ihrer neuen Ernährung bleiben. Es kann Ihnen helfen, wenn Sie sich für die nächsten zwölf Monate jeden Sonntag einen Termin zum Ausfüllen Ihres Symptommerkblattes setzen – und zwar unabhängig davon, ob Sie gerade einen Test durchführen oder nicht. Hierdurch werden Sie regelmäßig an Ihr Bestreben erinnert und können die notwendigen Schritte zur Verwirklichung Ihres Ziels in der jeweils folgenden Woche planen.

Wichtig ist, dass Sie sich die Hürden von Anfang an bewusst machen. Es ist schwer, durch das Befolgen der Diät (ohne den gleichzeitigen Verzehr glucosehaltiger Produkte) von dem ein oder anderen liebgewonnenen Lebensmittel nur noch weniger essen zu können. In Gesellschaft, ist es zu Anfang eine besondere Herausforderung, für sich und Ihren Ernährungsplan einzustehen. Für viele Mitmenschen ist Ihre bewusste Art der Ernährung neu und manche werden sich vielleicht unbewusst kritisiert fühlen, wenn Sie für die für Sie beschwerdearme Ernährung eintreten. Entscheiden Sie für sich selbst, ohne dass sich Andere kritisiert fühlen. Drücken Sie immer Ihre Wertschätzung für den anderen aus und respektieren Sie andere in ihren Essgewohnheiten. Eine solche Haltung wird dazu führen, dass man Sie in aller Regel ebenfalls respektiert. Hilfreich ist es dabei von einer Allergie zu sprechen – darunter kann sich so ziemlich jeder etwas vorstellen. Übrigens: Ein fröhliches und selbstbewusstes Eintreten für die eigene Entscheidung, sich so zu ernähren, wie es für einen selber gesund ist, wirkt oft ansteckend.

Der Widersacher, dem Sie sich nun noch stellen müssen, steht nicht neben Ihnen am Büfett und meint, besser zu wissen, was Sie vertragen – die besten Kapitäne stehen immer an Land. Er sitzt in Ihrem Kopf und ruft mit schöner Regelmäßigkeit: „Mach's wie früher! Früher war alles leichter!" Der Einfluss unserer alten Gewohnheiten ist oft größer als wir denken. Nach einigen Tagen des Durchhaltens hat dieser Rufer meist seinen ersten großen Auftritt. Sobald unsere Wachsamkeit nachlässt, säuselt er uns ins Ohr: „So hast du es schon immer gemacht, so war es schon immer gut, alles andere ist zu anstrengend für dich."

Halten Sie Ihrem Widersacher dann einfach Ihr wöchentliches Testblatt vor die Nase. Das wirkt wie Knoblauch bei Vampiren! Denn das beste Mittel, um alte Gewohnheiten loszuwerden, ist, sich neue Strukturen zur Gewohnheit zu machen! Wenn Sie Ihre Ernährungsweise nur immer wieder zurück auf das Ziel richten – Ihren Kurs korrigieren –, so gelangen Sie auf Dauer zumindest in dessen Nähe.

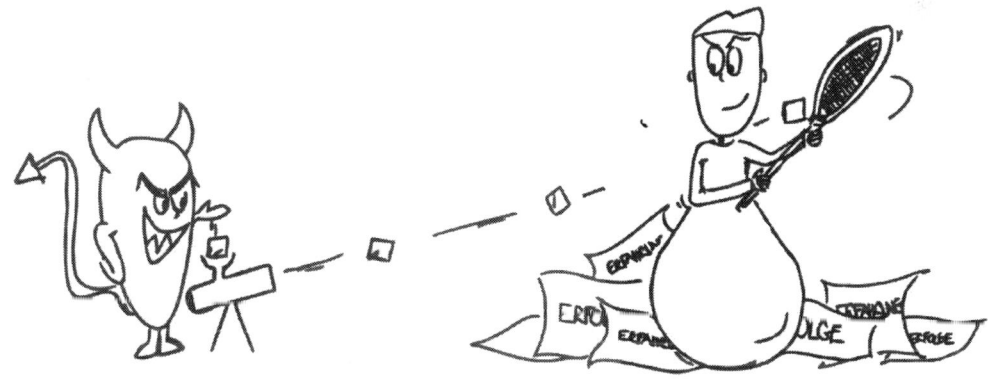

7. Gibt es allgemeine Ernährungstipps?

Trinken Sie täglich wenigstens 1,5 l Wasser, möglichst stilles. Essen Sie abwechslungsreich. Trotz Fructoseintoleranz sollten Sie Obst in verträglichen Mengen zu sich nehmen, um Ihren Bedarf an Vitaminen zu decken. Bedenken Sie: Es ist okay und sogar gut für Sie, Lebensmittel mit Fructose zu essen, solange Sie dabei Ihre VS einhalten. Um noch mehr für Ihre Gesundheit zu tun, sorgen Sie für einen sportlichen Ausgleich.

Was tun, wenn ein Saft zu viel Fructose enthält um ein normales Glas davon zu trinken? Durch eine entsprechende Verdünnung mit Wasser kann Ihre verträgliche Portion vervielfacht werden.

Wie lässt sich Kochzeit sparen? Indem Sie in großen Portionen kochen. Das dauert nur wenig länger als eine kleine Portion und das Aufwärmen geht schnell. Besonders Reis und Kartoffeln halten sich gut für ein paar Tage im Kühlschrank. Empfehlenswert sind hier Glasbehältnisse mit Aromaschutzdeckel, da sie das Essen länger frisch halten.

Bei akuten Beschwerden trinken Sie stilles Wasser und bewegen Sie sich – gehen Sie z. B. spazieren.

8. Die LAXIBA® Auf-die-Schnelle-Tipps

Fructose (& Sorbit): Lassen Sie Apfel- und Pfirsichsaft weg. Obst und Säfte enthalten besonders viel Fructose. Beschränken Sie hier den Verzehr im erforderlichen Maße. Seien Sie besonders mit Softdrinks vorsichtig. Außerdem sollten Sie den gleichzeitigen Verzehr von fructose- und sorbithaltigen Lebensmitteln meiden.

FEEDBACK

Herzlichen Glückwunsch, Sie haben nun das Hintergrund- und Strategiekapitel gemeistert. Hoffentlich haben Sie den Auslöser Ihrer Beschwerden ermitteln können. Ist das nicht der Fall, so finden Sie Rat im Buch „*Der Ernährungsnavigator*".

Die Marke LAXIBA steht weltweit für mehr Lebensqualität im Zusammenhang mit Unverträglichkeiten. Unser Ziel ist es, Ihnen wissenschaftlich fundierte und praktisch anwendbare Hilfestellungen für ein besseres Leben zu bieten. Registrieren Sie sich doch für unseren Newsletter und erfahren Sie von unseren neuesten Innovationen. Besuchen Sie uns dazu auf *www.Laxiba.de*.

Dies ist die erste Auflage dieses Titels und weitere sind geplant. Jeder Beitrag kann helfen, das Buch in Zukunft für Betroffene noch nützlicher zu machen. Über Ihre Anregungen und Hinweise freue ich mich: Bitte berichten Sie mir von Ihren Erfahrungen und Wünschen! Es gibt noch immer Bereiche, in denen wenig bekannt ist und es kommen ständig neue Lebensmittel auf den Markt, die sich in der Ernährungstabelle ebenfalls gut machen würden.

Für den Umgang mit Ihrer Erkrankung ist es für Sie wichtig, sich dauerhaft und passgenau auf Ihre Enzyme einzustellen und jederzeit gut und fundiert informiert zu sein. Für uns ist es wichtig, zu wissen, was Sie dazu brauchen. Sie helfen uns und anderen, wenn Sie uns Ihre persönlichen Verträglichkeitsstufen (VSn) mitteilen, damit wir die Darstellung dieser Stufen optimieren können. Besuchen Sie uns dazu auf *www.Laxiba.de/vs*.

Sie möchten ein Coaching zum Erlernen und Beibehalten der Diätstrategie in Anspruch nehmen oder für Ihre Firma einen Workshop zum Thema gesunde Ernährung oder Stressmanagement buchen? Wir halten das passende Angebot für Sie bereit. Besuchen Sie uns hierzu auf *www.Laxiba.de*. Wir freuen uns darauf, Sie kennenzulernen. Zum Abschluss wünsche ich Ihnen Frohsinn und vor allem einen Zuwachs an Lebensqualität.

Es grüßt Sie sehr freundlich

Jan Stratbücker – Jan@Laxiba.de

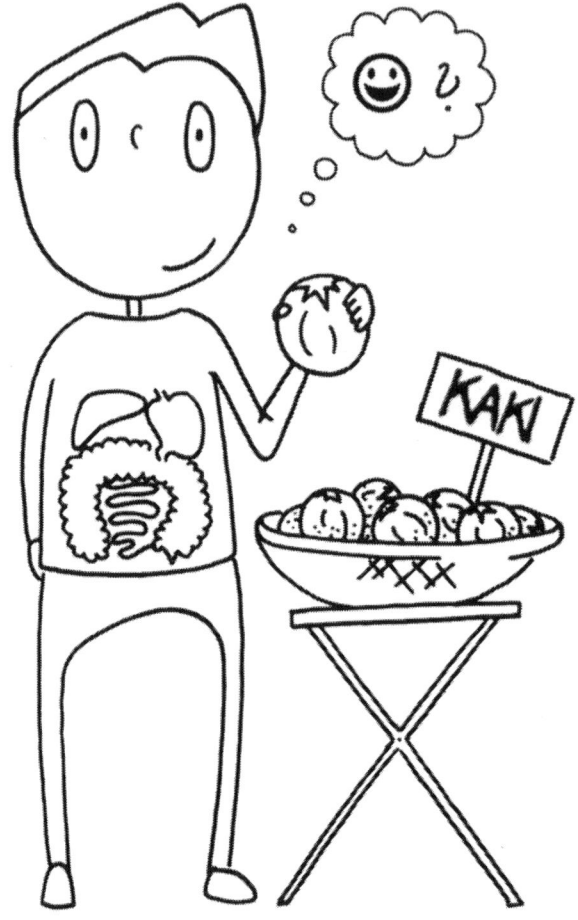

Schau schnell nach, in der LAXIBA App!

1. Im Apple Store oder bei Google Play laden und Abo wählen

2. Bei Intoleranz(en): „Ja" oder Verträglichkeitsstufe wählen

3. Über Text- oder Kategoriensuche die Antwort finden

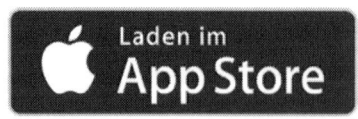
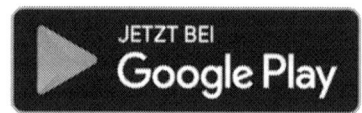

3

ERNÄHRUNGSTABELLEN

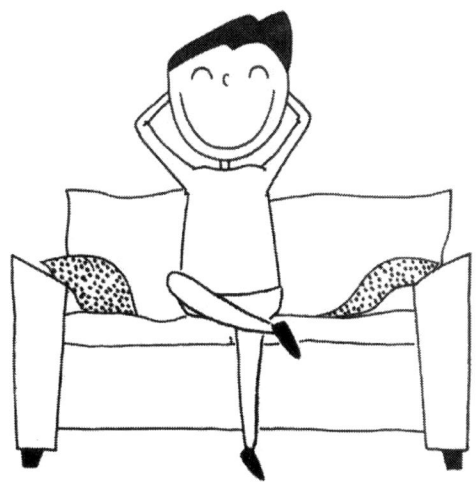

3.1 Einführung in die Tabellen

Nachfolgend erfahren Sie die verträglichen Portionsgrößen bei einer Fructoseintoleranz. Die Tabellen sind übersichtlich und leicht verständlich gestaltet. Weiterhin wurden die qualitativ hochwertigsten Daten verwendet. Alle Angaben beruhen auf den Analysen der *University of Minnesota*. Erstmals werden bei diesem Datensatz auch die Wechselwirkungen mit Sorbit und Glucose beachtet, um Ihnen eine passgenauere Ernährung zu ermöglichen. Die Angaben beziehen sich jeweils auf **eine Mahlzeit**, ausgehend von **drei Mahlzeiten** am Tag, die Sie etwa morgens um 7 Uhr, mittags um 13 Uhr und abends um 19 Uhr, also mit jeweils etwa **sechs Stunden Abstand** verzehren sollten. Dies ist nur als eine Orientierung gedacht, Sie können selbstverständlich bei Ihrem Tages- und Essrhythmus bleiben. Beim aufmerksamen lesen, haben Sie ja auch gelernt, dass es durchaus gesund sein kann, häufiger als dreimal täglich zu essen.

Die Listen sind zuerst nach Kategorien geordnet. Produkte von *McDonald's*® finden Sie z. B. in der Kategorie Schnellrestaurants. Alternativ können Sie die alphabetische Stichworttabelle verwenden, z. B. um schnell die verträgliche Portionsgröße eines *BigMac*® zu finden. In der Tabelle sehen Sie jeweils in der ersten Spalte im Titel die Kategorie und darunter den Namen des Lebensmittels. In der nächsten Spalte folgt die standardmäßig bei einer Fructoseintoleranz verträgliche Menge (SVS). Die dritte Spalte führt die jeweilige Maßeinheit als Symbol an. Daneben steht der Name der Einheit und in Klammern, wie viel Gramm eine Einheit ausmachen und dahinter die insgesamt verträgliche Menge in Gramm. Die vorletzte Spalte führt die Mengen bei abweichenden Verträglichkeitsstufen auf – wenn Sie also weniger empfindlich auf Fructose reagieren, schauen Sie hier nach. Wie Sie die für sich zutreffende Stufe ermitteln können, erfahren Sie in Kapitel 2.

3.1.1 Ihre Verträglichkeitsstufen

Die Standardangaben beziehen sich auf Verträglichkeitsstufe (VS) 0, wobei die vertragene Menge 0,5 g Fructose pro Mahlzeit entspricht. Ansonsten gelten:

VS 1: 1 g

VS 2: 2 g

VS 3: 3 g

Die Angaben werden jeweils um den Sorbitgehalt korrigiert.

Bitte notieren Sie hier Ihre Verträglichkeitsstufe

Meine Verträglichkeitsstufe ist :
(Standard/1/2/3)

3.1.2   Erklärung der Symbole

Hier erkläre ich Ihnen die Symbole, an denen Sie die Einheiten der Nahrungsmittel ablesen können. Wenn in der Tabelle ein Smiley an der Stelle steht, wird keine Einheit und keine Menge angegeben: Blickt er traurig drein, dann sollten Sie von dem Produkt lieber von vornherein die Finger lassen. Lächelt er Sie an, dürfen Sie es ohne zu rechnen und nach Herzenslust genießen.

Symbol	Bedeutung
	Eine durchschnittlich große Portion
	Scheibe(n)
	Stück(e)
	Hand / Hände voll
	Esslöffel (EL)
	Tafel
	Prise
	Tasse, 150 ml
	Glas, 200 ml
	Verzehr aufgrund des hohen Fructoseanteils vermeiden. Es wird weniger als ¼ der niedrigsten sinnvollen Einheit vertragen.
	Enthält nur Spuren und kann daher bedenkenlos verzehrt werden.

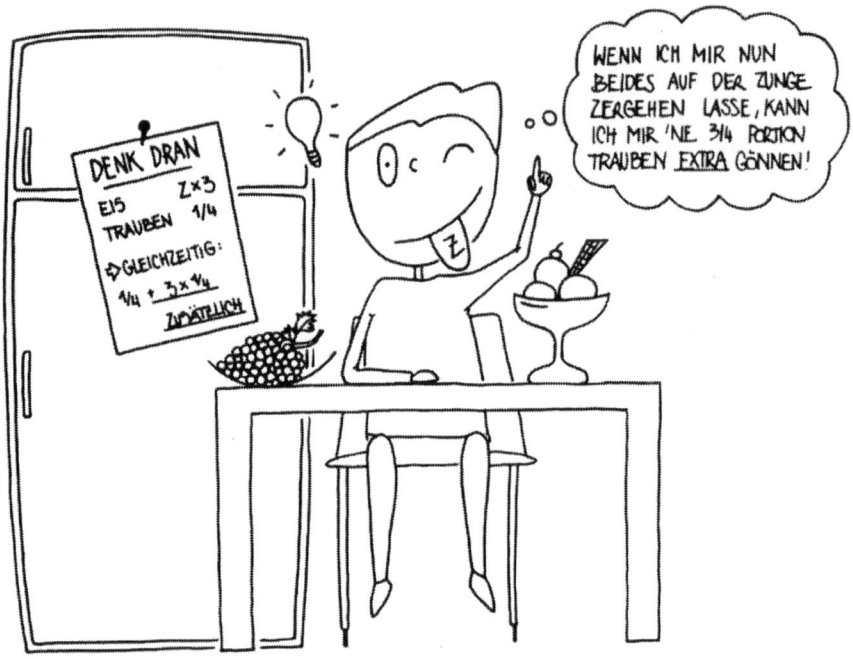

Symbol	Bedeutung

  Ist frei von Fructose.

Das Lebensmittel ist frei von Fructose. Überdies enthält es mehr Glucose als Fructose. Somit wird pro verzehrter angegebener Einheit das bis zu [Faktor]fache der Standardmenge eines anderen Lebensmittels zusätzlich vertragen, wenn dessen verträgliche Menge beschränkt ist. Dazu ist dieses zeitgleich zu essen. Das heißt, Sie zerkauen/trinken die beiden Produkte miteinander. Sicherheitshalber sollten Sie den Wert halbieren. Hier ein Beispiel:

 Steht bei einem Eis bspw. „Z ×3", so bedeutet dies, dass Sie nun von Trauben, deren verträgliche Fructose-Portion normalerweise auf eine ¼ Portion beschränkt ist, bei gleichzeitigem Verzehr mit dem Eis nun ¼ plus 3 × ¼, also bis zu eine ganze Portion vertragen. Gehen Sie auf Nummer sicher und halbieren Sie die Z-Zahl, verwenden statt der 3 also 1,5, ergibt sich in etwa eine halbe Portion.

Die Z ×-Faktorangaben in der letzten Spalte beziehen sich jeweils auf die in diesen Spalten befindlichen Mengenangaben. Da bei diesen die Menge größer ist, sinkt die zusätzlich vertragene Menge mit jeder Stufe.

3.1.3 Erklärung der Angaben

Kennzeichnung	Bedeutung
Standardmenge **(bzw. bei Sorbit: VS-1-Menge)**	Hier steht, wieviel Sie in einem geeigneten Küchenmaß bei der SVS vertragen. Dahinter steht in Klammern, wie viel Gramm eine Einheit ausmachen, gefolgt von der insgesamt pro Mahlzeit vertragenen Menge in Gramm. Bei Produkten mit Glucose steht hier zudem die Z-Zahl Definition. Ist viel Fruktose enthalten, steht hier bei welcher VS Sie ggf. ¼ der Einheit vertragen.
¼, ½, ¾, 1, 1¼, 1½, 1¾, 2, usw.	Die vertragene Anzahl der Einheit. Beispiele: Cookie (Keks): „½ Stück" bedeutet ein halber Cookie (Keks) der Sorte wird pro Mahlzeit vertragen. Suppe: 1¾ Portion bedeutet eine Dreiviertel Portion der Suppe wird vertragen.
0^1	Sie vertragen ¼ der Einheit, sofern für Sie die VS 1 zutrifft, andernfalls vertragen Sie das Produkt nicht – entspricht die verträgliche Menge „0 Einheiten". Trifft für Sie VS 2 (3) zu, vertragen Sie ½ (¾) der Einheit. Dies wird entsprechend in der VS Spalte angegeben.
0^2	Sie vertragen ¼ der Einheit, sofern für Sie die VS 2 oder VS 3 zutrifft. Dies wird entsprechend in der VS Spalte angegeben. Andernfalls vertragen Sie das Produkt nicht.
0^3	Sie vertragen ¼ der Einheit, sofern für Sie die VS 3 zutrifft. Dies wird entsprechend in der VS Spalte angegeben. Andernfalls vertragen Sie das Produkt nicht.
Z × [Faktor] Fructosefrei. Je mitverzehrter Portion (110 g) Menge × Z-Zahl extra vertragen.	Siehe die letzte Zeile auf der vorherigen Seite. Wenn Sie ¼ Portion erst ab einer höheren VS vertragen, müssen Sie die VS 0 (groß gedruckte) Z-Zahl durch diese Faktoren teilen, um sie anschließend mit ¼ multiplizieren zu können: 0^1 $\qquad$ 0^2 $\qquad$ 0^3 Z-Zahl ÷ 2 $\quad$ Z-Zahl ÷ 4 $\quad$ Z-Zahl ÷ 6 Möchten Sie bspw. Bananensaft auf Ihr Eis gießen (VS 0: 0^1 pro Glas (200 ml), so teilen durch vier (einmal durch zwei zur Sicherheit und einmal durch zwei wegen der niedrigen vertragenen Menge). Dies entspricht dann 0,75 * 50 ml, also 37,5 ml und damit etwa 2 ½ Esslöffeln Bananensaft.

Kennzeichnung	Bedeutung
^{VS}1/2/3	Hier stehen die Mengen bei von der Standardverträglichkeitsstufe (SVS) abweichenden Verträglichkeitsstufen (VS). Oben steht die Angabe für VS 1, darunter die für VS 2 und unten die für VS 3. Diese Angaben dienen dazu, unnötige Einschränkungen zu vermeiden. Welche Stufe auf Sie zutrifft, erfahren Sie ab Seite 253.

Hinweise:

SCHWANKUNGEN: **Bitte beachten Sie stets auch die Inhaltsstoffangaben auf der Verpackung. Besonders wenn kein Hersteller angegeben ist, variiert zum Teil die Zusammensetzung. Weitere Schwankungen ergeben sich durch den Reifegrad von Obst.**

PORTIONSGRÖßEN: **Bedenken Sie weiterhin das Gewicht einer Einheit in Gramm. Die durchschnittlichen Portionsgrößen, auf denen die Angaben beruhen, sind unter Umständen größer oder kleiner als gedacht. 30 g Cerealien zum Beispiel füllen eine ganze Müslischüssel, während 30 g Früchte in drei Bissen verschlungen sind.**

KATEGORIETABELLENVERZEICHNIS

3.2 Eis

Eis	FRUCTOSE	Standardmenge	VS 1/2/3
Ben & Jerry's® Ice Cream, Chocolate Fudge Brownie	Z ×3 ☺ +	Fructosefrei. Je mitverzehrter Portion (110 g) Menge × Z-Zahl extra vertragen.	Z ×1,5 / Z ×0,75 / Z ×0,375
Ben & Jerry's® Ice Cream, Chunky Monkey	Z ×2¾ ☺ +	Fructosefrei. Je mitverzehrter Portion (107 g) Menge × Z-Zahl extra vertragen.	Z ×1,25 / Z ×0,5 / Z ×0,25
Ben & Jerry's® Ice Cream, Clever Cookies	Z ×5 ☺ +	Fructosefrei. Je mitverzehrter Portion (107 g) Menge × Z-Zahl extra vertragen.	Z ×2,5 / Z ×1,25 / Z ×0,625
Ben & Jerry's® Ice Cream, Cookie Dough	Z ×4¾ ☺ +	Fructosefrei. Je mitverzehrter Portion (104 g) Menge × Z-Zahl extra vertragen.	Z ×2,25 / Z ×1 / Z ×0,5
Ben & Jerry's® Ice Cream, Fairly Nuts	Z ×4¾ ☺ +	Fructosefrei. Je mitverzehrter Portion (106 g) Menge × Z-Zahl extra vertragen.	Z ×2,25 / Z ×1 / Z ×0,5
Ben & Jerry's® Ice Cream, Half Baked	Z ×2¼ ☺ +	Fructosefrei. Je mitverzehrter Portion (108 g) Menge × Z-Zahl extra vertragen.	Z ×1 / Z ×0,5 / Z ×0,25
Ben & Jerry's® Ice Cream, Karamel Sutra	Z ×4¾ ☺ +	Fructosefrei. Je mitverzehrter Portion (106 g) Menge × Z-Zahl extra vertragen.	Z ×2,25 / Z ×1 / Z ×0,5
Ben & Jerry's® Ice Cream, New York Super Fudge Chunk	58¾	Portion (106 g); 6228 g insgesamt.	>90 / >90 / >90
Ben & Jerry's® Ice Cream, Peanut Butter Cup	Z ×5¼ ☺ +	Fructosefrei. Je mitverzehrter Portion (115 g) Menge × Z-Zahl extra vertragen.	Z ×2,5 / Z ×1,25 / Z ×0,625
Ben & Jerry's® Ice Cream, Vanilla	Z ×4½ ☺ +	Fructosefrei. Je mitverzehrter Portion (103 g) Menge × Z-Zahl extra vertragen.	Z ×2,25 / Z ×1 / Z ×0,5
Eiscreme light	☺	Fructosefrei	
Fruchtsorbet	Z ×5½ ☺ +	Fructosefrei. Je mitverzehrter Portion (106 g) Menge × Z-Zahl extra vertragen.	Z ×2,75 / Z ×1,25 / Z ×0,625
Häagen-Dazs® Eiscreme BAILEYS®	Z ×2¾ ☺ +	Fructosefrei. Je mitverzehrter Portion (102 g) Menge × Z-Zahl extra vertragen.	Z ×1,25 / Z ×0,5 / Z ×0,25
Häagen-Dazs® Eiscreme Cherry	Z ×4½ ☺ +	Fructosefrei. Je mitverzehrter Portion (101 g) Menge × Z-Zahl extra vertragen.	Z ×2,25 / Z ×1 / Z ×0,5

Eis	FRUCTOSE		Standardmenge	VS 1/2/3
Häagen-Dazs® Eiscreme Chocolate	Z ×2¾	☺ +	Fructosefrei. Je mitverzehrter Portion (106 g) Menge × Z-Zahl extra vertragen.	Z ×1,25 Z ×0,5 Z ×0,25
Häagen-Dazs® Eiscreme Coffee	Z ×5	☺ +	Fructosefrei. Je mitverzehrter Portion (106 g) Menge × Z-Zahl extra vertragen.	Z ×1,25 Z ×0,5 Z ×0,25
Häagen-Dazs® Eiscreme Cookies & Cream	Z ×4¾	☺ +	Fructosefrei. Je mitverzehrter Portion (102 g) Menge × Z-Zahl extra vertragen.	Z ×2,25 Z ×1 Z ×0,5
Häagen-Dazs® Eiscreme Erdbeere	Z ×4¾	☺ +	Fructosefrei. Je mitverzehrter Portion (106 g) Menge × Z-Zahl extra vertragen.	Z ×2,25 Z ×1 Z ×0,5
Häagen-Dazs® Eiscreme Mango	Z ×2¼	☺ +	Fructosefrei. Je mitverzehrter Portion (106 g) Menge × Z-Zahl extra vertragen.	Z ×1 Z ×0,5 Z ×0,25
Häagen-Dazs® Eiscreme Pacanuss	Z ×4¾	☺ +	Fructosefrei. Je mitverzehrter Portion (106 g) Menge × Z-Zahl extra vertragen.	Z ×2,25 Z ×1 Z ×0,5
Häagen-Dazs® Eiscreme Pistazie	58¾	☺ +	Fructosefrei. Je mitverzehrter Portion (106 g) Menge × Z-Zahl extra vertragen.	Z ×2,25 Z ×1 Z ×0,5
Häagen-Dazs® Eiscreme Rocky Road	Z ×5¼	☺ +	Fructosefrei. Je mitverzehrter Portion (104 g) Menge × Z-Zahl extra vertragen.	Z ×1,25 Z ×0,5 Z ×0,25
Häagen-Dazs® Secret Sensations Crème Brûlée	Z ×4½	☺ +	Fructosefrei. Je mitverzehrter Portion (107 g) Menge × Z-Zahl extra vertragen.	Z ×2,25 Z ×1 Z ×0,5
Häagen-Dazs® Eiscreme Vanille		☺ +	Fructosefrei. Je mitverzehrter Portion (106 g) Menge × Z-Zahl extra vertragen.	Z ×2,25 Z ×1 Z ×0,5
Häagen-Dazs® Frozen Yogurt, Schokolade	Z ×5½	☺ +	Fructosefrei. Je mitverzehrter Portion (106 g) Menge × Z-Zahl extra vertragen.	Z ×0,25 Z ×0 Z ×0
Häagen-Dazs® Frozen Yogurt, Vanille	Z ×2¾	☺ +	Fructosefrei. Je mitverzehrter Portion (106 g) Menge × Z-Zahl extra vertragen.	Z ×1,5 Z ×0,75 Z ×0,375
Kokosnusssorbet	Z ×4½	☺ +	Fructosefrei. Je mitverzehrter Portion (106 g) Menge × Z-Zahl extra vertragen.	Z ×2,5 Z ×1,25 Z ×0,625
Nestlé Schöller® Nucki Nuss Eishörnchen	Z ×2¾	☺ +	Fructosefrei. Je mitvezehrtem Stück (96 g) Menge × Z-Zahl extra vertragen.	Z ×1 Z ×0,5 Z ×0,25
Sandwicheis	Z ×2¾	☺ +	Fructosefrei. Je mitvezehrtem Stück (72 g) Menge × Z-Zahl extra vertragen.	Z ×0,75 Z ×0,25 Z ×0,125
Schokoladeneis	Z ×4½	☺ +	Fructosefrei. Je mitverzehrter Portion (65 g) Menge × Z-Zahl extra vertragen.	Z ×0,25 Z ×0 Z ×0

Eis	FRUCTOSE		Standardmenge	VS 1/2/3
Schokoladeneis, zucker-frei		☺	Fructosefrei	
Schokoladensorbet	Z ×3¼	☺ +	Fructosefrei. Je mitverzehrter Portion (105 g) Menge × Z-Zahl extra vertragen.	Z ×1,5 Z ×0,75 Z ×0,375
Vanilleeis, lactosefrei	Z ×4¾	☺ +	Fructosefrei. Je mitverzehrter Portion (65 g) Menge × Z-Zahl extra vertragen.	Z ×2,25 Z ×1 Z ×0,5
Walnusseis	Z ×4¾	☺ +	Fructosefrei. Je mitverzehrter Portion (106 g) Menge × Z-Zahl extra vertragen.	Z ×2,25 Z ×1 Z ×0,5
Wassereis	Z ×1¼	☺ +	Fructosefrei. Je mitvezehrtem Stück (52 g) Menge × Z-Zahl extra vertragen.	Z ×0,5 Z ×0,25 Z ×0,125
Wassereis aus Saft	Z ×1¼	☺ +	Fructosefrei. Je mitvezehrtem Stück (77 g) Menge × Z-Zahl extra vertragen.	Z ×0,5 Z ×0,25 Z ×0,125
Wassereis, zuckerfrei		☺	Fructosefrei	

3.3 Getränke

3.3.1 Alkoholika

Alkoholika	FRUCTOSE		Standardmenge	VS 1/2/3
Amaretto	Z ×5	☺+	Fructosefrei. Je mitgetrunk. Glas (200 ml) Menge × Z-Zahl extra vertragen.	Z ×2,5 Z ×1,25 Z ×0,625
Apfelschnaps		☺	Fructosefrei	
Aquavit		☺	Fructosefrei	
Bier		☺	Fructosefrei	
Bier, alkoholfrei	Z ×2¼	☺+	Fructosefrei. Je mitgetrunk. Glas (200 ml) Menge × Z-Zahl extra vertragen.	Z ×1 Z ×0,5 Z ×0,25
Bier, schwarz		☺	Fructosefrei	
Bier, stark		☺	Fructosefrei	
Black Russian		☺	Enthält nur Spuren	>90 >90 >90
Bloody Mary	1	🥃	Glas (200 ml); 200 ml insgesamt.	2,25 4,5 6,75
Bourbon Whiskey		☺	Fructosefrei	
Bowle mit Früchten	½	🥃	Glas (200 ml); 100 ml insgesamt.	1,25 2,75 4,25
Branntwein		☺	Fructosefrei	
Branntwein, Obst	Z ×5	☺+	Fructosefrei. Je mitgetrunk. Glas (200 ml) Menge × Z-Zahl extra vertragen.	Z ×2,5 Z ×1,25 Z ×0,625
Burgunder, rot			Fructosefrei	

Alkoholika	FRUCTOSE		Standardmenge	VSr 1/2/3
Burgunder, weiß		☺	Fructosefrei	
Campari®	Z ×5	☺ +	Fructosefrei. Je mitgetrunk. Glas (200 ml) Menge × Z-Zahl extra vertragen.	Z ×2,5 Z ×1,25 Z ×0,625
Cape Cod	Z ×5	☺ +	Fructosefrei. Je mitgetrunk. Glas (200 ml) Menge × Z-Zahl extra vertragen.	Z ×2,5 Z ×1,25 Z ×0,625
Champagner Punch		☺	Fructosefrei	
Champagner	½	🥛	Glas (200 ml); 100 ml insgesamt.	1,25 2,75 4,25
Chardonnay		☺	Fructosefrei	
Club Soda		☺	Fructosefrei	
Cognac		☺	Fructosefrei	
Cointreau®	Z ×5	☺ +	Fructosefrei. Je mitgetrunk. Glas (200 ml) Menge × Z-Zahl extra vertragen.	Z ×2,5 Z ×1,25 Z ×0,625
Crème de Cacao® (Likör)		☺	Enthält nur Spuren	>90 >90 >90
Cremé de Menthe	Z ×5	☺ +	Fructosefrei. Je mitgetrunk. Glas (200 ml) Menge × Z-Zahl extra vertragen.	Z ×2,5 Z ×1,25 Z ×0,625
Curaçao	Z ×5	☺ +	Fructosefrei. Je mitgetrunk. Glas (200 ml) Menge × Z-Zahl extra vertragen.	Z ×2,5 Z ×1,25 Z ×0,625
Daiquiri		☺	Fructosefrei	
Eierlikör	Z ×4¾	☺ +	Fructosefrei. Je mitgetrunk. Glas (200 ml) Menge × Z-Zahl extra vertragen.	Z ×2,25 Z ×1 Z ×0,5
Gibson		☺	Fructosefrei	
Gin		☺	Fructosefrei	

Alkoholika	FRUCTOSE	Standardmenge	VS 1/2/3
Grasshopper	Z ×1½	😊➕ Fructosefrei. Je mitgetrunk. Glas (200 ml) Menge × Z-Zahl extra vertragen.	Z ×0,75 Z ×0,25 Z ×0,125
Harvey Wallbanger	62½	Glas (200 ml); 12500 ml insgesamt.	>90 >90 >90
Kaffeelikör		😊 Enthält nur Spuren	>90 >90 >90
Kamikaze	Z ×1¾	😊➕ Fructosefrei. Je mitgetrunk. Glas (200 ml) Menge × Z-Zahl extra vertragen.	Z ×0,75 Z ×0,25 Z ×0,125
Kirschschnaps	Z ×5	😊➕ Fructosefrei. Je mitgetrunk. Glas (200 ml) Menge × Z-Zahl extra vertragen.	Z ×2,5 Z ×1,25 Z ×0,625
Long Island Eistee	¾	Glas (200 ml); 150 ml insgesamt.	1,75 3,75 5,75
Mai Tai	Z ×½	😊➕ Fructosefrei. Je mitgetrunk. Glas (200 ml) Menge × Z-Zahl extra vertragen.	Z ×0,25 Z ×0 Z ×0
Manhattan	½	Glas (200 ml); 100 ml insgesamt.	1 2 3,25
Margarita, frozen	Z ×¼	😊➕ Fructosefrei. Je mitgetrunk. Glas (200 ml) Menge × Z-Zahl extra vertragen.	
Martini®		😊 Fructosefrei	
Merlot, rot		😊 Fructosefrei	
Merlot, weiß	¾	Glas (200 ml); 150 ml insgesamt.	1,75 3,5 5,25
Mint Julep		😊 Fructosefrei	
Mojito		😊 Fructosefrei	
Muskatwein	0^2	Glas (200 ml); ab VS 2 vertragen Sie 1/4	0 0,25 0,5
Grand Marnier®	Z ×5	😊➕ Fructosefrei. Je mitgetrunk. Glas (200 ml) Menge × Z-Zahl extra vertragen.	Z ×2,5 Z ×1,25 Z ×0,625

Alkoholika	FRUCTOSE	Standardmenge	VS 1/2/3
Ouzo	$Z \times 5$ ☺ +	Fructosefrei. Je mitgetrunk. Glas (200 ml) Menge × Z-Zahl extra vertragen.	$Z \times 2,5$ $Z \times 1,25$ $Z \times 0,625$
Pina Colada	$Z \times 1\frac{1}{4}$ ☺ +	Fructosefrei. Je mitgetrunk. Glas (200 ml) Menge × Z-Zahl extra vertragen.	$Z \times 0,5$ $Z \times 0,25$ $Z \times 0,125$
Portwein	0^2	Glas (200 ml); ab VS 2 vertragen Sie 1/4	0 0,25 0,5
Riesling	☺	Fructosefrei	
Rob Roy	$\frac{1}{4}$	Glas (200 ml); 50 ml insgesamt.	0,5 1,25 2
Rompope	☺	Fructosefrei	
Rum	☺	Fructosefrei	
Rum und Cola	1	Glas (200 ml); 200 ml insgesamt.	2 4,25 6,5
Rusty Nail	$Z \times 2$ ☺ +	Fructosefrei. Je mitgetrunk. Glas (200 ml) Menge × Z-Zahl extra vertragen.	$Z \times 1$ $Z \times 0,5$ $Z \times 0,25$
Sake	0^2	Glas (200 ml); ab VS 2 vertragen Sie 1/4	0 0,25 0,5
Sambuca	$Z \times 5$ ☺ +	Fructosefrei. Je mitgetrunk. Glas (200 ml) Menge × Z-Zahl extra vertragen.	$Z \times 2,5$ $Z \times 1,25$ $Z \times 0,625$
Sangria	$5\frac{1}{2}$	Glas (200 ml); 1100 ml insgesamt.	11,25 22,5 34
Schlehen-Gin	$Z \times 5$ ☺ +	Fructosefrei. Je mitgetrunk. Glas (200 ml) Menge × Z-Zahl extra vertragen.	$Z \times 2,5$ $Z \times 1,25$ $Z \times 0,625$
Schnaps	$Z \times 2\frac{1}{2}$ ☺ +	Fructosefrei. Je mitgetrunk. Glas (200 ml) Menge × Z-Zahl extra vertragen.	$Z \times 1,25$ $Z \times 0,5$ $Z \times 0,25$
Scotch und Soda	☺	Fructosefrei	
Screwdriver	1	Glas (200 ml); 200 ml insgesamt.	2 4,25 6,5

Alkoholika	FRUCTOSE		Standardmenge	VS 1/2/3
Seabreeze	Z ×5¼	☺ +	Fructosefrei. Je mitgetrunk. Glas (200 ml) Menge × Z-Zahl extra vertragen.	Z ×2,5 Z ×1,25 Z ×0,625
Singapore Sling	Z ×¼	☺ +	Fructosefrei. Je mitgetrunk. Glas (200 ml) Menge × Z-Zahl extra vertragen.	
Sloe Gin Fizz	Z ×¾	☺ +	Fructosefrei. Je mitgetrunk. Glas (200 ml) Menge × Z-Zahl extra vertragen.	Z ×0,25 Z ×0 Z ×0
Southern Comfort		☺	Fructosefrei	
Spritzer		☺	Fructosefrei	
Tequila		☺	Fructosefrei	
Tequila Sunrise	Z ×¼	☺ +	Fructosefrei. Je mitgetrunk. Glas (200 ml) Menge × Z-Zahl extra vertragen.	
Tokajer	0^2	🥃	Glas (200 ml); ab VS 2 vertragen Sie 1/4	0 0,25 0,5
Tom Collins	22½	🥃	Glas (200 ml); 4500 ml insgesamt.	45,25 >90 >90
Triple Sec	Z ×5	☺ +	Fructosefrei. Je mitgetrunk. Glas (200 ml) Menge × Z-Zahl extra vertragen.	Z ×2,5 Z ×1,25 Z ×0,625
Vodka		☺	Fructosefrei	
Wein, alkoholfrei	2¼	🥃	Glas (200 ml); 450 ml insgesamt.	4,5 9 13,5
Wein, rosé	¾	🥃	Glas (200 ml); 150 ml insgesamt.	1,75 3,5 5,25
Wein, Silvaner		☺	Fructosefrei	
Whisky		☺	Fructosefrei	
Whisky sour	7¼	🥃	Glas (200 ml); 1450 ml insgesamt.	14,5 29,25 44

Alkoholika	FRUCTOSE	Standardmenge	^{VS} 1/2/3
White Russian		☺ Fructosefrei	
Wurzelbier	½	🥛 Glas (200 ml); 100 g insgesamt	1,25 2,25 3,75

3.3.2 Heiße Getränke

Heiße Getränke	FRUCTOSE		Standardmenge	VS⌐ 1/2/3
Brauner Zucker		☺	Fructosefrei	
Caffè Latte mit Sirup		☺	Fructosefrei	
Caffè Latte ohne Sirup		☺	Fructosefrei	
Cappuccino, entkoffei-niert		☺	Fructosefrei	
Cappuccino, entkoffei-niert, mit Sirup		☺	Fructosefrei	
Cappuccino, in Flasche		☺	Fructosefrei	
Chai Tee		☺	Fructosefrei	
Chicorée Kaffee		☺	Enthält nur Spuren	>90 >90 >90
Espresso mit Sirup		☺	Fructosefrei	
Fencheltee		☺	Fructosefrei	
Grüner Tee, stark		☺	Fructosefrei	
Heiße Schokolade, weiß	$Z \times \frac{1}{2}$	☺+	Fructosefrei. Je mitgetrunk. Tasse (150 ml) Menge × Z-Zahl extra vertragen.	$Z \times 0{,}25$ $Z \times 0$ $Z \times 0$
Instantkaffee	4	☕	Tasse (150 ml); 600 ml insgesamt.	8,25 16,5 25
Irish Coffee mit Sahne		☺	Fructosefrei	
Kaffee Americano		☺	Fructosefrei	

Heiße Getränke	FRUCTOSE	Standardmenge	VS⌐ 1/2/3
Kaffee Americano mit Sirup	😊	Fructosefrei	
Kaffee aus Fertigmix	😊	Fructosefrei	
Kaffee, entkoffeiniert	😊	Fructosefrei	
Kaffeesubstitut, koffeinfrei, Kaffee Caro® Kaffee	😊	Fructosefrei	
Kaffeeweißer	😊	Fructosefrei	
Kakao, selbstgemacht	25½ ☕	Tasse (150 ml); 3825 ml insgesamt.	51,25 >90 >90
Kamillentee	😊	Fructosefrei	
Kondensmilch, gesüßt	😊	Fructosefrei	
Kondensmilch, gesüßt fettreduziert	😊	Fructosefrei	
Kräutertee, stark	😊	Fructosefrei	
Löwenzahntee, stark	😊	Fructosefrei	
Milch, fettfrei	😊	Fructosefrei	
Milch, lactosereduziert	$Z \times 7\frac{1}{2}$ 😊	Fructosefrei. Je mitgetrunk. Tasse (150 ml) Menge × Z-Zahl extra vertragen.	$Z \times 3,75$ $Z \times 1,75$ $Z \times 0,875$
Milch, lactosereduziert fettfrei	$Z \times 7\frac{1}{2}$ 😊	Fructosefrei. Je mitgetrunk. Tasse (150 ml) Menge × Z-Zahl extra vertragen.	$Z \times 3,75$ $Z \times 1,75$ $Z \times 0,875$
Milchkaffee	😊	Fructosefrei	
Mokka ohne Sirup	$Z \times 1\frac{3}{4}$ 😊	Fructosefrei. Je mitgetrunk. Tasse (150 ml) Menge × Z-Zahl extra vertragen.	$Z \times 0,75$ $Z \times 0,25$ $Z \times 0,125$

Heiße Getränke	FRUCTOSE		Standardmenge	VS 1/2/3
Mokkatasse		☺	Fructosefrei	
Nestlé® Choccino		☺	Fructosefrei	
Nestlé® feinste heiß Schokolade mit Vollmilch	$Z \times \frac{1}{2}$	☺ ☺+	Fructosefrei. Je mitgetrunk. Tasse (150 ml) Menge × Z-Zahl extra vertragen.	$Z \times 0{,}25$ $Z \times 0$ $Z \times 0$
Nestlé® Nesquik®	$1\frac{1}{2}$	🥛	Glas (200 ml); 300 ml insgesamt.	3 6,25 9,25
Oolong-Tee, stark		☺	Fructosefrei	
Pfefferminztee		☺	Fructosefrei	
Sahne, 20 % Fett	$\frac{3}{4}$	☺	Glas (200 ml); 150 ml insgesamt.	1,5 3,25 5
Schwarzer Tee, stark		☺	Fructosefrei	
Sojamilch, Schokolade mit Zucker		☺	Fructosefrei	
Sprühsahne	$Z \times \frac{1}{4}$	☺	Fructosefrei. Je mitverzehrter Portion (5 g) Menge × Z-Zahl extra vertragen.	
Sprühsahne, fettfrei		☺+	Fructosefrei	
Starbucks® Bottled Vanilla Frappuccino®	$30\frac{1}{4}$	☺	Tasse (150 ml); 4538 ml insgesamt.	60,5 >90 >90
Starbucks® Caramel Hot Chocolate		☺	Fructosefrei	
Starbucks® Frappuccino®		☺	Fructosefrei	
Starbucks® Frappuccino® light		☺	Fructosefrei	
Starbucks® Premium Hot Chocolate	33	☕	Tasse (150 ml); 4988 ml insgesamt.	66,5 >90 >90

Heiße Getränke	FRUCTOSE	Standardmenge	1/2/3
Süßstoff (Splenda®)	😊	Fructosefrei	
Süßstoff (Zsweet®)	😊	Fructosefrei	
Weißer Tee, stark	😊	Fructosefrei	
Weißer Zucker	😊	Fructosefrei	

3.3.3 Säfte

Säfte	FRUCTOSE		Standardmenge	VS 1/2/3
Ananas-Orangensaft	¾		Glas (200 ml); 150 ml insgesamt.	1,5 3,25 5
Ananassaft	$Z \times 3\frac{1}{4}$		Fructosefrei. Je mitgetrunk. Glas (200 ml) Menge × Z-Zahl extra vertragen.	$Z \times 1,5$ $Z \times 0,75$ $Z \times 0,375$
Apfel- Erdbeer- Bananensaft	0^1		Glas (200 ml); ab VS 1 vertragen Sie 1/4	0,25 0,5 0,75
Apfelsaft	0^2		Glas (200 ml); ab VS 2 vertragen Sie 1/4	0 0,25 0,5
Apfel-Traubensaft	0^2		Glas (200 ml); ab VS 2 vertragen Sie 1/4	0 0,25 0,5
Aprikosensaft	0^1		Glas (200 ml); ab VS 1 vertragen Sie 1/4	0,25 0,5 1
Bananensaft	0^1		Glas (200 ml); ab VS 1 vertragen Sie 1/4	0,25 0,75 1,25
Birnensaft	0^2		Glas (200 ml); ab VS 2 vertragen Sie 1/4	0 0,25 0,25
Capri-Sonne®	$Z \times 1$		Fructosefrei. Je mitgetrunk. Glas (200 ml) Menge × Z-Zahl extra vertragen.	$Z \times 0,5$ $Z \times 0,25$ $Z \times 0,125$
Cranberry-Apfelsaft	0^1		Glas (200 ml); ab VS 1 vertragen Sie 1/4	0,25 0,5 0,75
Cranberry-Heidelbeer-Mix	0^1		Glas (200 ml); ab VS 1 vertragen Sie 1/4	0,25 0,5 0,75
Cranberrysaft	$Z \times 7\frac{1}{4}$		Fructosefrei. Je mitgetrunk. Glas (200 ml) Menge × Z-Zahl extra vertragen.	$Z \times 3,5$ $Z \times 1,75$ $Z \times 0,875$
Erdbeersaft	0^1		Glas (200 ml); ab VS 1 vertragen Sie 1/4	0,25 0,5 0,75
Gemüsesaft	¼		Glas (200 ml); 50 ml insgesamt.	0,75 1,5 2,25
Granatapfelsaft	1¼		Glas (200 ml); 250 ml insgesamt.	2,75 5,5 8,25

Säfte	FRUCTOSE		Standardmenge	VS 1/2/3
Grapefruitsaft	$Z \times 5$	☺ +	Fructosefrei. Je mitgetrunk. Glas (200 ml) Menge × Z-Zahl extra vertragen.	$Z \times 2,5$ $Z \times 1,25$ $Z \times 0,625$
Heidelbeersaft	¼	🥛	Glas (200 ml); 50 ml insgesamt.	0,5 1 1,5
Himbeer-Cranberrysaft	0^1	🥛	Glas (200 ml); ab VS 1 vertragen Sie 1/4	0,25 0,5 0,75
Himbeere	0^2	🥛	Glas (200 ml); ab VS 2 vertragen Sie 1/4	0 0,25 0,25
Johannisbeersaft, schwarz	$Z \times 1½$	☺ +	Fructosefrei. Je mitgetrunk. Glas (200 ml) Menge × Z-Zahl extra vertragen.	$Z \times 0,75$ $Z \times 0,25$ $Z \times 0,125$
Karottensaft	$Z \times 1$	☺ +	Fructosefrei. Je mitgetrunk. Glas (200 ml) Menge × Z-Zahl extra vertragen.	$Z \times 0,5$ $Z \times 0,25$ $Z \times 0,125$
Kirschsaft	¼	🥛	Glas (200 ml); 50 ml insgesamt.	0,75 1,75 2,5
Limettensaft	$Z \times ¾$	☺ +	Fructosefrei. Je mitgetrunk. Glas (200 ml) Menge × Z-Zahl extra vertragen.	$Z \times 0,25$ $Z \times 0$ $Z \times 0$
Mango-Orangensaft	0^1	🥛	Glas (200 ml); ab VS 1 vertragen Sie 1/4	0,25 0,5 0,75
Mangosaft	¾	🥛	Glas (200 ml); 150 ml insgesamt.	1,5 3,25 5
Maracujasaft	$Z \times 3¾$	☺ +	Fructosefrei. Je mitgetrunk. Glas (200 ml) Menge × Z-Zahl extra vertragen.	$Z \times 1,75$ $Z \times 0,75$ $Z \times 0,375$
Marillensaft	$Z \times 5$	☺ +	Fructosefrei. Je mitgetrunk. Glas (200 ml) Menge × Z-Zahl extra vertragen.	$Z \times 2,5$ $Z \times 1,25$ $Z \times 0,625$
Multivitaminsaft	$Z \times 1$	☺ +	Fructosefrei. Je mitgetrunk. Glas (200 ml) Menge × Z-Zahl extra vertragen.	$Z \times 0,5$ $Z \times 0,25$ $Z \times 0,125$
Orangen-Kiwisaft		☺	Fructosefrei	
Orangensaft	¾	🥛	Glas (200 ml); 150 ml insgesamt.	1,5 3,25 5
Pfirsichsaft	½	🥛	Glas (200 ml); 100 ml insgesamt.	1,25 2,75 4,25

Säfte	FRUCTOSE		Standardmenge	VS 1/2/3
Pflaumensaft	0^2		Glas (200 ml); ab VS 2 vertragen Sie 1/4	0 0,25 0,25
Tomatensaft	¾		Glas (200 ml); 150 ml insgesamt.	1,5 3 4,75
Traubensaft	0^2		Glas (200 ml); ab VS 2 vertragen Sie 1/4	0 0,25 0,5
Zitronensaft	1¾		Glas (200 ml); 350 ml insgesamt.	3,75 7,5 11,25

3.3.4 Sonstige Softdrinks

Sonst. Softdrinks	FRUCTOSE		Standardmenge	VS 1/2/3
7UP®	0^2		Glas (200 ml); ab VS 2 vertragen Sie 1/4	0 0,25 0,5
7UP® light		☺	Fructosefrei	
Cherry Coke®	½		Glas (200 ml); 100 ml insgesamt.	1,25 2,25 3,75
Coca Cola®	½		Glas (200 ml); 100 ml insgesamt.	1,25 2,25 3,75
Coca Cola® lemon	½		Glas (200 ml); 100 ml insgesamt.	1,25 2,25 3,75
Coca Cola® light®		☺	Fructosefrei	
Coke Zero®		☺	Fructosefrei	
Dr. Pepper® Zero		☺	Fructosefrei	
Fanta®	8¼		Glas (200 ml); 1650 ml insgesamt.	16,5 33,25 49,75
Fanta® Himbeere	0^1		Glas (200 ml); ab VS 1 vertragen Sie 1/4	0,25 0,5 0,75
Fanta®, zero		☺	Fructosefrei	
Ginger Ale	0^2		Glas (200 ml); ab VS 2 vertragen Sie 1/4	0 0,25 0,5
Jasmintee		☺	Fructosefrei	
Lipton® Eistee		☺	Fructosefrei	
Lipton® Eistee Zero		☺	Fructosefrei	

Sonst. Softdrinks	FRUCTOSE		Standardmenge	$\overset{\text{VS}}{\text{﹖}}$ 1/2/3
Mate-Tee		☺	Fructosefrei	
Monster Energy Drink®	Z ×17	☺+	Fructosefrei. Je mitgetrunk. Glas (200 ml) Menge × Z-Zahl extra vertragen.	Z ×8,75 Z ×4,25 Z ×2,125
Monster Energy Drink® Khaos®	Z ×9½	☺+	Fructosefrei. Je mitverzehrter Portion (240 g) Menge × Z-Zahl extra vertragen.	Z ×4,75 Z ×2,25 Z ×1,125
Mountain Dew®	0^1	🥛	Glas (200 ml); ab VS 1 vertragen Sie 1/4	0,25 0,5 0,75
Mountain Dew® Code Red	0^1	🥛	Glas (200 ml); ab VS 1 vertragen Sie 1/4	0,25 0,5 0,75
Nestea®		☺	Fructosefrei	
Nestea® ohne Zucker		☺	Fructosefrei	
Nestea®, Instantpulver	Z ×22	☺+	Fructosefrei. Je mitgetrunk. Glas (200 ml) Menge × Z-Zahl extra vertragen.	Z ×11 Z ×5,5 Z ×2,75
Nestea®, Instantpulver zuckerfrei	Z ×11	☺+	Fructosefrei. Je mitgetrunk. Glas (200 ml) Menge × Z-Zahl extra vertragen.	Z ×5,75 Z ×2,75 Z ×1,375
No Fear®	Z ×6¼	☺+	Fructosefrei. Je mitgetrunk. Glas (200 ml) Menge × Z-Zahl extra vertragen.	Z ×3 Z ×1,5 Z ×0,75
No Fear® Sugar Free		☺	Fructosefrei	
Pepsi®	½	🥛	Glas (200 ml); 100 ml insgesamt.	1,25 2,25 3,75
Pepsi® light		☺	Fructosefrei	
Pepsi® Max		☺	Fructosefrei	
Pepsi® Twist	½	🥛	Glas (200 ml); 100 ml insgesamt.	1,25 2,25 3,75
Red Bull® Energy Drink	Z ×7¾	☺+	Fructosefrei. Je mitgetrunk. Glas (200 ml) Menge × Z-Zahl extra vertragen.	Z ×3,75 Z ×1,75 Z ×0,875

Sonst. Softdrinks	FRUCTOSE		Standardmenge	$^{VS}_{?}$ 1/2/3
Red Bull® Energy Drink Sugarfree		☺	Fructosefrei	
Rockstar Original®	Z $\times 23\frac{3}{4}$	☺ +	Fructosefrei. Je mitgetrunk. Glas (200 ml) Menge × Z-Zahl extra vertragen.	$Z \times 11{,}75$ $Z \times 5{,}75$ $Z \times 2{,}875$
Rockstar Original® Zero Sugar		☺	Fructosefrei	
Schweppes® Bitter Le-mon®	0^2	🥛	Glas (200 ml); ab VS 2 vertragen Sie 1/4	0 0,25 0,5
Sprite Zero®		☺	Fructosefrei	
Sprite®	0^2	🥛	Glas (200 ml); ab VS 2 vertragen Sie 1/4	0 0,25 0,5
Sprudelwasser		☺	Fructosefrei	
Tonic Water	0^2	🥛	Glas (200 ml); ab VS 2 vertragen Sie 1/4	0 0,25 0,5
Tonic Water, Slimline		☺	Fructosefrei	
Vanilla Coke®	½	🥛	Glas (200 ml); 100 ml insgesamt.	1,25 2,25 3,75
Wasser, still		☺	Fructosefrei	

3.4 Kalte Speisen

3.4.1 Aufschnitt

Aufschnitt	FRUCTOSE		Standardmenge	ᵛˢ⌐ 1/2/3
Ahornsirup	$Z \times \frac{1}{4}$	☺ +	Fructosefrei. Je mitvezehrtem Esslöffel (15 g) Menge × Z-Zahl extra vertragen.	
Alpenkäse, 25 % Fett		☺	Fructosefrei	
Blauschimmelkäse		☺	Fructosefrei	
Blauschimmelkäse, flüssig		☺	Fructosefrei	
Brie		☺	Fructosefrei	
Butter, leicht gesalzen		☺	Fructosefrei	
Butter, ungesalzen		☺	Fructosefrei	
Camembert		☺	Fructosefrei	
Cheddar Käse		☺	Fructosefrei	
Colby-Jack		☺	Fructosefrei	
Edamer		☺	Fructosefrei	
Fleischwurst, fettreduziert	$Z \times \frac{1}{2}$	☺ +	Fructosefrei. Je mitverzehrter Portion (55 g) Menge × Z-Zahl extra vertragen.	$Z \times 0{,}25$ $Z \times 0$ $Z \times 0$
Fleischwurst, Rind	$Z \times 5\frac{3}{4}$	☺ +	Fructosefrei. Je mitverzehrter Portion (55 g) Menge × Z-Zahl extra vertragen.	$Z \times 2{,}75$ $Z \times 1{,}25$ $Z \times 0{,}625$
Frischkäse		☺	Fructosefrei	

Aufschnitt	FRUCTOSE		Standardmenge	^{VS}ㄹ 1/2/3
Frischkäse mit Kräutern		😊	Fructosefrei	
Gorgonzola		😊	Fructosefrei	
Gouda		😊	Fructosefrei	
Halbfettmargarine		😊	Fructosefrei	
Honig	¼		Portion (21,19 g); 5 g insgesamt.	0,75 1,5 2,5
Käsesoße		😊	Fructosefrei	
Kräuterquark		😊	Fructosefrei	
Lactosereduzierter Hüttenkäse, 1 % Fett	$Z \times 1\frac{3}{4}$	😊 +	Fructosefrei. Je mitverzehrter Portion (110 g) Menge × Z-Zahl extra vertragen.	$Z \times 0,75$ $Z \times 0,25$ $Z \times 0,125$
Limburger		😊	Fructosefrei	
Margarine		😊	Fructosefrei	
Margarine mit Leinöl		😊	Fructosefrei	
Margarine, fettfrei		😊	Fructosefrei	
Marmelade	$Z \times 2\frac{3}{4}$	😊 +	Fructosefrei. Je mitverzehrter Portion (20 g) Menge × Z-Zahl extra vertragen.	$Z \times 1,25$ $Z \times 0,5$ $Z \times 0,25$
Marmelade, ohne Zuckerzusatz	¼		Esslöffel (15 g); 4 g insgesamt.	0,5 1 1,5
Marmelade, zuckerfrei mit Aspartam	10½		Portion (17 g); 179 g insgesamt.	21,25 42,75 64,25
Marmelade, zuckerfrei mit Saccharin	2¼		Portion (14 g); 32 g insgesamt.	4,75 9,5 14,25

Aufschnitt	FRUCTOSE	Standardmenge	VSr 1/2/3
Marmelade, zuckerfrei mit Sucralose	☺+	Fructosefrei	
Marmelade, zuckerreduziert	6¾	Portion (20 g); 135 g insgesamt.	13,75 27,75 41,5
Mascarpone	☺	Fructosefrei	
Mortadella	Z ×¼ ☺+	Fructosefrei. Je mitverzehrter Portion (55 g) Menge × Z-Zahl extra vertragen.	
Münsterkäse	☺	Fructosefrei	
Nutella®	40¾	Portion (37 g); 1508 g insgesamt.	81,75 >90 >90
Orangenmarmelade, zuckerfrei mit Aspartam	10½	Portion (17 g); 179 g insgesamt.	21,25 42,75 64,25
Orangenmarmelade, zuckerfrei mit Saccharin	2	Portion (16 g); 32 g insgesamt.	4 8,25 12,5
Orangenmarmelade, zuckerfrei mit Sucralose	☺	Fructosefrei	
Roquefort	☺	Fructosefrei	
Sahnekäse	☺	Fructosefrei	
Salami	Z ×3 ☺+	Fructosefrei. Je mitverzehrter Portion (55 g) Menge × Z-Zahl extra vertragen.	Z ×1,5 Z ×0,75 Z ×0,375
Sandwichkäse	☺	Fructosefrei	
Schweizer Käse	Z ×¼ ☺+	Fructosefrei. Je mitverzehrter Portion (30 g) Menge × Z-Zahl extra vertragen.	
Schweizer Käse, salzreduziert	Z ×¼ ☺+	Fructosefrei. Je mitverzehrter Portion (30 g) Menge × Z-Zahl extra vertragen.	
Sojakäse, verschieden Geschmacksrichtungen	34½	Portion (30 g); 1035 g insgesamt.	69,25 >90 >90

Aufschnitt	FRUCTOSE		Standardmenge	VS 1/2/3
Sonnenblumenölmargarine		☺	Fructosefrei	
Tilsiter		☺	Fructosefrei	
Ziegenkäse		☺	Fructosefrei	

3.4.2 Brot

Brot	FRUCTOSE		Standardmenge	VSr 1/2/3
Baguette, Weizen		☺	Fructosefrei	
Bretzeln	Z ×½	☺+	Fructosefrei. Je mitverzehrter Scheibe (42 g) Menge × Z-Zahl extra vertragen.	Z ×0,25 Z ×0 Z ×0
Englisches Muffin-Brot	38¼	🥪	Scheibe (42 g); 1607 g insgesamt.	76,75 >90 >90
Focaccia		☺	Fructosefrei	
Glutenfreies Brot		☺	Fructosefrei	
Kartoffelbrot		☺	Fructosefrei	
Knäckebrot		☺	Enthält nur Spuren	>90 >90 >90
Pumpernickel		☺	Fructosefrei	
Reisbrot		☺	Fructosefrei	
Roggenbrot		☺	Fructosefrei	
Roggenbrötchen		☺	Fructosefrei	
Rosinenbrot	1¼	🥪	Scheibe (42 g); 53 g insgesamt.	2,75 5,5 8,5
Sauerteigbrot		☺	Fructosefrei	
Sojabrot	5½	🥪	Scheibe (42 g); 231 g insgesamt.	11 22,25 33,5
Toast mit Zimt und Zucker, Weizenbrot	1½	🥪	Scheibe (42 g); 63 g insgesamt.	3,25 6,75 10

Brot	FRUCTOSE	Standardmenge	^{VS}⊓ 1/2/3
Vollkornbrot	1¾	Scheibe (42 g); 74 g insgesamt.	3,75 7,5 11,25
Weißbrot	2½	Scheibe (42 g); 105 g insgesamt.	5 10 15
Weizenbrot, gefärbt	1¼	Scheibe (42 g); 53 g insgesamt.	2,75 5,5 8,5
Weizenbrötchen	☺		
Weizenvollkornbrot	¾	Scheibe (42 g); 32 g insgesamt.	1,75 3,75 5,75

3.4.3 Cerealien

Cerealien	FRUCTOSE		Standardmenge	VS 1/2/3
Ahornsirup	Z ×¼	☺+	Fructosefrei. Je mitvezehrtem Esslöffel (15 g) Menge × Z-Zahl extra vertragen.	
All-Bran®	Z ×¼	☺+	Fructosefrei. Je mitverzehrter Portion (30 g) Menge × Z-Zahl extra vertragen.	
Amarantflocken	3	🥣	Portion (30 g); 90 g insgesamt.	6 12 18
Corn Flakes (Kellogg's®)	Z ×1½	☺+	Fructosefrei. Je mitverzehrter Portion (30 g) Menge × Z-Zahl extra vertragen.	Z ×0,75 Z ×0,25 Z ×0,125
Crunchy Nut Corn Flakes (Kellogg's®)	18¼	🥣	Portion (30 g); 548 g insgesamt.	36,5 73,25 >90
Froot Loops (Kellogg's®)		☺	Fructosefrei	
Frosties (Kellogg's®)		☺	Fructosefrei	
Frosties (Kellogg's®), zuckerreduziert	Z ×¼	☺+	Fructosefrei. Je mitverzehrter Portion (30 g) Menge × Z-Zahl extra vertragen.	
Haferflocken		☺	Fructosefrei	
Hirse		☺	Fructosefrei	
Honig	½	🥄	Esslöffel (15 g); 8 g insgesamt.	1 2,25 3,5
Knuspermüsli mit Früchten	Z ×1¼	☺+	Fructosefrei. Je mitverzehrter Portion (55 g) Menge × Z-Zahl extra vertragen.	Z ×0,5 Z ×0,25 Z ×0,125
Knuspermüsli mit Nüssen und Honig	Z ×1	☺+	Fructosefrei. Je mitverzehrter Portion (55 g) Menge × Z-Zahl extra vertragen.	Z ×0,5 Z ×0,25 Z ×0,125
Milch, fettfrei		☺	Fructosefrei	
Milch, lactosereduziert fettfrei	Z ×10	☺+	Fructosefrei. Je mitgetrunk. Glas (200 ml) Menge × Z-Zahl extra vertragen.	Z ×5 Z ×2,5 Z ×1,25

Cerealien	FRUCTOSE		Standardmenge	1/2/3
Milch, lactosereduziert fettfrei mit Calcium	Z ×10	☺+	Fructosefrei. Je mitgetrunk. Glas (200 ml) Menge × Z-Zahl extra vertragen.	Z ×5 Z ×2,5 Z ×1,25
Müsli mit Rosinen und Bananenchips	¾	🥣	Portion (55 g); 41 g insgesamt.	1,75 3,5 5,5
Müsliriegel mit Banane	Z ×¾	☺+	Fructosefrei. Je mitvezehrtem Stück (25 g) Menge × Z-Zahl extra vertragen.	Z ×0,25 Z ×0 Z ×0
Müsliriegel mit Blaubee-ren	Z ×¾	☺+	Fructosefrei. Je mitvezehrtem Stück (25 g) Menge × Z-Zahl extra vertragen.	Z ×0,25 Z ×0 Z ×0
Müsliriegel mit Cranber-ries & Dunkelschokolade	Z ×4¼	☺+	Fructosefrei. Je mitvezehrtem Stück (35 g) Menge × Z-Zahl extra vertragen.	Z ×2 Z ×1 Z ×0,5
Müsliriegel mit Honig	Z ×¾	🍰	Fructosefrei. Je mitvezehrtem Stück (27 g) Menge × Z-Zahl extra vertragen.	Z ×0,25 Z ×0 Z ×0
Müsliriegel mit Kirsche und Dunkelschokolade	Z ×1	☺+	Fructosefrei. Je mitvezehrtem Stück (35 g) Menge × Z-Zahl extra vertragen.	Z ×0,5 Z ×0,25 Z ×0,125
Müsliriegel mit Kokos-nuss	Z ×1¾	🍰	Fructosefrei. Je mitvezehrtem Stück (29 g) Menge × Z-Zahl extra vertragen.	Z ×0,75 Z ×0,25 Z ×0,125
Müsliriegel mit Mandeln	Z ×¾	🍰	Fructosefrei. Je mitvezehrtem Stück (28 g) Menge × Z-Zahl extra vertragen.	Z ×0,25 Z ×0 Z ×0
Müsliriegel mit Rosinen		🍰	Fructosefrei	
Müsliriegel mit Schokos-tückchen	Z ×1	☺+	Fructosefrei. Je mitvezehrtem Stück (29 g) Menge × Z-Zahl extra vertragen.	Z ×0,5 Z ×0,25 Z ×0,125
Müslix (Kellogg's®)	Z ×¾	☺+	Fructosefrei. Je mitverzehrter Portion (55 g) Menge × Z-Zahl extra vertragen.	Z ×0,25 Z ×0 Z ×0
Nestlé® CiniMinis	¼	🥣	Portion (30 g); 8 g insgesamt.	0,5 1 1,5
Nestlé® Clusters		☺	Fructosefrei	
Nestlé® Cookie Crisp	Z ×¼	☺+	Fructosefrei. Je mitverzehrter Portion (30 g) Menge × Z-Zahl extra vertragen.	
Nestlé® Fitness	41½	🥣	Portion (30 g); 1245 g insgesamt.	83,25 >90 >90

Cerealien	FRUCTOSE		Standardmenge	VS♫ 1/2/3
Nestlé® NESQUIK Knus-per-Frühstück	Z ×2	☺+	Fructosefrei. Je mitverzehrter Portion (30 g) Menge × Z-Zahl extra vertragen.	Z ×1 Z ×0,5 Z ×0,25
Nestlé® Shreddies Choko	¼	🥄	Esslöffel (15 g); 4 g insgesamt.	0,5 1 1,5
Nestlé® Shreddies Classic		☺	Fructosefrei	
Nestlé® Shreddies Honig		☺	Fructosefrei	
Rice Krispies		☺	Fructosefrei	
Schoko Krispies (Kellogg's®)		☺	Fructosefrei	
Smacks (Kellogg's®)	Z ×12	☺+	Fructosefrei. Je mitverzehrter Portion (30 g) Menge × Z-Zahl extra vertragen.	Z ×6 Z ×3 Z ×1,5
Special K® Black Berry (Kellogg's®)	Z ×½	☺+	Fructosefrei. Je mitverzehrter Portion (30 g) Menge × Z-Zahl extra vertragen.	Z ×0,25 Z ×0 Z ×0
Special K® Original cereal (Kellogg's®)		☺	Fructosefrei	
Special K® Red Fruit (Kellogg's®)		☺	Fructosefrei	
Special K® Zimt Walnuss (Kellogg's®)		☺	Enthält nur Spuren	>90 >90 >90
Toppas (Kellogg's®)	Z ×¼	☺+	Fructosefrei. Je mitverzehrter Portion (55 g) Menge × Z-Zahl extra vertragen.	
Weetabix®	Z ×¾	☺+	Fructosefrei. Je mitverzehrter Portion (55 g) Menge × Z-Zahl extra vertragen.	Z ×0,25 Z ×0 Z ×0
Wheaties® (General Mills)	83¼	🍽	Portion (30 g); 2498 g insgesamt.	>90 >90 >90
Zimttaschen	2	🍽	Portion (30 g); 60 g insgesamt.	4,25 8,75 13

3.4.4 Knabbereien und Nüsse

Knabberei & Nuss	FRUCTOSE		Standardmenge	ᵛˢ⌐ 1/2/3
Brotchips	Z ×¼	☺+	Fructosefrei. Je mitverzehrter Portion (15 g) Menge × Z-Zahl extra vertragen.	
Cashewkerne		☺	Fructosefrei	
Chia Samen		☺	Fructosefrei	
Chips mit Salz und Pfeffer	49½		Hand (21 g); 1040 g insgesamt.	>90 >90 >90
Chips, gesalzen	37¾		Hand (21 g); 793 g insgesamt.	75,5 >90 >90
Cracker, ähnlich Tuc®		☺	Fructosefrei	
Erdnussbutter. Ungesalzen	Z ×¼	☺+	Fructosefrei. Je mitverzehrter Portion (32 g) Menge × Z-Zahl extra vertragen.	
Erdnüsse, geröstet und gesalzen		☺	Fructosefrei	
Ginkonuss		☺	Enthält nur Spuren	>90 >90 >90
Haselnüsse		☺	Fructosefrei	
Kartoffelsticks		☺	Fructosefrei	
Käsecräcker		☺	Enthält nur Spuren	>90 >90 >90
Käseflips		☺	Fructosefrei	
Kastanien, geröstet	83¼	☺	Portion (30 g); 2498 g insgesamt.	>90 >90 >90
Kokosnuss	Z ×¼	☺+	Fructosefrei. Je mitverzehrter Portion (15 g) Menge × Z-Zahl extra vertragen.	

Knabberei & Nuss	FRUCTOSE		Standardmenge	VS꜒ 1/2/3
Kokosnussmilch	Z ×1	☺+	Fructosefrei. Je mitgetrunk. Glas (200 ml) Menge × Z-Zahl extra vertragen.	Z ×0,5 Z ×0,25 Z ×0,125
Kokosnussraspeln	Z ×¾	☺+	Fructosefrei. Je mitverzehrter Hand (30 g) Menge × Z-Zahl extra vertragen.	Z ×0,25 Z ×0 Z ×0
Kokosnussraspeln gesüßt	20¾		Hand (30 g); 623 g insgesamt.	41,5 83,25 >90
Kürbiskerne		☺	Fructosefrei	
Lay's® Potato Chips, Classic	37¾		Hand (21 g); 793 g insgesamt.	75,5 >90 >90
Lay's® Potato Chips, Salt & Vinegar	37¾		Hand (21 g); 793 g insgesamt.	75,5 >90 >90
Lay's® Potato Chips, Sour Cream & Onion	37¾		Hand (21 g); 793 g insgesamt.	75,5 >90 >90
Lay's® Stax Potato Crisps, Cheddar	37¾		Hand (21 g); 793 g insgesamt.	75,5 >90 >90
Lay's® Stax Potato Crisps, Hot 'n Spicy Barbecue	49½		Hand (21 g); 1040 g insgesamt.	>90 >90 >90
Leinsamen		☺+	Fructosefrei	
Macadamianuss		☺	Fructosefrei	
Mandeln		☺	Fructosefrei	
Nachos		☺	Fructosefrei	
Nachos mit Käsegeschmack		☺	Fructosefrei	
Paranuss		☺	Fructosefrei	
Pacanuss		☺	Fructosefrei	

Knabberei & Nuss	FRUCTOSE	Standardmenge	VS⌐ 1/2/3
Pinienkerne	☺	Fructosefrei	
Pistazien	☺	Fructosefrei	
Popcorn, gezuckert	$Z \times 1$	☺+ Fructosefrei. Je mitverzehrter Hand (21 g) Menge × Z-Zahl extra vertragen.	$Z \times 0{,}5$ $Z \times 0{,}25$ $Z \times 0{,}125$
Pringles® Original	68	Hand (21 g); 1428 g insgesamt.	>90 >90 >90
Pringles® Salt & Vinegar	37¾	Hand (21 g); 793 g insgesamt.	75,5 >90 >90
Pringles® Sour Cream & Onion	37¾	Hand (21 g); 793 g insgesamt.	75,5 >90 >90
Pringles® Texas BBQ Sauce	34	Hand (21 g); 714 g insgesamt.	68 >90 >90
Reiswaffel	☺	Fructosefrei	
Salzstangen	☺	Fructosefrei	
Sesamstangen	☺	Fructosefrei	
Sojachips	7½	Hand (21 g); 158 g insgesamt.	15 30 45
Sonnenblumenkerne	☺	Fructosefrei	
Walnüsse	☺	Enthält nur Spuren	>90 >90 >90
Weizen Tortilla, frittiert	☺	Fructosefrei	
Zwieback	☺	Fructosefrei	
Zwiebelringe	☺	Fructosefrei	

3.4.5 Milch und Milchprodukte

Milchprodukte	FRUCTOSE		Standardmenge	VS 1/2/3
Abwehrkräftejoghurt, alle Geschmacksrichtungen	21½		Stück (115 g); 2473 g insgesamt.	43,25 86,75 >90
Babybel®, Cheddar		☺	Fructosefrei	
Babybel®, Original		☺	Fructosefrei	
Danone® Activa Yoghurt		☺	Fructosefrei	
Danone® Aktiva®, light vanille	¼		Stück (115 g); 29 g insgesamt.	0,75 1,5 2,5
Danone® Fruchtjoghurt	¼		Stück (115 g); 29 g insgesamt.	0,5 1 1,5
Danone® Honigjoghurt	¼		Stück (150 g); 38 g insgesamt.	0,5 1,25 2
Danone® Schokoladenjoghurt		☺	Fructosefrei	
Erdbeermilch		☺	Fructosefrei	
Fetakäse		☺	Fructosefrei	
Fetakäse, fettfrei		☺	Fructosefrei	
Fonduekäse	Z × ¼	☺+	Fructosefrei. Je mitverzehrter Portion (53 g) Menge × Z-Zahl extra vertragen.	
Fruchtjoghurt	¾		Esslöffel (15 g); 11 g insgesamt.	1,5 3 4,5
Griechischer Joghurt, fettreduziert natur		☺	Fructosefrei	
Hafermilch		☺	Enthält nur Spuren	>90 >90 >90

Milchprodukte	FRUCTOSE	Standardmenge	VS 1/2/3
Joghurt mit Cerealien	☺+	Fructosefrei	
Joghurt, Blaubeere	$Z \times 1$ ☺+	Fructosefrei. Je mitvezehrtem Stück (250 g) Menge × Z-Zahl extra vertragen.	$Z \times 0{,}5$ $Z \times 0{,}25$ $Z \times 0{,}125$
Joghurt, Erdbeere	3 🍰	Stück (250 g); 750 g insgesamt.	6,25 12,5 18,75
Joghurt, fettfrei Erdbeere	$Z \times \frac{3}{4}$ ☺+	Fructosefrei. Je mitvezehrtem Stück (250 g) Menge × Z-Zahl extra vertragen.	$Z \times 0{,}25$ $Z \times 0$ $Z \times 0$
Joghurt, fettfrei Himbeere	$Z \times \frac{3}{4}$ ☺+	Fructosefrei. Je mitvezehrtem Stück (250 g) Menge × Z-Zahl extra vertragen.	$Z \times 0{,}25$ $Z \times 0$ $Z \times 0$
Joghurt, fettfrei natur	☺	Fructosefrei	
Joghurt, fettfrei Pfirsich	$Z \times 1$ ☺+	Fructosefrei. Je mitvezehrtem Stück (250 g) Menge × Z-Zahl extra vertragen.	$Z \times 0{,}5$ $Z \times 0{,}25$ $Z \times 0{,}125$
Joghurt, fettfrei Sauerkirsche	☺+	Fructosefrei	
Joghurt, fettfrei Vanille	22 🍰	Stück (150 g); 3300 g insgesamt.	44,25 88,75 >90
Joghurt, fettfrei Zitrone	$Z \times \frac{1}{2}$ ☺+	Fructosefrei. Je mitvezehrtem Stück (150 g) Menge × Z-Zahl extra vertragen.	$Z \times 0{,}25$ $Z \times 0$ $Z \times 0$
Joghurt, gesüßt mit Aspartam	☺	Fructosefrei	
Joghurt, gesüßt mit Sucralose	40 🍰	Stück (250 g); 10000 g insgesamt.	80 >90 >90
Joghurt, Karamell	$Z \times \frac{1}{2}$ ☺+	Fructosefrei. Je mitvezehrtem Stück (100 g) Menge × Z-Zahl extra vertragen.	$Z \times 0{,}25$ $Z \times 0$ $Z \times 0$
Joghurt, Schokolade	$66\frac{1}{2}$ 🍰	Stück (150 g); 9975 g insgesamt.	>90 >90 >90
Kefir	☺	Fructosefrei	
Kondensmilch, gesüßt	☺	Fructosefrei	

Milchprodukte	FRUCTOSE	Standardmenge	VS⅂ 1/2/3
Kondensmilch, gesüßt fettreduziert	😊	Fructosefrei	
Mandelmilch, ungesüßt	😊	Fructosefrei	
Mangomilch	¼ 🥛	Glas (200 ml); 50 ml insgesamt.	0,5 1 1,5
Milch, 2 % Fett	😊	Fructosefrei	
Milch, fettfrei	😊	Fructosefrei	
Milch, lactosereduziert	$Z \times 10$ 😊+	Fructosefrei. Je mitgetrunk. Glas (200 ml) Menge × Z-Zahl extra vertragen.	$Z \times 5$ $Z \times 2,5$ $Z \times 1,25$
Milch, lactosereduziert fettfrei	$Z \times 10$ 😊+	Fructosefrei. Je mitgetrunk. Glas (200 ml) Menge × Z-Zahl extra vertragen.	$Z \times 5$ $Z \times 2,5$ $Z \times 1,25$
Milch, lactosereduziert fettfrei mit Calcium	$Z \times 10$ 😊+	Fructosefrei. Je mitgetrunk. Glas (200 ml) Menge × Z-Zahl extra vertragen.	$Z \times 5$ $Z \times 2,5$ $Z \times 1,25$
Milchreis mit Rosinen	4 🍰	Stück (200 g); 800 g insgesamt.	8 16 24
Milchreis mit Rosinen und Kokosnuss	4 🍰	Stück (200 g); 800 g insgesamt.	8 16 24
Milchreis, pur	$Z \times \frac{1}{2}$ 😊+	Fructosefrei. Je mitvezehrtem Stück (200 g) Menge × Z-Zahl extra vertragen.	$Z \times 0,25$ $Z \times 0$ $Z \times 0$
Mozzarella	😊	Fructosefrei	
Mozzarella, fettfrei	😊	Fructosefrei	
Parmesan	😊	Fructosefrei	
Parmesan, fettfrei	😊	Fructosefrei	
Puddingpulver, diverse Sorten	😊	Fructosefrei	

Milchprodukte	FRUCTOSE		Standardmenge	^{VS}🚶 1/2/3
Quark		😊	Fructosefrei	
Reiskäse, verschieden Geschmacksrichtungen		😊	Fructosefrei	
Reismilch, ungesüßt	Z ×¼	😊➕	Fructosefrei. Je mitgetrunk. Glas (200 ml) Menge × Z-Zahl extra vertragen.	
Ricotta		😊	Fructosefrei	
Sahne, 11 % Fett		😊	Fructosefrei	
Sahne, 20 % Fett		😊	Fructosefrei	
Saure Sahne		😊	Fructosefrei	
Saure Sahne, fettreduziert		😊	Fructosefrei	
Schokoladenpudding		😊	Fructosefrei	
Schokoladenpudding zuckerfrei		😊	Enthält nur Spuren	>90 >90 >90
Sojamilch, künstlich gesüßt	3	🥛	Glas (200 ml); 600 ml insgesamt.	6 12 18,25
Sojamilch, Vanillegeschmack gezuckert	Z ×¾	😊➕	Fructosefrei. Je mitgetrunk. Glas (200 ml) Menge × Z-Zahl extra vertragen.	Z ×0,25 Z ×0 Z ×0
Sprühsahne		😊	Fructosefrei	
Sprühsahne mit Schokolade		😊	Fructosefrei	
Sprühsahne, fettfrei	Z ×¼	😊➕	Fructosefrei. Je mitverzehrter Portion (5 g) Menge × Z-Zahl extra vertragen.	
Tofu	1½	😊➕	Portion (85 g); 128 g insgesamt.	3 6 9,25

Milchprodukte	FRUCTOSE	Standardmenge	VS 1/2/3
Vanilleeis, zuckerfrei	☺	Fructosefrei	
Vanillemilchshake Slim-Fast®	☺	Fructosefrei	
Vollmilch	☺	Fructosefrei	

3.4.6 Süße Backwaren

Süße Backwaren	FRUCTOSE		Standardmenge	^{vs}ꓩ 1/2/3
Apfelkuchen	¾		Stück (45 g); 34 g insgesamt.	1,5 3,25 4,75
Apfelstreuselkuchen	¾		Stück (52 g); 39 g insgesamt.	1,5 3,25 5
Apfelstrudel	¼		Stück (64 g); 16 g insgesamt.	0,5 1 1,5
Apfeltasche	½		Stück (89 g); 45 g insgesamt.	1 2 3,25
Arme Ritter	$Z \times \frac{1}{2}$	☺ +	Fructosefrei. Je mitvezehrtem Stück (131 g) Menge × Z-Zahl extra vertragen.	Z ×0,25 Z ×0 Z ×0
Bananenmuffin	$Z \times \frac{1}{4}$	☺ +	Fructosefrei. Je mitvezehrtem Stück (113 g) Menge × Z-Zahl extra vertragen.	
Biscotti, mit Schokolade und Nüssen		☺	Fructosefrei	
Brownie mit Walnüssen	$Z \times 4\frac{1}{4}$	☺ +	Fructosefrei. Je mitvezehrtem Stück (30,5 g) Menge × Z-Zahl extra vertragen.	Z ×2 Z ×1 Z ×0,5
Butterkeks		☺ +	Fructosefrei	
Chocolate Chip Cookie		☺	Fructosefrei	
Cookie, Macadamianuss mit weißer Schokolade		☺	Enthält nur Spuren	>90 >90 >90
Crêpe		☺	Fructosefrei	
Croissant, mit Früchten	$Z \times 2\frac{1}{2}$	☺ +	Fructosefrei. Je mitvezehrtem Stück (74 g) Menge × Z-Zahl extra vertragen.	Z ×1,25 Z ×0,5 Z ×0,25
Croissant, mit Schokolade	$Z \times 1$	☺ +	Fructosefrei. Je mitvezehrtem Stück (69 g) Menge × Z-Zahl extra vertragen.	Z ×0,5 Z ×0,25 Z ×0,125
Donut, gefüllt ohne Früchte		☺	Fructosefrei	

Süße Backwaren	FRUCTOSE	Standardmenge	VS ⌐ 1/2/3
Donut, gezuckert	☺	Fructosefrei	
Donut, glasiert	☺	Fructosefrei	
Donut, mit Kokosnuss	☺	Fructosefrei	
Doppelkeks	☺	Fructosefrei	
Doppelkeks, Vanille	☺	Fructosefrei	
Doppelkeks, zuckerfrei	🍰	Fructosefrei	
Eierkuchen	☺	Fructosefrei	
Englischer Muffin, Rosinen	2 🍰	Stück (66 g); 132 g insgesamt.	4 8,25 12,25
Erdbeerkuchen	1¼ 🍰	Stück (122 g); 153 g insgesamt.	2,75 5,75 8,75
Erdnussbutterkekse	2 🍰	Stück (34 g); 68 g insgesamt.	4 8 12
Feingebäck, Orange (z. B. Bahlsen® Azora)	☺	Fructosefrei	
Gewürzspekulatius	☺	Enthält nur Spuren	>90 >90 >90
Halva (Belgisches Nougat)	$Z \times 1\frac{1}{2}$ ☺ +	Fructosefrei. Je mitverzehrter Portion (40 g) Menge × Z-Zahl extra vertragen.	$Z \times 0,75$ $Z \times 0,25$ $Z \times 0,125$
Ingwerplätzchen	☺	Enthält nur Spuren	>90 >90 >90
Kaffeesahnetorte	$Z \times 2\frac{1}{4}$ ☺ +	Fructosefrei. Je mitverzehrter Portion (87,5 g) Menge × Z-Zahl extra vertragen.	$Z \times 1$ $Z \times 0,5$ $Z \times 0,25$
Kaffeeteilchen, glasiert mit Pudding	☺	Fructosefrei	

Süße Backwaren	FRUCTOSE		Standardmenge	VS 1/2/3
Kaffegebäck mit Nougat		😊	Fructosefrei	
Karamellkeks	½	🍰	Stück (15,5 g); 8 g insgesamt.	1 2,25 3,5
Karamellteilchen	Z × ¾	😊+	Fructosefrei. Je mitvezehrtem Stück (71 g) Menge × Z-Zahl extra vertragen.	Z ×0,25 Z ×0 Z ×0
Süßkartoffelbrot	Z × ½	😃	Fructosefrei. Je mitvezehrtem Stück (220 g) Menge × Z-Zahl extra vertragen.	Z ×0,25 Z ×0 Z ×0
Käsekuchen, selbstgemacht		😊+	Fructosefrei	
Keks mit Erdnusscreme		😊	Fructosefrei	
Keks mit zuckerfreier Zitronencreme	Z ×1½	😊	Fructosefrei. Je mitvezehrtem Stück (122 g) Menge × Z-Zahl extra vertragen.	Z ×0,75 Z ×0,25 Z ×0,125
Kirschkuchen	5¼	🍰	Stück (32,4 g); 170 g insgesamt.	10,75 21,5 32,25
Lebkuchen		🍰	Fructosefrei	
Mandelplätzchen		😊	Enthält nur Spuren	>90 >90 >90
Mintkeks	Z × ¼	😊	Fructosefrei. Je mitvezehrtem Stück (27,72 g) Menge × Z-Zahl extra vertragen.	
Möhrenkuchen	25½	😊+	Stück (113 g); 2882 g insgesamt.	51 >90 >90
Muffin, Blaubeeren	Z × ¼	🍰+	Fructosefrei. Je mitvezehrtem Stück (113 g) Menge × Z-Zahl extra vertragen.	
Muffin, Hafermehl	Z × ¼	😊+	Fructosefrei. Je mitvezehrtem Stück (113 g) Menge × Z-Zahl extra vertragen.	
Muffin, Kürbis	Z × ¼	😊+	Fructosefrei	
Oreo		😊	Fructosefrei	

Süße Backwaren	FRUCTOSE		Standardmenge	VS 1/2/3
Oreo® Schokobrownies	¼		Stück (42,5 g); 11 g insgesamt.	0,75 1,5 2,5
Oreo®, zuckerfrei			Fructosefrei	
Pfannkuchen, Fertigmix mit Buchweizen			Fructosefrei	
Pfannkuchen, selbstge-macht			Fructosefrei	
Pfirsichkuchen	2¾		Stück (122 g); 336 g insgesamt.	5,75 11,5 17,5
Popcorn, mit Butter			Fructosefrei	
Rhabarberkuchen			Fructosefrei	
Rosinenkeks			Fructosefrei	
Schoko-Brownie, fettfrei	66¾		Stück (44 g); 2937 g insgesamt.	>90 >90 >90
Schokoladenkeks, glasiert			Fructosefrei	
Schokoladenkuchen	Z ×½		Fructosefrei. Je mitverzehrtem Stück (29 g) Menge × Z-Zahl extra vertragen.	Z ×0,25 Z ×0 Z ×0
Schokoladenkuchen, gla-siert	Z ×½		Fructosefrei. Je mitverzehrtem Stück (29 g) Menge × Z-Zahl extra vertragen.	Z ×0,25 Z ×0 Z ×0
Schokoladentoffeekeks			Fructosefrei	
Schweineohr (Gebäck)			Fructosefrei	
Shortbread			Fructosefrei	
Shortbread, zuckerfrei			Fructosefrei	

Süße Backwaren	FRUCTOSE	Standardmenge	VS 1/2/3
Sirupkeks	☺	Enthält nur Spuren	>90 >90 >90
Tiramisu	☺	Fructosefrei	
Twix®	☺	Fructosefrei	
Waffeln, aus Weizen, Milch, Fett und Eiern	Z ×1½	Fructosefrei. Je mitvezehrtem Stück (51 g) Menge × Z-Zahl extra vertragen.	Z ×0,75 Z ×0,25 Z ×0,125
Waffeln, aus Weizenkleie	Z ×¼	Fructosefrei. Je mitvezehrtem Stück (95 g) Menge × Z-Zahl extra vertragen.	
Weizenkeks	Z ×¼	Fructosefrei. Je mitvezehrtem Stück (95 g) Menge × Z-Zahl extra vertragen.	
Weizenkeks, zuckerfrei	🍰	Fructosefrei	
Zimtkeks	☺	Fructosefrei	
Zimtschnecke glasiert	☺	Fructosefrei	
Zitronenkeks	Z ×8¼	Fructosefrei. Je mitvezehrtem Stück (44 g) Menge × Z-Zahl extra vertragen.	Z ×4 Z ×2 Z ×1
Zuckerkeks, glasiert zuckerfrei	☺	Fructosefrei	
Zuckerkeks, weich gebacken	🍰	Fructosefrei	

3.4.7 Süßigkeiten

Süßigkeiten	FRUCTOSE		Standardmenge	VS 1/2/3
After Eight®		☺	Fructosefrei	
Bitterschokolade, 52 %		☺	Fructosefrei	
Bitterschokolade, 65 %		☺	Fructosefrei	
Bitterschokolade, 80 %		☺	Fructosefrei	
Bitterschokolade, zucker-frei	17		Stück (12 g); 204 g insgesamt.	34 68,25 >90
Bonbons	Z ×¾	☺+	Fructosefrei. Je mitvezehrtem Stück (6 g) Menge × Z-Zahl extra vertragen.	Z ×0,25 Z ×0 Z ×0
Bonbons, Sahne		☺	Fructosefrei	
Bonbons, zuckerfrei		☺	Fructosefrei	
Brauner Zucker		☺	Fructosefrei	
Butterbonbon		☺	Fructosefrei	
Erdnüsse mit rotem Zu-ckermantel	Z ×1¾	☺+	Fructosefrei. Je mitverzehrter Hand (30 g) Menge × Z-Zahl extra vertragen.	Z ×0,75 Z ×0,25 Z ×0,125
Fruchtsaftgummibären	Z ×3½	☺+	Fructosefrei. Je mitverzehrter Hand (30 g) Menge × Z-Zahl extra vertragen.	Z ×1,75 Z ×0,75 Z ×0,375
gebrannte Mandeln	1¾		Hand (30 g); 53 g insgesamt.	3,75 7,75 11,75
Gelatine		☺	Fructosefrei	
Gelatine ohne Zucker		☺	Fructosefrei	

Süßigkeiten	FRUCTOSE		Standardmenge	VS 1/2/3
Gummibären	$Z \times 3\frac{1}{2}$	☺ +	Fructosefrei. Je mitverzehrter Hand (30 g) Menge × Z-Zahl extra vertragen.	Z ×1,75 Z ×0,75 Z ×0,375
Gummibären, zuckerfrei			Fructosefrei	
Gummiwürmer	$Z \times 3\frac{1}{2}$	☺ +	Fructosefrei. Je mitverzehrter Hand (30 g) Menge × Z-Zahl extra vertragen.	Z ×1,75 Z ×0,75 Z ×0,375
Gummiwürmer, zuckerfrei			Fructosefrei	
Jelly Beans®	$Z \times 9\frac{3}{4}$	☺ +	Fructosefrei. Je mitverzehrter Hand (30 g) Menge × Z-Zahl extra vertragen.	Z ×4,75 Z ×2,25 Z ×1,125
Jelly Beans®, zuckerfrei			Fructosefrei	
Kamellen	$Z \times 4\frac{1}{4}$	☺ +	Fructosefrei. Je mitvezehrtem Stück (8,6 g) Menge × Z-Zahl extra vertragen.	Z ×2 Z ×1 Z ×0,5
Karamellbonbon	$Z \times \frac{1}{2}$	☺ +	Fructosefrei. Je mitvezehrtem Stück (6,9 g) Menge × Z-Zahl extra vertragen.	Z ×0,25 Z ×0 Z ×0
Kaugummi		☺	Fructosefrei	
Kaugummi, zuckerfrei		☺	Fructosefrei	
Kit Kat®		☺	Fructosefrei	
Kit Kat® weiße Schokolade		☺	Fructosefrei	
Kokosnuss Schokoriegel		☺	Fructosefrei	
Lakritze	$Z \times 1\frac{1}{2}$	☺ +	Fructosefrei. Je mitvezehrtem Stück (11 g) Menge × Z-Zahl extra vertragen.	Z ×0,75 Z ×0,25 Z ×0,125
Lutscher	$Z \times 2\frac{1}{2}$	☺ +	Fructosefrei. Je mitvezehrtem Stück (17 g) Menge × Z-Zahl extra vertragen.	Z ×1,25 Z ×0,5 Z ×0,25
Lutscher, zuckerfrei		☺	Fructosefrei	

Süßigkeiten	FRUCTOSE	Standardmenge	VS 1/2/3
M & M's®	☺	Fructosefrei	
Mamba®,	Z ×22¼ ☺	Fructosefrei. Je mitverzehrter Portion (40 g) Menge × Z-Zahl extra vertragen.	Z ×11 Z ×5,5 Z ×2,75
Mamba®, sauer	Z ×17	Fructosefrei. Je mitverzehrter Portion (40 g) Menge × Z-Zahl extra vertragen.	Z ×8,75 Z ×4,25 Z ×2,125
Mars® Riegel, ähnlich	Z ×8¾ ☺+	Fructosefrei. Je mitvezehrtem Stück (49,9 g) Menge × Z-Zahl extra vertragen.	Z ×4,25 Z ×2 Z ×1
Marshmallow	Z ×4½ ☺+	Fructosefrei. Je mitverzehrter Portion (30 g) Menge × Z-Zahl extra vertragen.	Z ×2,25 Z ×1 Z ×0,5
Marzipan	☺	Enthält nur Spuren	>90 >90 >90
Melasse	3¾	Esslöffel (15 g); 56 g insgesamt.	7,5 15,25 22,75
Mentos®	☺	Fructosefrei	
Milchschokolade	☺	Fructosefrei	
Milchschokolade mit Cerealien	☺	Fructosefrei	
Milchschokolade mit Cerealien, zuckerfrei	4	Stück (12 g); 480 g insgesamt.	80 >90 >90
Milchschokolade, zuckerfrei	40	Stück (12 g); 480 g insgesamt.	80 >90 >90
Milky Way®	Z ×3¾ ☺+	Fructosefrei. Je mitvezehrtem Stück (60,4 g) Menge × Z-Zahl extra vertragen.	Z ×1,75 Z ×0,75 Z ×0,375
Mintpastillen	Z ×¼ ☺+	Fructosefrei. Je mitverzehrter Portion (2 g) Menge × Z-Zahl extra vertragen.	
Mintpastillen, zuckerfrei	☺	Fructosefrei	
Nougat	Z ×18 ☺+	Fructosefrei. Je mitverzehrter Tafel (125 g) Menge × Z-Zahl extra vertragen.	Z ×9 Z ×4,5 Z ×2,25

Süßigkeiten	FRUCTOSE	Standardmenge	VS⚡ 1/2/3
Pralinen, Früchte und Schokolade	Z ×¼ ☺ +	Fructosefrei. Je mitvezehrtem Stück (15 g) Menge × Z-Zahl extra vertragen.	
Pralinen: Früchte Schokolade	Z ×¼ ☺ +	Fructosefrei. Je mitvezehrtem Stück (15 g) Menge × Z-Zahl extra vertragen.	
Pralinen: Früchte, Dunkelschokolade zuckerfrei	🍰	Fructosefrei	
Pralinen: Karamell zuckerfrei	🍰	Fructosefrei	
Pralinen: Walnuss	Z ×1¼ ☺ +	Fructosefrei. Je mitvezehrtem Stück (55 g) Menge × Z-Zahl extra vertragen.	Z ×0,5 Z ×0,25 Z ×0,125
Riesen®	Z ×2¾ 🍰	Fructosefrei. Je mitvezehrtem Stück (9 g) Menge × Z-Zahl extra vertragen.	Z ×1,25 Z ×0,5 Z ×0,25
Saure Fruchtgummis	Z ×2¼ ☺ +	Fructosefrei. Je mitverzehrter Hand (30 g) Menge × Z-Zahl extra vertragen.	Z ×1 Z ×0,5 Z ×0,25
Saure Fruchtgummis, zuckerfrei	☺	Fructosefrei	
Schaumwaffel	Z ×13 ☺ +	Fructosefrei. Je mitvezehrtem Stück (28,5 g) Menge × Z-Zahl extra vertragen.	Z ×6,75 Z ×3,25 Z ×1,625
Schokorosinen	Z ×¼ ☺ +	Fructosefrei. Je mitverzehrter Hand (30 g) Menge × Z-Zahl extra vertragen.	
Smarties®	Z ×55 ☺ +	Fructosefrei. Je mitverzehrter Hand (30 g) Menge × Z-Zahl extra vertragen.	Z ×27,5 Z ×13,75 Z ×6,875
Snickers®	Z ×7 ☺ +	Fructosefrei. Je mitvezehrtem Stück (58,7 g) Menge × Z-Zahl extra vertragen.	Z ×3,5 Z ×1,75 Z ×0,875
Starburst®	Z ×½ ☺ +	Fructosefrei. Je mitvezehrtem Stück (5 g) Menge × Z-Zahl extra vertragen.	Z ×0,25 Z ×0 Z ×0
Süßstoff (Splenda®)	☺	Fructosefrei	
Süßstoff (Zsweet®)	☺	Fructosefrei	
Tic Tacs®	☺	Fructosefrei	

Süßigkeiten	FRUCTOSE	Standardmenge	VS 1/2/3
Toblerone® Dunkel	☺	Fructosefrei	
Toblerone® Milch	☺	Fructosefrei	
Toblerone® Weiß	☺	Fructosefrei	
Toffifee®	$Z \times \frac{1}{4}$	Fructosefrei. Je mitvezehrtem Stück (8,2 g) Menge × Z-Zahl extra vertragen.	
Trüffelpralinen	☺	Fructosefrei	
Weingummi	$Z \times 12$	Fructosefrei. Je mitverzehrter Hand (30 g) Menge × Z-Zahl extra vertragen.	Z ×6 Z ×3 Z ×1,5
Weingummi Dinosaurier	$Z \times 3\frac{1}{2}$	Fructosefrei. Je mitverzehrter Hand (30 g) Menge × Z-Zahl extra vertragen.	Z ×1,75 Z ×0,75 Z ×0,375
Weingummi Dinosaurier zuckerfrei		Fructosefrei	
Weiße Schokolade	☺	Fructosefrei	
Weißer Zucker	☺	Fructosefrei	
Werther's Original®	$Z \times \frac{1}{2}$	Fructosefrei. Je mitvezehrtem Stück (4 g) Menge × Z-Zahl extra vertragen.	Z ×0,25 Z ×0 Z ×0
Zuckerhalsband	$Z \times 3\frac{1}{4}$	Fructosefrei. Je mitvezehrtem Stück (21 g) Menge × Z-Zahl extra vertragen.	Z ×1,5 Z ×0,75 Z ×0,375
Zuckerhalsband	☺	Fructosefrei	

3.5 Warme Speisen

3.5.1 Beilagen

Beilagen	FRUCTOSE		Standardmenge	VS 1/2/3
Bulgur		😊	Fructosefrei	
Couscous		😊	Fructosefrei	
Erbsen	7½	🍲	Esslöffel (15 g); 109 g insgesamt.	14,75 29,5 44,25
Falafel		😊	Fructosefrei	
Gartenbohnen		😊	Fructosefrei	
Gnocchi (Kartoffelbasis)		😊	Fructosefrei	
Gnocchi auf Weizenbasis mit Käse		😊	Fructosefrei	
Kartoffel gekocht ohne Schale		😊	Fructosefrei	
Kartoffelgratin		😊	Fructosefrei	
Kartoffelklöße	Z ×¼	😊 ⊕	Fructosefrei. Je mitverzehrter Portion (140 g) Menge × Z-Zahl extra vertragen.	
Kartoffeln gekocht mit Schale		😊	Fructosefrei	
Kichererbsen		😊	Fructosefrei	
Linsen		😊	Fructosefrei	
Nudeln, Weizen	Z ×¼	😊 ⊕	Fructosefrei. Je mitverzehrter Portion (140 g) Menge × Z-Zahl extra vertragen.	

Beilagen	FRUCTOSE		Standardmenge	^{vs} 1/2/3
Polenta	$Z \times \frac{1}{4}$	☺ +	Fructosefrei. Je mitverzehrter Portion (240 g) Menge × Z-Zahl extra vertragen.	
Quinoa	$Z \times 1\frac{3}{4}$	☺ +	Fructosefrei. Je mitverzehrter Portion (140 g) Menge × Z-Zahl extra vertragen.	Z ×0,75 Z ×0,25 Z ×0,125
Reibekuchen	$Z \times \frac{1}{2}$	☺ +	Fructosefrei. Je mitverzehrter Portion (70 g) Menge × Z-Zahl extra vertragen.	Z ×0,25 Z ×0 Z ×0
Reis		☺	Fructosefrei	
Reisnudeln		☺	Fructosefrei	
Semmelknödel		☺	Fructosefrei	
Spätzle	$Z \times \frac{1}{4}$	☺ +	Fructosefrei. Je mitverzehrter Portion (140 g) Menge × Z-Zahl extra vertragen.	
Zuckermais	$Z \times \frac{1}{2}$	☺ +	Fructosefrei. Je mitverzehrter Portion (85 g) Menge × Z-Zahl extra vertragen.	Z ×0,25 Z ×0 Z ×0
Zuckerschoten	$Z \times 3\frac{1}{2}$	☺ +	Fructosefrei. Je mitverzehrter Portion (85 g) Menge × Z-Zahl extra vertragen.	Z ×1,75 Z ×0,75 Z ×0,375

3.5.2 Fleisch und Fisch

Fleisch & Fisch	FRUCTOSE		Standardmenge	VSr 1/2/3
Bierwurst	Z ×1	☺ +	Fructosefrei. Je mitverzehrter Portion (55 g) Menge × Z-Zahl extra vertragen.	Z ×0,5 Z ×0,25 Z ×0,125
Bockwurst	Z ×¼	☺ +	Fructosefrei. Je mitverzehrter Portion (55 g) Menge × Z-Zahl extra vertragen.	
Bratwurst	Z ×¼	☺ +	Fructosefrei. Je mitverzehrter Portion (55 g) Menge × Z-Zahl extra vertragen.	
Bratwurst mit Bier	Z ×¼	☺ +	Fructosefrei. Je mitverzehrter Portion (55 g) Menge × Z-Zahl extra vertragen.	
Bratwurst, fettreduziert	Z ×2¾	☺ +	Fructosefrei. Je mitverzehrter Portion (55 g) Menge × Z-Zahl extra vertragen.	Z ×1,25 Z ×0,5 Z ×0,25
Bratwurst, Käsefüllung mit Bier	Z ×½	☺ +	Fructosefrei. Je mitverzehrter Portion (55 g) Menge × Z-Zahl extra vertragen.	Z ×0,25 Z ×0 Z ×0
Bratwurst, Pute	Z ×1½	☺ +	Fructosefrei. Je mitverzehrter Portion (55 g) Menge × Z-Zahl extra vertragen.	Z ×0,75 Z ×0,25 Z ×0,125
Bratwurst, Rind	Z ×1	☺ +	Fructosefrei. Je mitverzehrter Portion (55 g) Menge × Z-Zahl extra vertragen.	Z ×0,5 Z ×0,25 Z ×0,125
Butterfisch, Zitronen-Pfeffermarinade		☺	Fructosefrei	
Cordon Bleu Hähnchen	2	🍳	Portion (140 g); 280 g insgesamt.	4,25 8,75 13,25
Fischkroketten		☺	Fructosefrei	
Fischstäbchen		☺	Fructosefrei	
Garnelen in Knusper-kruste		☺	Fructosefrei	
Garnelen mit Gewürzma-rinade		☺	Enthält nur Spuren	>90 >90 >90
Garnelen, Parmesansoße		☺	Fructosefrei	

Fleisch & Fisch	FRUCTOSE	Standardmenge	ᵛˢ⌐ 1/2/3
Gulasch, Rind	☺	Enthält nur Spuren	>90 >90 >90
Hühnchen mit Haut	☺	Fructosefrei	
Hühnerfrikassee	☺	Fructosefrei	
Kaviar	☺	Fructosefrei	
Leberpastete	☺	Fructosefrei	
Matjes	☺	Fructosefrei	
Mettwurst	☺	Fructosefrei	
Muscheln	☺	Fructosefrei	
Muscheln, Zwiebeln-Pilzen Füllung	☺	Fructosefrei	
Pökelfleisch	☺	Fructosefrei	
Putenbrust	☺	Fructosefrei	
Ragout	☺	Fructosefrei	
Räucherfisch, Lachs	☺	Fructosefrei	
Rindersteak	☺	Fructosefrei	
Rollmops	☺	Fructosefrei	
Sauerbraten	34¾ ☺	Portion (159 g); 5525 g insgesamt.	69,75 >90 >90

Fleisch & Fisch	FRUCTOSE	Standardmenge	VS 1/2/3
Schinken, Rind	😊	Fructosefrei	
Schnitzel	😊	Fructosefrei	
Spare Rips Rind	😊	Fructosefrei	
Tintenfischringe	😊	Fructosefrei	
Thunfisch aus der Dose mit Öl	😊	Fructosefrei	
Unverarbeiteter Fisch und Seefrüchte	😊	Fructosefrei	

3.5.3 Gerichte

Gerichte	FRUCTOSE		Standardmenge	^{vs} 1/2/3
Asiatische Gemüsepfanne mit Reisnudeln	Z ×1	☺ +	Fructosefrei. Je mitverzehrter Portion (200 g) Menge × Z-Zahl extra vertragen.	Z ×0,5 Z ×0,25 Z ×0,125
Bohneneintopf		☺	Fructosefrei	
Bratkartoffeln Lyonnaise		☺	Fructosefrei	
Broccolicremesuppe		☺	Fructosefrei	
Burger mit Rührei	Z ×9¼	☺ +	Fructosefrei. Je mitvezehrtem Stück (158 g) Menge × Z-Zahl extra vertragen.	Z ×4,5 Z ×2,25 Z ×1,125
Burrito (Taco Bell®)		☺	Fructosefrei	
Calzone		☺	Fructosefrei	
Chili con Carne	87½	🍲	Esslöffel (15 g); 1313 g insgesamt.	>90 >90 >90
Chop Suey mit Hähnchen		☺	Fructosefrei	
Chop Suey mit Tofu		☺	Fructosefrei	
Erbseneintopf		☺	Fructosefrei	
Erbsensuppe		☺	Fructosefrei	
Erdbeermilchshake (Wendy's®)	Z ×4¼	☺ +	Fructosefrei. Je mitgetrunk. Glas (200 ml) Menge × Z-Zahl extra vertragen.	Z ×2 Z ×1 Z ×0,5
Frühlingsrolle	10½	🍲	Portion (140 g); 1470 g insgesamt.	21 42 63
Gemüselasagne		☺	Fructosefrei	

Gerichte	FRUCTOSE		Standardmenge	VS ⛊ 1/2/3
Hähnchen Klöße Suppe	2½	☺	Esslöffel (15 g); 38 g insgesamt.	5 10 15,25
Hähnchen Süß-sauer		🥄	Enthält nur Spuren	>90 >90 >90
Hähnchencremesuppe	$Z \times 1\frac{3}{4}$	☺	Fructosefrei. Je mitvezehrtem Stück (199 g) Menge × Z-Zahl extra vertragen.	Z ×0,75 Z ×0,25 Z ×0,125
Hot Dog		☺+	Fructosefrei	
Hühnersuppe klassisch		☺	Fructosefrei	
Hühner-WanTan Suppe		☺	Fructosefrei	
Kartoffelcremesuppe	$Z \times \frac{1}{2}$	☺	Fructosefrei. Je mitverzehrter Portion (140 g) Menge × Z-Zahl extra vertragen.	Z ×0,25 Z ×0 Z ×0
Kartoffelsalat mit Ei und Mayonnaise	$Z \times \frac{1}{4}$	☺+	Fructosefrei. Je mitverzehrter Portion (140 g) Menge × Z-Zahl extra vertragen.	
Kartoffelsalat mit Essig Öl und Schinken		☺+	Fructosefrei	
Kartoffelsuppe mit Broccoli und Käse	6	☺	Portion (140 g); 840 g insgesamt.	12,25 24,5 36,75
Käselasagne		🍽	Fructosefrei	
Käseravioli		☺	Fructosefrei	
Kürbiscremesuppe	$Z \times \frac{1}{4}$	☺	Fructosefrei. Je mitverzehrter Portion (250 g) Menge × Z-Zahl extra vertragen.	
Kürbisravioli	$Z \times \frac{1}{4}$	☺+	Fructosefrei. Je mitverzehrter Portion (140 g) Menge × Z-Zahl extra vertragen.	
Lasagne mit Rindfleisch	$Z \times \frac{1}{4}$	☺+	Fructosefrei. Je mitverzehrter Portion (245 g) Menge × Z-Zahl extra vertragen.	
Lauchsuppe	2½	☺+	Esslöffel (15 g); 38 g insgesamt.	5 10 15,25

Gerichte	FRUCTOSE	Standardmenge	VS 1/2/3
Linsensuppe	😊	Fructosefrei	
Makkaroni mit Käse	😊	Fructosefrei	
Mexikanische Pizza (Taco Bell®)	14½	🍰 Stück (213 g); 3089 g insgesamt.	29,25 58,5 88
Minestrone, kleine Portion	😊	Fructosefrei	
Minestrone, selbstgemacht	😊	Fructosefrei	
Nachos mit Käsesoße (Taco Bell®)	😊	Fructosefrei	
Nudelauflauf mit Bratensoße, Käse und Gemüse	😊	Fructosefrei	
Nudelsalat mit Ei, Fleisch und Mayonnaise	Z ×½	😊+ Fructosefrei. Je mitverzehrter Portion (140 g) Menge × Z-Zahl extra vertragen.	Z ×0,25 Z ×0 Z ×0
Nudelsalat mit Gemüse, italienisches Dressing	2½	🍲 Portion (140 g); 350 g insgesamt.	5 10,25 15,5
Nudelsuppenmix, trocken	Z ×¼	😊+ Fructosefrei. Je mitverzehrter Portion (16 g) Menge × Z-Zahl extra vertragen.	
Omelette mit Schinken	Z ×1¾	😊+ Fructosefrei. Je mitverzehrter Portion (110 g) Menge × Z-Zahl extra vertragen.	Z ×0,75 Z ×0,25 Z ×0,125
Omelette mit Wurst, Kartoffeln und Zwiebeln	Z ×1	😊+ Fructosefrei. Je mitverzehrter Portion (110 g) Menge × Z-Zahl extra vertragen.	Z ×0,5 Z ×0,25 Z ×0,125
Paella	2	🍲 Portion (240 g); 480 g insgesamt.	4 8,25 12,25
Phat Thai	😊	Fructosefrei	
Pilzcremesuppe	😊	Enthält nur Spuren	>90 >90 >90
Pizza Hut® Pepperoni Lover's pizza, stuffed crust	😊	Fructosefrei	

Gerichte	FRUCTOSE		Standardmenge	^{VS}⌐ 1/2/3
Pizza Hut® Personal Pan, supreme		☺	Fructosefrei	
Pizza mit Käse	Z ×¾	☺+	Fructosefrei. Je mitvezehrtem Stück (209 g) Menge × Z-Zahl extra vertragen.	Z ×0,25 Z ×0 Z ×0
Pizzabrot	Z ×¼	☺+	Fructosefrei. Je mitvezehrtem Stück (56 g) Menge × Z-Zahl extra vertragen.	
Ratatouille		☺	Fructosefrei	
Ravioli mit Fleischfüllung	Z ×½	☺+	Fructosefrei. Je mitverzehrter Portion (250 g) Menge × Z-Zahl extra vertragen.	Z ×0,25 Z ×0 Z ×0
Ravioli mit Spinat	Z ×¼	☺+	Fructosefrei. Je mitverzehrter Portion (250 g) Menge × Z-Zahl extra vertragen.	
Reisauflauf mit Tomatensoße, Käse und Gemüse	Z ×1	☺+	Fructosefrei. Je mitverzehrter Portion (244 g) Menge × Z-Zahl extra vertragen.	Z ×0,5 Z ×0,25 Z ×0,125
Rind-Nudelsuppe		☺	Fructosefrei	
Rote Bohnen-Reissuppe	¼	🍲	Portion (51,03 g); 13 g insgesamt.	0,5 1,25 2
Rote Grütze	Z ×5¼	☺+	Fructosefrei. Je mitverzehrter Portion (40 g) Menge × Z-Zahl extra vertragen.	Z ×2,5 Z ×1,25 Z ×0,625
Rührei Bacon	Z ×1¾	☺+	Fructosefrei. Je mitverzehrter Portion (110 g) Menge × Z-Zahl extra vertragen.	Z ×0,75 Z ×0,25 Z ×0,125
Selleriecremesuppe		☺	Fructosefrei	
Sesamhähnchen		☺	Fructosefrei	
Spaghetti Carbonara	Z ×¾	☺+	Fructosefrei. Je mitverzehrter Portion (201 g) Menge × Z-Zahl extra vertragen.	Z ×0,25 Z ×0 Z ×0
Spargelcremesuppe	34	🍲	Portion (245 g); 8330 g insgesamt.	68 >90 >90
Spinatcremesuppenmix	Z ×¼	🍲	Fructosefrei. Je mitverzehrter Portion (17 g) Menge × Z-Zahl extra vertragen.	

Gerichte	FRUCTOSE		Standardmenge	ᵛˢᵣ 1/2/3
Spinatlasagne	9¾		Portion (140 g); 1365 g insgesamt.	19,75 39,5 59,5
Suppenbasis	5½		Portion (140 g); 770 g insgesamt.	11 22,25 33,25
Sushi	54½		Esslöffel (15 g); 818 g insgesamt.	>90 >90 >90
Sushi mit Fisch			Fructosefrei	
Sushi mit Fisch und Gemüse im Algenmantel	16		Portion (140 g); 2240 g insgesamt.	32,25 64,75 >90
Taco mit Bohnen und Käse			Fructosefrei	
Tomatencremesuppe Trockenmix	8¼		Portion (140 g); 1155 g insgesamt.	16,5 33 49,75
Tomatenchutney			Fructosefrei	
Vegetarische Nudeln mit Auberginen	6¾		Portion (34,66 g); 234 g insgesamt.	13,75 27,5 41,5
Vegetarische Suppe			Fructosefrei	
Vietnamesische Nudelsuppe	Z ×¼		Fructosefrei. Je mitverzehrter Portion (126 g) Menge × Z-Zahl extra vertragen.	
Wrap (Taco Bell®)			Fructosefrei	

3.5.4   Gewürze und Soßen

Gewürze & Soßen	FRUCTOSE		Standardmenge	VS⌐ 1/2/3
Apfelessig	8¼		Portion (14,94 g); 123 g insgesamt.	16,5 33,25 50
Balsamico Dressing Kraft®		☺	Enthält nur Spuren	>90 >90 >90
Balsamicoessig		☺	Fructosefrei	
Barbecue Soße		☺	Fructosefrei	
Basilikum		☺	Fructosefrei	
Bertolli® Olivenöl		☺	Fructosefrei	
Bouillon		☺	Fructosefrei	
Branntweinessig		☺	Fructosefrei	
Bratensoße		☺	Fructosefrei	
Cayenne Pfeffer	51		Prise (1 g); 51 g insgesamt.	>90 >90 >90
Chilisoße	1¼		Portion (68 g); 85 g insgesamt.	2,75 5,75 8,75
Chinesische Austernsoße	32½	☺	Portion (32 g); 1040 g insgesamt.	65 >90 >90
Cocktailsoße	Z ×2	☺ +	Fructosefrei. Je mitverzehrter Portion (68 g) Menge × Z-Zahl extra vertragen.	Z ×1 Z ×0,5 Z ×0,25
Crème fraîche Dressing Kraft®	4½		Portion (30 g); 135 g insgesamt.	9 18 27
Currysoße		☺	Fructosefrei	

Gewürze & Soßen	FRUCTOSE		Standardmenge	VS 1/2/3
Distelöl		☺	Fructosefrei	
Erdnusssoße		☺	Fructosefrei	
Französische Zwiebel-suppe	Z ×1½	☺ +	Fructosefrei. Je mitverzehrter Portion (126 g) Menge × Z-Zahl extra vertragen.	Z ×0,75 Z ×0,25 Z ×0,125
French Dressing Kraft®	61½	🥣	Portion (30 g); 1845 g insgesamt.	>90 >90 >90
Frühlingszwiebeln	Z ×¼	☺ +	Fructosefrei. Je mitvezehrtem Stück (15,7 g) Menge × Z-Zahl extra vertragen.	
Hamburgersoße		☺	Fructosefrei	
Heinz® 57 Soße	Z ×½	☺ +	Fructosefrei. Je mitverzehrter Portion (15,63 g) Menge × Z-Zahl extra vertragen.	Z ×0,25 Z ×0 Z ×0
Honig-Senf Soße	4¾	🥣	Portion (28 g); 133 g insgesamt.	9,5 19,25 28,75
Ingwer	89¼	🥄	Prise (1 g); 89 g insgesamt.	>90 >90 >90
Ingwer und Wasabi		☺	Enthält nur Spuren	>90 >90 >90
Ingwersoße		☺	Fructosefrei	
Italian Dressing Kraft®	Z ×¾	☺ +	Fructosefrei. Je mitverzehrter Portion (30 g) Menge × Z-Zahl extra vertragen.	Z ×0,25 Z ×0 Z ×0
Joghurt-Kräuter Dressing Kraft®	Z ×½	☺ +	Fructosefrei. Je mitverzehrter Portion (30 g) Menge × Z-Zahl extra vertragen.	Z ×0,25 Z ×0 Z ×0
Kapern		☺	Fructosefrei	
Karamellsoße	Z ×6	☺ +	Fructosefrei. Je mitverzehrter Portion (41 g) Menge × Z-Zahl extra vertragen.	Z ×3 Z ×1,5 Z ×0,75
Ketchup	Z ×¼	☺ +	Fructosefrei. Je mitverzehrter Portion (15 g) Menge × Z-Zahl extra vertragen.	

Gewürze & Soßen	FRUCTOSE		Standardmenge	VS 1/2/3
Ketchup, wenig Salz	Z ×¼	☺+	Fructosefrei. Je mitverzehrter Portion (15 g) Menge × Z-Zahl extra vertragen.	
Knoblauchpulver		☺	Enthält nur Spuren	>90 >90 >90
Knoblauchsoße		☺	Fructosefrei	
Kokosnussöl		☺	Fructosefrei	
Koriander		☺	Fructosefrei	
Kresse		☺	Fructosefrei	
Kürbiskernöl		☺	Fructosefrei	
Leinöl		☺	Fructosefrei	
Maiskeimöl		☺	Fructosefrei	
Mayonnaise Kraft®		☺	Fructosefrei	
Mayonnaise ohne Fett Kraft®		☺	Fructosefrei	
Meerrettich		☺	Fructosefrei	
Miracle Whip Balance Kraft®		☺	Fructosefrei	
Miracle Whip Kraft®		☺	Fructosefrei	
Miracle Whip so leicht Kraft®		☺	Fructosefrei	
Oregano		☺	Fructosefrei	

Gewürze & Soßen	FRUCTOSE	Standardmenge	VS⌐ 1/2/3
Palmkernöl	🙂	Fructosefrei	
Pesto Verde	🙂	Enthält nur Spuren	>90 >90 >90
Petersilie	🙂	Enthält nur Spuren	>90 >90 >90
Pfeffer, schwarz	🙂	Fructosefrei	
Pfefferminze, frisch	🙂	Fructosefrei	
Pilzsauce	🙂	Fructosefrei	
Ranch Soße	🙂	Fructosefrei	
Remouladensoße	🙂	Fructosefrei	
Rosmarin	🙂	Fructosefrei	
Rotweinessig	🙂	Fructosefrei	
Salsa	5¼	Esslöffel (15 g); 79 g insgesamt.	10,5 21,25 31,75
Salsa Dip	2¼	Portion (32,38 g); 73 g insgesamt.	4,75 9,75 14,75
Sandwichsoße	🙂	Fructosefrei	
Sauce Hollandaise	🙂	Fructosefrei	
Schnittlauch	🙂	Fructosefrei	
Schokoladensoße	Z ×1½	Fructosefrei. Je mitvezehrtem Esslöffel (15 g) Menge × Z-Zahl extra vertragen.	Z ×0,75 Z ×0,25 Z ×0,125

Gewürze & Soßen	FRUCTOSE	Standardmenge	VS 1/2/3
Senf, Dijon	☺	Fructosefrei	
Sojaöl	☺	Fructosefrei	
Sojasoße	☺	Fructosefrei	
Sonnenblumenöl	☺	Fructosefrei	
Süß-sauer Soße	½	Esslöffel (15 g); 8 g insgesamt.	1,25 2,75 4,25
Tabasco® Soße	☺	Fructosefrei	
Tahini	☺+	Fructosefrei	
Thousand Island Dressing Kraft®	Z ×¼	Fructosefrei. Je mitvezehrtem Esslöffel (15 g) Menge × Z-Zahl extra vertragen.	
Thymian	🪐	Fructosefrei	
Tomatenpesto	1	Portion (85 g); 85 g insgesamt.	2 4,25 6,25
Tomatensoße	Z ×¾	Fructosefrei. Je mitverzehrter Portion (60 g) Menge × Z-Zahl extra vertragen.	Z ×0,25 Z ×0 Z ×0
Tsatsikisoße	21	Portion (30 g); 630 g insgesamt.	42 84,25 >90
Vanillesoße	☺	Fructosefrei	
Walnussöl	☺	Fructosefrei	
Weiße Soße	☺	Fructosefrei	
Zitronenbuttersoße	☺	Enthält nur Spuren	>90 >90 >90

3.6 Schnellrestaurants

3.6.1 Burger King®

Burger King®	FRUCTOSE		Standardmenge	VS 1/2/3
Apfel Pommes	0^2		Portion (140 g); ab VS 2 vertragen Sie 1/4	0 0,25 0,5
Balsamico Vinaigrette Dressing		☺	Fructosefrei	
BBQ Sauce	$Z \times 1\frac{1}{4}$	☺ ＋	Fructosefrei. Je mitverzehrter Portion (31 g) Menge × Z-Zahl extra vertragen.	Z ×0,5 Z ×0,25 Z ×0,125
BK Toastie® Schinken, Käse	$Z \times 1$	☺ ＋	Fructosefrei. Je mitvezehrtem Stück (131 g) Menge × Z-Zahl extra vertragen.	Z ×0,5 Z ×0,25 Z ×0,125
Cheeseburger	$29\frac{1}{2}$		Stück (121 g); 3570 g insgesamt.	59 >90 >90
Crispy Chicken®	$1\frac{1}{2}$		Stück (149 g); 224 g insgesamt.	3,25 6,75 10
Crispy Chicken® Wrap		☺	Fructosefrei	
Delight Salad	$4\frac{1}{4}$		Portion (140 g); 595 g insgesamt.	8,5 17,25 26
Fish King®		☺	Fructosefrei	
Hamburger	$32\frac{3}{4}$		Stück (109 g); 3570 g insgesamt.	65,5 >90 >90
KING Pommes®		☺	Fructosefrei	
KING Shakes®, Chocolate	$Z \times 7\frac{1}{4}$	☺ ＋	Fructosefrei. Je mitverzehrter Portion (231 g) Menge × Z-Zahl extra vertragen.	Z ×3,5 Z ×1,75 Z ×0,875
KING Shakes®, Strawberry	$Z \times 5\frac{1}{4}$	☺ ＋	Fructosefrei. Je mitverzehrter Portion (229 g) Menge × Z-Zahl extra vertragen.	Z ×2,5 Z ×1,25 Z ×0,625
KING Shakes®, Vanilla	$Z \times 5\frac{3}{4}$	☺ ＋	Fructosefrei. Je mitverzehrter Portion (238 g) Menge × Z-Zahl extra vertragen.	Z ×2,75 Z ×1,25 Z ×0,625

Burger King®	FRUCTOSE		Standardmenge	VS 1/2/3
Long Chicken®	5		Stück (264 g); 1320 g insgesamt.	10 20,25 30,5
Mini Pancakes	Z ×6	☺ ✛	Fructosefrei. Je mitvezehrtem Stück (187 g) Menge × Z-Zahl extra vertragen.	Z ×3 Z ×1,5 Z ×0,75
Onion Ring Sauce		☺	Fructosefrei	
Onion Rings	Z ×1½	☺ ✛	Fructosefrei. Je mitverzehrter Portion (70 g) Menge × Z-Zahl extra vertragen.	Z ×0,75 Z ×0,25 Z ×0,125
Salsa Extra Hot Sauce	Z ×1	☺ ✛	Fructosefrei. Je mitverzehrter Portion (31 g) Menge × Z-Zahl extra vertragen.	Z ×0,5 Z ×0,25 Z ×0,125
Salsa Sauce	2¼		Portion (35 g); 79 g insgesamt.	4,5 9 13,5
Sundaes®, Caramel	Z ×8½	☺ ✛	Fructosefrei. Je mitverzehrter Portion (141 g) Menge × Z-Zahl extra vertragen.	Z ×4,25 Z ×2 Z ×1
Sundaes®, Chocolate Fudge	Z ×6¾	☺ ✛	Fructosefrei. Je mitverzehrter Portion (141 g) Menge × Z-Zahl extra vertragen.	Z ×3,25 Z ×1,5 Z ×0,75
Sundaes®, mini M & M®	Z ×6¾	☺ ✛	Fructosefrei. Je mitverzehrter Portion (204 g) Menge × Z-Zahl extra vertragen.	Z ×3,25 Z ×1,5 Z ×0,75
Sundaes®, Oreo®	Z ×7¼	☺ ✛	Fructosefrei. Je mitverzehrter Portion (204 g) Menge × Z-Zahl extra vertragen.	Z ×3,5 Z ×1,75 Z ×0,875
Sundaes®, Strawberry	Z ×2½	☺ ✛	Fructosefrei. Je mitverzehrter Portion (141 g) Menge × Z-Zahl extra vertragen.	Z ×1,25 Z ×0,5 Z ×0,25
Sweet&Sour Sauce	¼		Portion (30 g); 8 g insgesamt.	0,5 1,25 2
Whopper® mit Käse	1¾		Stück (315 g); 551 g insgesamt.	3,75 7,75 11,75

3.6.2 KFC®

KFC®	FRUCTOSE		Standardmenge	ⅧⓇ 1/2/3
BBQ Sauce	Z ×1¼	☺ +	Fructosefrei. Je mitverzehrter Portion (31 g) Menge × Z-Zahl extra vertragen.	Z ×0,5 Z ×0,25 Z ×0,125
Cole Slaw Salat	Z ×¼	☺ +	Fructosefrei. Je mitverzehrter Portion (100 g) Menge × Z-Zahl extra vertragen.	
Crispy Strips®		☺	Fructosefrei	
Curry Salsa Soße	Z ×1	☺ +	Fructosefrei. Je mitverzehrter Portion (29,4 g) Menge × Z-Zahl extra vertragen.	Z ×0,5 Z ×0,25 Z ×0,125
Gartensalat	1¾	🍽	Portion (100 g); 175 g insgesamt.	3,75 7,75 11,75
Grilled Chicken Salad	2	🍽	Portion (140 g); 280 g insgesamt.	4,25 8,75 13,25
Hot Filet Bites		☺	Fructosefrei	
Hot Wings®		☺	Fructosefrei	
Kartoffelpüree mit Gravy		☺	Fructosefrei	
Maiskolben		☺	Fructosefrei	
Salatdressing French		☺ +	Fructosefrei	
Smacker	3	🍰	Stück (101 g); 303 g insgesamt.	6,25 12,5 18,75
Süß sauer Soße	¼	🍽	Portion (30 g); 8 g insgesamt.	0,5 1,25 1,75
Twister®	10¼	🍰	Stück (218 g); 2235 g insgesamt.	20,75 41,5 62,5
Yummy Twister®	9¼	🍰	Stück (240 g); 2220 g insgesamt.	18,75 37,75 56,75

3.6.3 McDonald's®

McDonald's®	FRUCTOSE		Standardmenge	VS⌇ 1/2/3
Apfeltüte	¼	🍰	Stück (34 g); 9 g insgesamt.	0,75 1,5 2,25
Balsamico Dressing		😊	Fructosefrei	
Barbecue Sauce	Z ×1½	😊 ⊕	Fructosefrei. Je mitverzehrter Portion (31 g) Menge × Z-Zahl extra vertragen.	Z ×0,75 Z ×0,25 Z ×0,125
Big Mac®	4¼	🍰	Stück (215 g); 914 g insgesamt.	8,75 17,75 26,75
Cheeseburger	3¼	🍰	Stück (114 g); 371 g insgesamt.	6,75 13,5 20,5
Chicken McNuggets®		😊	Fructosefrei	
Chili Sauce	Z ×1¾	😊 ⊕	Fructosefrei. Je mitverzehrter Portion (31 g) Menge × Z-Zahl extra vertragen.	Z ×0,75 Z ×0,25 Z ×0,125
Dark Chocolate	Z ×2	😊 ⊕	Fructosefrei. Je mitgetrunk. Tasse (150 ml) Menge × Z-Zahl extra vertragen.	Z ×1 Z ×0,5 Z ×0,25
Doppel-Cheeseburger	3½	🍰	Stück (165 g); 578 g insgesamt.	7,25 14,75 22,25
Hamburger	3¼	🍰	Stück (100 g); 325 g insgesamt.	6,75 13,75 20,5
Hamburger Royal TS®	28¾	🍰	Stück (173 g); 4974 g insgesamt.	57,75 >90 >90
Haus Dressing	39½	🥣	Portion (30 g); 1185 g insgesamt.	79,25 >90 >90
Iced Fruit Smoothie	2½	🥤	Glas (200 ml); 500 ml insgesamt.	5,25 10,5 15,75
McCafé® Choc Cookie	Z ×½	😊 ⊕	Fructosefrei. Je mitverzehrtem Stück (33 g) Menge × Z-Zahl extra vertragen.	Z ×0,25 Z ×0 Z ×0
McCafé® Schoko Frappé	Z ×4	😊 ⊕	Fructosefrei. Je mitgetrunk. Tasse (150 ml) Menge × Z-Zahl extra vertragen.	Z ×2 Z ×1 Z ×0,5

McDonald's	FRUCTOSE		Standardmenge	VS 1/2/3
McCafé® Vanille u. a. Frappé	Z ×¼	😊➕	Fructosefrei. Je mitgetrunk. Tasse (150 ml) Menge × Z-Zahl extra vertragen.	
McChicken®	1½	🍰	Stück (143 g); 215 g insgesamt.	3 6 9
McDouble®	3½	🍰	Stück (151 g); 529 g insgesamt.	7,25 14,75 22,25
McFish®	1¾	🍰	Stück (142 g); 249 g insgesamt.	3,75 7,75 11,75
McFlurry® Smarties®	Z ×3½	😊➕	Fructosefrei. Je mitverzehrter Portion (228 g) Menge × Z-Zahl extra vertragen.	Z ×1,75 Z ×0,75 Z ×0,375
McMuffin® Sausage & Egg	Z ×1	😊➕	Fructosefrei. Je mitvezehrtem Stück (164 g) Menge × Z-Zahl extra vertragen.	Z ×0,5 Z ×0,25 Z ×0,125
McRib®	Z ×¾	😊➕	Fructosefrei. Je mitvezehrtem Stück (208 g) Menge × Z-Zahl extra vertragen.	Z ×0,25 Z ×0 Z ×0
McSundae® mit Kara-mellsauce	Z ×6¾	😊➕	Fructosefrei. Je mitverzehrter Portion (182 g) Menge × Z-Zahl extra vertragen.	Z ×3,25 Z ×1,5 Z ×0,75
McSundae® mit Schoko-sauce	Z ×7½	😊➕	Fructosefrei. Je mitverzehrter Portion (179 g) Menge × Z-Zahl extra vertragen.	Z ×3,75 Z ×1,75 Z ×0,875
Milchshake Schokoge-schmack	Z ×5¾	😊➕	Fructosefrei. Je mitverzehrter Portion (210 g) Menge × Z-Zahl extra vertragen.	Z ×2,75 Z ×1,25 Z ×0,625
Milchshake Vanille- oder Erdbeergeschmack	Z ×¼	😊➕	Fructosefrei. Je mitverzehrter Portion (206 g) Menge × Z-Zahl extra vertragen.	
Orangensaft	¾	🥛	Glas (200 ml); 150 ml insgesamt.	1,5 3,25 5
Pommes Frites		😊	Fructosefrei	
Senf Sauce	Z ×1¼	😊➕	Fructosefrei. Je mitverzehrter Portion (20 g) Menge × Z-Zahl extra vertragen.	Z ×0,5 Z ×0,25 Z ×0,125
Snack Salat Classic	2¾	🥗	Portion (100 g); 275 g insgesamt.	5,75 11,75 17,75
Snack Wrap® TS		🍰	Fructosefrei	

McDonald's*	FRUCTOSE	Standardmenge	VS⌐ 1/2/3
Süßsauer Soße	¼	Portion (30 g); 8 g insgesamt.	0,75 1,75 2,75

3.6.4 Subway®

Subway®	FRUCTOSE		Standardmenge	VS 1/2/3
BBQ Rip Sandwich mit Weißbrot & Gemüse, 15 cm	¾	🍰	Stück (233 g); 175 g insgesamt.	1,5 3,25 5
BBQ-Soße		🙂	Fructosefrei	
Cheese-Oregano Brot, 15 cm	Z ×½	🙂+	Fructosefrei. Je mitverzehrtem Stück (75 g) Menge × Z-Zahl extra vertragen.	Z ×0,25 Z ×0 Z ×0
Chicken Teriyaki Sandwich, Weißbrot & Gemüse, 15 cm	12¾	🍰	Stück (276 g); 3519 g insgesamt.	25,75 51,75 77,5
Chipotle Southwest Soße		🙂	Fructosefrei	
Cookie Chocolate Chip	Z ×1	🙂+	Fructosefrei. Je mitverzehrtem Stück (45 g) Menge × Z-Zahl extra vertragen.	Z ×0,5 Z ×0,25 Z ×0,125
Cookie Chocolate Chip mit Rainbow Candy	Z ×½	🙂+	Fructosefrei. Je mitverzehrtem Stück (45 g) Menge × Z-Zahl extra vertragen.	Z ×0,25 Z ×0 Z ×0
Cookie Double Chocolate Chip	Z ×1	🙂+	Fructosefrei. Je mitverzehrtem Stück (45 g) Menge × Z-Zahl extra vertragen.	Z ×0,5 Z ×0,25 Z ×0,125
Cookie White Chip Macadamia Nut		🙂	Fructosefrei	
Essig und Öl		🙂	Fructosefrei	
Extra Bacon		🙂	Fructosefrei	
Ham Sandwich mit Weißbrot und Gemüse, 15 cm	¾	🍰	Stück (219 g); 164 g insgesamt.	1,5 3,25 5
Honey Mustard Soße	4½	🍲	Portion (30 g); 135 g insgesamt.	9 18 27
Honey Oat Brot, 15 cm	2¼	🍰	Stück (89 g); 200 g insgesamt.	4,75 9,75 14,5

Subway®	FRUCTOSE		Standardmenge	VS 1/2/3
Italian BMT Sandwich mit Weißbrot & Gemüse, 15 cm	¾		Stück (226 g); 170 g insgesamt.	1,5 3,25 5
Monterey Cheddar Käse		☺	Fructosefrei	
Mustard		☺	Fructosefrei	
Roasted Chicken Breast Sandwich mit Weißbrot und Gemüse, 15 cm	1½		Stück (233 g); 350 g insgesamt.	3 6 9,25
Roggen Vollkornbrot, 15 cm	1		Stück (78 g); 78 g insgesamt.	2 4 6
Schmelzkäse		☺	Fructosefrei	
Spicy Italian Sandwich mit Weißbrot & Gemüse, 15 cm	¾		Stück (222 g); 167 g insgesamt.	1,75 3,5 5,25
Steak & Cheese Sandwich mit Weißbrot und Gemüse, 15 cm	¾		Stück (245 g); 184 g insgesamt.	1,75 3,75 5,5
Sweet Onion Dressing	Z ×1	☺+	Fructosefrei. Je mitverzehrter Portion (30 g) Menge × Z-Zahl extra vertragen.	Z ×0,5 Z ×0,25 Z ×0,125
Tuna Sandwich mit Weißbrot und Gemüse, 15 cm	¾		Stück (233 g); 175 g insgesamt.	1,5 3,25 5
Turkey & Ham Sandwich, Weißbrot & Gemüse, 15 cm	¾		Stück (219 g); 164 g insgesamt.	1,5 3,25 5
Turkey Sandwich mit Weißbrot & Gemüse, 15 cm	¾		Stück (219 g); 164 g insgesamt.	1,5 3,25 5
VEGGIE DELITE®, Weißbrot und Gemüse, 15 cm	¾		Stück (162 g); 122 g insgesamt.	1,5 3,25 5

Subway®	FRUCTOSE		Standardmenge	VS\r 1/2/3
VEGGIE DELITE® Salat ohne Dressing	49¾		Portion (100 g); 4975 g insgesamt.	>90 >90 >90
Wrap ohne Füllung		☺	Fructosefrei	

3.7   Obst und Gemüse

3.7.1   Gemüse

Gemüse	FRUCTOSE		Standardmenge	VS:F 1/2/3
Artischocke		☺	Fructosefrei	
Aubergine	2¾	🍳	Portion (85 g); 234 g insgesamt.	5,5 11,25 17
Austernpilz	Z ×1¾	☺+	Fructosefrei. Je mitverzehrter Portion (85 g) Menge × Z-Zahl extra vertragen.	Z ×0,75 Z ×0,25 Z ×0,125
Avocado, grün	Z ×1	☺+	Fructosefrei. Je mitverzehrter Portion (30 g) Menge × Z-Zahl extra vertragen.	Z ×0,5 Z ×0,25 Z ×0,125
Bambussprossen	19½	🍳	Portion (85 g); 1658 g insgesamt.	39 78,25 >90
Bleichsellerie		☺	Fructosefrei	
Blumenkohl		☺	Fructosefrei	
Blumenkohl Romanesco	1	🍳	Portion (85 g); 85 g insgesamt.	2 4 6
Broccoli	3	🍳	Portion (85 g); 255 g insgesamt.	6 12,25 18,5
Champignons	Z ×¼	☺+	Fructosefrei. Je mitverzehrter Portion (15 g) Menge × Z-Zahl extra vertragen.	
Chayote	6¼	🍳	Portion (130 g); 813 g insgesamt.	12,75 25,5 38,25
Chicorée (Blätter)	5	🍳	Portion (85 g); 425 g insgesamt.	10,25 20,75 31
Chicoréewurzel		☺	Enthält nur Spuren	>90 >90 >90
Dunkelstreifiger Scheidling		☺	Fructosefrei	

Gemüse	FRUCTOSE		Standardmenge	^{VS} 1/2/3
Eisbergsalat	6	☺	Portion (85 g); 510 g insgesamt.	12,25 24,5 36,75
Endiviensalat		☺	Fructosefrei	
Enoki, Asiapilz		☺	Fructosefrei	
Erbsensprossen, gekocht		☺	Fructosefrei	
Fenchelknolle	$Z \times \frac{3}{4}$	☺	Fructosefrei. Je mitverzehrter Portion (85 g) Menge × Z-Zahl extra vertragen.	$Z \times 0,25$ $Z \times 0$ $Z \times 0$
Gartenbohnen		☺	Fructosefrei	
Gartensalat (Kopfsalat)	7½	☺	Portion (85 g); 638 g insgesamt.	15,25 30,5 45,75
Gekochte Tomaten	2¼	☺	Portion (85 g); 191 g insgesamt.	4,5 9,25 13,75
Grünkohl		☺	Fructosefrei	
Gurke	2½	☺	Portion (85 g); 213 g insgesamt.	5,25 10,5 16
Gurke, ohne Schale	2¾	☺	Portion (85 g); 234 g insgesamt.	5,5 11 16,75
Ingwerwurzel	89¼	☺	Portion (4 g); 357 g insgesamt.	>90 >90 >90
Karotten gekocht		☺	Fructosefrei	
Karotten roh		☺	Fructosefrei	
Kastanien		☺	Fructosefrei	
Kichererbsen		☺	Fructosefrei	

Gemüse	FRUCTOSE		Standardmenge	VS 1/2/3
Knoblauch		☺	Enthält nur Spuren	>90 >90 >90
Kohlrabi	Z ×¼	☺+	Fructosefrei. Je mitverzehrter Portion (85 g) Menge × Z-Zahl extra vertragen.	
Kopfsalat	6¾		Portion (85 g); 574 g insgesamt.	13,5 27,25 41
Krautsalat mit Ananas und Mayonnaise	Z ×¼	☺+	Fructosefrei. Je mitverzehrter Portion (100 g) Menge × Z-Zahl extra vertragen.	
Krautsalat mit Äpfeln und Rosinen	½		Portion (100 g); 50 g insgesamt.	1 2,25 3,25
Kürbis, Butternuss/Birne		☺	Fructosefrei	
Kürbis, Winter	1¾		Portion (130 g); 228 g insgesamt.	3,75 7,5 11,5
Limabohnen	½		Portion (90 g); 45 g insgesamt.	1,25 2,5 4
Linsen		☺	Fructosefrei	
Lollo Rosso	6¾		Portion (85 g); 574 g insgesamt.	13,5 27,25 41
Lotuswurzel		☺	Fructosefrei	
Luzernesprossen (Alfalfa)	14½		Portion (85 g); 1233 g insgesamt.	29,25 58,75 88
Maitake, Asiapilz	Z ×½	☺+	Fructosefrei. Je mitverzehrter Portion (15 g) Menge × Z-Zahl extra vertragen.	Z ×0,25 Z ×0 Z ×0
Mangold	Z ×½	☺+	Fructosefrei. Je mitverzehrter Portion (85 g) Menge × Z-Zahl extra vertragen.	Z ×0,25 Z ×0 Z ×0
Markstammkohl		☺	Fructosefrei	
Morcheln		☺	Fructosefrei	

Gemüse	FRUCTOSE		Standardmenge	VS 1/2/3
Mungbohnen	½		Portion (90 g); 45 g insgesamt.	1,25 2,75 4
Okra	2¼		Portion (85 g); 191 g insgesamt.	4,5 9,25 14
Oliven, grün		☺	Enthält nur Spuren	>90 >90 >90
Oliven, schwarz		☺	Fructosefrei	
Paprika grün		☺	Fructosefrei	
Paprika, gelb	½		Portion (85 g); 43 g insgesamt.	1,25 2,5 3,75
Pastinak	Z ×¼	☺+	Fructosefrei. Je mitverzehrter Portion (85 g) Menge × Z-Zahl extra vertragen.	
Patisson	4		Portion (85 g); 340 g insgesamt.	8,25 16,75 25
Peperoni grün	4½		Stück (43 g); 194 g insgesamt.	9,25 18,5 27,75
Peperoni rot	2¾		Stück (43 g); 118 g insgesamt.	5,5 11,25 17
Pilze mit Butter gebraten		☺	Fructosefrei	
Porree, Blätter	1½		Portion (85 g); 128 g insgesamt.	3,25 6,5 9,75
Porree, ganz	1½		Stück (89 g); 134 g insgesamt.	3 6 9,25
Porree, weiße Wurzel	9¼		Esslöffel (15 g); 139 g insgesamt.	18,5 37 55,5
Portulak	58¾		Portion (85 g); 4994 g insgesamt.	>90 >90 >90
Radicchio	2¼		Portion (85 g); 191 g insgesamt.	4,75 9,75 14,5

Gemüse	FRUCTOSE		Standardmenge	^{vs} 1/2/3
Radieschen	Z ×½	☺ +	Fructosefrei. Je mitverzehrter Portion (85 g) Menge × Z-Zahl extra vertragen.	Z ×0,25 Z ×0 Z ×0
Riesenkürbis		☺	Fructosefrei	
Römersalat	1¼	🥄	Portion (85 g); 106 g insgesamt.	2,75 5,5 8,25
Rosenkohl		☺	Fructosefrei	
Rote Beete		☺	Fructosefrei	
Rote Beete in Essig		☺	Fructosefrei	
Rotkohl	Z ×¼	☺ +	Fructosefrei. Je mitverzehrter Portion (85 g) Menge × Z-Zahl extra vertragen.	
Rucola Salat	4¾	🥄	Portion (85 g); 404 g insgesamt.	9,75 19,5 29,25
Sauerkraut		☺	Fructosefrei	
Saure Gurken	Z ×¼	☺ +	Fructosefrei. Je mitverzehrter Portion (30 g) Menge × Z-Zahl extra vertragen.	
Schalotte		☺	Fructosefrei	
Seetang		☺	Fructosefrei	
Sellerieknolle gekocht	6½	🥄	Esslöffel (15 g); 98 g insgesamt.	13,25 26,5 40
Senfkohl (ähnelt Mangold)	Z ×¼	☺ +	Fructosefrei. Je mitverzehrter Portion (85 g) Menge × Z-Zahl extra vertragen.	
Shiitake, Asiapilz	Z ×1	☺ +	Fructosefrei. Je mitverzehrter Portion (15 g) Menge × Z-Zahl extra vertragen.	Z ×0,5 Z ×0,25 Z ×0,125
Sojabohnen, gekocht	5½	🥄	Esslöffel (15 g); 83 g insgesamt.	11,25 22,75 34

Gemüse	FRUCTOSE		Standardmenge	VS 1/2/3
Sojasprossen, gekocht		☺	Fructosefrei	
Spaghettikürbis	Z ×¼	☺+	Fructosefrei. Je mitverzehrter Portion (85 g) Menge × Z-Zahl extra vertragen.	
Spargel	1½		Portion (85 g); 128 g insgesamt.	3 6,25 9,5
Spinat, gekocht		☺	Fructosefrei	
Stangenbohnen	4½		Portion (85 g); 383 g insgesamt.	9 18 27
Steckrübe	Z ×1	☺+	Fructosefrei. Je mitverzehrter Portion (85 g) Menge × Z-Zahl extra vertragen.	Z ×0,5 Z ×0,25 Z ×0,125
Süßkartoffel		☺	Fructosefrei	
Tempeh	3¼		Portion (85 g); 276 g insgesamt.	6,75 13,75 20,75
Tomate, gelb	2½		Portion (85 g); 213 g insgesamt.	5 10,25 15,5
Tomate, grün	1¾		Portion (85 g); 149 g insgesamt.	3,5 7 10,5
Tomaten, sonnengetrocknet in Öl	½		Esslöffel (15 g); 8 g insgesamt.	1 2 3
Topinambur		☺	Fructosefrei	
Wachsbohnen		☺	Fructosefrei	
Wachsflaschenkürbis		☺	Fructosefrei	
Weiße Rübe	Z ×½	☺+	Fructosefrei. Je mitverzehrter Portion (85 g) Menge × Z-Zahl extra vertragen.	Z ×0,25 Z ×0 Z ×0
Weißkohl	Z ×¾	☺+	Fructosefrei. Je mitverzehrter Portion (85 g) Menge × Z-Zahl extra vertragen.	Z ×0,25 Z ×0 Z ×0

Gemüse	FRUCTOSE		Standardmenge	1/2/3
Wirsing		☺	Fructosefrei	
Zucchini	2¼		Portion (85 g); 191 g insgesamt.	4,75 9,75 14,5
Zucht-Champignon	Z ×½	☺ +	Fructosefrei. Je mitverzehrter Portion (15 g) Menge × Z-Zahl extra vertragen.	Z ×0,25 Z ×0 Z ×0
Zuckermais	Z ×½	☺ +	Fructosefrei. Je mitverzehrter Portion (85 g) Menge × Z-Zahl extra vertragen.	Z ×0,25 Z ×0 Z ×0
Zuckerschoten	Z ×3½	☺ +	Fructosefrei. Je mitverzehrter Portion (85 g) Menge × Z-Zahl extra vertragen.	Z ×1,75 Z ×0,75 Z ×0,375
Zwiebel		☺	Fructosefrei	

3.7.2   Obst

Obst	FRUCTOSE		Standardmenge	1/2/3
Ananas	¾		Portion (140 g); 105 g insgesamt.	1,5 / 3 / 4,5
Ananas, getrocknet	½		Portion (40 g); 20 g insgesamt.	1 / 2 / 3
Apfel mit Schale	0^2		Stück (182 g); ab VS 2 vertragen Sie 1/4	0 / 0,25 / 0,25
Apfelmus, gesüßt	1¼		Esslöffel (15 g); 19 g insgesamt.	2,5 / 5,25 / 8
Apfelmus, ungesüßt	¾		Esslöffel (15 g); 11 g insgesamt.	1,5 / 3 / 4,5
Aprikose	Z ×1		Fructosefrei. Je mitvezehrtem Stück (35 g) Menge × Z-Zahl extra vertragen.	Z ×0,5 / Z ×0,25 / Z ×0,125
Aprikose, getrocknet, gekocht und gesüßt	Z ×1½		Fructosefrei. Je mitvezehrtem Stück (20 g) Menge × Z-Zahl extra vertragen.	Z ×0,75 / Z ×0,25 / Z ×0,125
Aprikose, getrocknet, ungesüßt	Z ×8		Fructosefrei. Je mitvezehrtem Stück (20 g) Menge × Z-Zahl extra vertragen.	Z ×4 / Z ×2 / Z ×1
Banane	Z ×¼		Fructosefrei. Je mitvezehrtem Stück (118 g) Menge × Z-Zahl extra vertragen.	
Bananenchips	3½		Portion (40 g); 140 g insgesamt.	7,25 / 14,5 / 22
Birne	½		Esslöffel (15 g); 8 g insgesamt.	1 / 2 / 3,25
Boysenbeere	69¼		Portion (8 g); 554 g insgesamt.	>90 / >90 / >90
Brombeere	3¾		Portion (140 g); 525 g insgesamt.	7,75 / 15,75 / 23,75
Clementine	7		Portion (140 g); 980 g insgesamt.	14,25 / 28,5 / 42,75
Cranberries frisch	Z ×2¾		Fructosefrei. Je mitverzehrter Portion (55 g) Menge × Z-Zahl extra vertragen.	Z ×1,25 / Z ×0,5 / Z ×0,25

Obst	FRUCTOSE		Standardmenge	VS 1/2/3
Cranberries getrocknet	Z ×3¼	☺ +	Fructosefrei. Je mitverzehrter Portion (40 g) Menge × Z-Zahl extra vertragen.	Z ×1,5 Z ×0,75 Z ×0,375
Datteln		☺	Fructosefrei	
Erdbeeren	½	🍽	Portion (140 g); 70 g insgesamt.	1 2 3,25
Feige gekocht, getrocknet und gesüßt	Z ×¾	☺ +	Fructosefrei. Je mitvezehrtem Stück (50 g) Menge × Z-Zahl extra vertragen.	Z ×0,25 Z ×0 Z ×0
Feigen, frisch	Z ×2	☺ +	Fructosefrei. Je mitvezehrtem Stück (50 g) Menge × Z-Zahl extra vertragen.	Z ×1 Z ×0,5 Z ×0,25
Gemeiner Bocksdorn	Z ×1	☺ +	Fructosefrei. Je mitvezehrter Portion (140 g) Menge × Z-Zahl extra vertragen.	Z ×0,5 Z ×0,25 Z ×0,125
Granatapfel	Z ×½	☺ +	Fructosefrei. Je mitvezehrtem Stück (15 g) Menge × Z-Zahl extra vertragen.	Z ×0,25 Z ×0 Z ×0
Grapefruit pink	2	🍽	Portion (140 g); 280 g insgesamt.	4,25 8,75 13,25
Guave	1¼	🍰	Stück (250 g); 313 g insgesamt.	2,75 5,5 8,5
Hagebutte	Z ×½	☺ +	Fructosefrei. Je mitvezehrter Portion (140 g) Menge × Z-Zahl extra vertragen.	Z ×0,25 Z ×0 Z ×0
Heidelbeere	3¾	🍽	Portion (140 g); 525 g insgesamt.	7,75 15,75 23,75
Himbeeren	½	🍽	Portion (140 g); 70 g insgesamt.	1,25 2,5 3,75
Holunderbeeren	¼	🍽	Portion (140 g); 35 g insgesamt.	0,5 1,25 2
Honigmelone	¾	🍽	Portion (140 g); 105 g insgesamt.	1,5 3,25 5
Jackfrucht		☺	Fructosefrei	
Kaki	2¾	🍰	Stück (140 g); 385 g insgesamt.	5,75 11,75 17,75

Obst	FRUCTOSE		Standardmenge	^{VS} 1/2/3
Kiwi gold	1		Stück (86 g); 86 g insgesamt.	2,25 4,75 7,25
Kiwi grün	3		Stück (69 g); 207 g insgesamt.	6 12 18
Kochbanane gekocht	¾		Stück (223 g); 167 g insgesamt.	1,75 3,5 5,25
Lange Honigmelone	1¼		Portion (140 g); 175 g insgesamt.	2,5 5 7,5
Limette		☺	Fructosefrei	
Litchis	1		Portion (140 g); 140 g insgesamt.	2,25 4,5 6,75
Loganbeere	Z ×1½	☺+	Fructosefrei. Je mitverzehrter Portion (140 g) Menge × Z-Zahl extra vertragen.	Z ×0,75 Z ×0,25 Z ×0,125
Magostane	35½		Portion (140 g); 4970 g insgesamt.	71,25 >90 >90
Mandarine	1¼		Portion (140 g); 175 g insgesamt.	2,5 5,25 7,75
Mango	1		Esslöffel (15 g); 15 g insgesamt.	2,25 4,5 7
Maulbeere	½		Portion (140 g); 70 g insgesamt.	1,25 2,75 4,25
Nektarinen		☺	Fructosefrei	
Orange	2¼		Portion (140 g); 315 g insgesamt.	4,75 9,5 14,25
Papaya	Z ×1	☺+	Fructosefrei. Je mitverzehrter Portion (140 g) Menge × Z-Zahl extra vertragen.	Z ×0,5 Z ×0,25 Z ×0,125
Passionsfrucht	Z ×2½	☺+	Fructosefrei. Je mitverzehrter Portion (140 g) Menge × Z-Zahl extra vertragen.	Z ×1,25 Z ×0,5 Z ×0,25
Pfirsich gelb rot	Z ×1	☺+	Fructosefrei. Je mitverzehrter Portion (140 g) Menge × Z-Zahl extra vertragen.	Z ×0,5 Z ×0,25 Z ×0,125

Obst	FRUCTOSE		Standardmenge	VS 1/2/3
Pfirsich weiß	$Z \times 1\frac{1}{4}$	☺ +	Fructosefrei. Je mitverzehrtem Stück (150 g) Menge × Z-Zahl extra vertragen.	$Z \times 0,5$ $Z \times 0,25$ $Z \times 0,125$
Pflaume	$Z \times \frac{1}{2}$	☺ +	Fructosefrei. Je mitverzehrter Portion (15 g) Menge × Z-Zahl extra vertragen.	$Z \times 0,25$ $Z \times 0$ $Z \times 0$
Piel de Sapo	$1\frac{1}{4}$	🍽	Portion (140 g); 175 g insgesamt.	2,5 5 7,5
Preiselbeeren	$Z \times 9\frac{1}{4}$	☺ +	Fructosefrei. Je mitverzehrter Portion (140 g) Menge × Z-Zahl extra vertragen.	$Z \times 4,5$ $Z \times 2,25$ $Z \times 1,125$
Quitte	$1\frac{1}{4}$	🥄	Esslöffel (15 g); 19 g insgesamt.	2,75 5,75 8,5
Rambutan	$1\frac{1}{4}$	🍽	Portion (140 g); 175 g insgesamt.	2,75 5,5 8,5
Rhabarber		☺	Fructosefrei	
Rosinen	$\frac{1}{2}$	🍽	Portion (40 g); 20 g insgesamt.	1 2 3
Rote Johannisbeere	1	🍽	Portion (140 g); 140 g insgesamt.	2,25 4,5 6,75
Sapodilla	$Z \times 3\frac{1}{2}$	☺ +	Fructosefrei. Je mitverzehrter Portion (140 g) Menge × Z-Zahl extra vertragen.	$Z \times 1,75$ $Z \times 0,75$ $Z \times 0,375$
Sauerkirschen	$Z \times \frac{1}{4}$	☺ +	Fructosefrei. Je mitverzehrter Portion (15 g) Menge × Z-Zahl extra vertragen.	
Schwarze Johannisbeere	$1\frac{1}{4}$	🍽	Portion (140 g); 175 g insgesamt.	2,5 5 7,5
Stachelanone	$1\frac{1}{4}$	🍽	Portion (140 g); 175 g insgesamt.	2,75 5,75 8,75
Stachelbeere	$Z \times 1$	☺ +	Fructosefrei. Je mitverzehrter Portion (140 g) Menge × Z-Zahl extra vertragen.	$Z \times 0,5$ $Z \times 0,25$ $Z \times 0,125$
Sternfrucht	$Z \times \frac{1}{4}$	☺ +	Fructosefrei. Je mitverzehrtem Stück (91 g) Menge × Z-Zahl extra vertragen.	
Süßkirschen		☺	Fructosefrei	

Obst	FRUCTOSE		Standardmenge	^{vs}₊ 1/2/3
Trauben	¼		Portion (140 g); 35 g insgesamt.	0,5 1,25 2
Wassermelone	1¾		Esslöffel (15 g); 26 g insgesamt.	3,5 7,25 11
Zitrone			Fructosefrei	
Zuckermelone	1		Portion (140 g); 140 g insgesamt.	2 4,25 6,25

3.8 Sportler

Sportler	FRUCTOSE		Standardmenge	VS 1/2/3
Clif Bar®, Chocolate Chip	$Z \times 10$	😊 ➕	Fructosefrei. Je mitvezehrtem Stück (68 g) Menge × Z-Zahl extra vertragen.	$Z \times 5$ $Z \times 2,5$ $Z \times 1,25$
Clif Bar®, Crunchy Peanut Butter	$Z \times 10$	😊 ➕	Fructosefrei. Je mitvezehrtem Stück (68 g) Menge × Z-Zahl extra vertragen.	$Z \times 5$ $Z \times 2,5$ $Z \times 1,25$
Clif Bar®, Oatmeal Raisin Walnut	$Z \times 10$	😊 ➕	Fructosefrei. Je mitvezehrtem Stück (68 g) Menge × Z-Zahl extra vertragen.	$Z \times 5,25$ $Z \times 2,5$ $Z \times 1,25$
Elektrolyte Getränk	$Z \times 9\frac{3}{4}$	😊 ➕	Fructosefrei. Je mitgetrunk. Glas (200 ml) Menge × Z-Zahl extra vertragen.	$Z \times 4,75$ $Z \times 2,25$ $Z \times 1,125$
Gatorade®, alle Geschmacksrichtungen	$Z \times 1\frac{1}{4}$	😊 ➕	Fructosefrei. Je mitgetrunk. Glas (200 ml) Menge × Z-Zahl extra vertragen.	$Z \times 0,5$ $Z \times 0,25$ $Z \times 0,125$
Gatorade®, Powder alle Geschmacksrichtungen	$Z \times 10$	😊 ➕	Fructosefrei. Je mitgetrunk. Glas (200 ml) Menge × Z-Zahl extra vertragen.	$Z \times 5,25$ $Z \times 2,5$ $Z \times 1,25$
Glaceau® multi-v	0^1	🥛	Glas (200 ml); ab VS 1 vertragen Sie 1/4	0,25 0,5 0,75
Glaceau® vitaminwater defense	0^2	🥛	Glas (200 ml); ab VS 2 vertragen Sie 1/4	0 0,25 0,5
Glaceau® vitaminwater essential	0^2	🥛	Glas (200 ml); ab VS 2 vertragen Sie 1/4	0 0,25 0,5
Glaceau® vitaminwater ignite	0^2	🥛	Glas (200 ml); ab VS 2 vertragen Sie 1/4	0 0,25 0,5
Glaceau® vitaminwater power-c	0^2	🥛	Glas (200 ml); ab VS 2 vertragen Sie 1/4	0 0,25 0,5
Glaceau® vitaminwater restore	0^2	🥛	Glas (200 ml); ab VS 2 vertragen Sie 1/4	0 0,25 0,5
Power Bar® Energize Bar, Banana Punch	¼	🍰	Stück (65 g); 16 g insgesamt.	0,75 1,75 2,5
Power Bar® Energize Bar, Berry	¼	🍰	Stück (65 g); 16 g insgesamt.	0,75 1,5 2,5
Power Bar® Energize Bar, Chocolate	¼	🍰	Stück (65 g); 16 g insgesamt.	0,75 1,75 2,75

Sportler	FRUCTOSE		Standardmenge	VS 1/2/3
Power Bar® Energize Bar, Cookies & Cream	¼		Stück (65 g); 16 g insgesamt.	0,75 1,75 2,75
Power Bar® Energize Bar, Vanille	¼		Stück (65 g); 16 g insgesamt.	0,75 1,75 2,75
Power Bar® Natural Energy Cereal Cacao Crunch	Z ×5¾		Fructosefrei. Je mitvezehrtem Stück (65 g) Menge × Z-Zahl extra vertragen.	Z ×2,75 Z ×1,25 Z ×0,625
Powerade®, alle Geschmacksrichtungen	Z ×1¼		Fructosefrei. Je mitgetrunk. Glas (200 ml) Menge × Z-Zahl extra vertragen.	Z ×0,5 Z ×0,25 Z ×0,125
Powerbar® Protein Plus 20 g, Brownie	Z ×1½		Fructosefrei. Je mitvezehrtem Stück (70 g) Menge × Z-Zahl extra vertragen.	Z ×0,75 Z ×0,25 Z ×0,125
Powerbar® Protein Plus 20 g, Erdnussbutter	0^3		Stück (61 g); ab VS 3 vertragen Sie 1/4	0 0 0,25
Powerbar® Protein Plus 20 g, Schokolade	0^2		Stück (61 g); ab VS 2 vertragen Sie 1/4	0 0,25 0,25
Proteinriegel	¾		Stück (65 g); 49 g insgesamt.	1,75 3,5 5,5

3.9   Zutaten

Zutaten	FRUCTOSE		Standardmenge	VS 1/2/3
Backpulver		☺	Fructosefrei	
Dinkelmehl	$Z \times \frac{1}{4}$	☺+	Fructosefrei. Je mitverzehrter Portion (30 g) Menge × Z-Zahl extra vertragen.	
Gerstenmehl		☺	Fructosefrei	
Hartweizengries		☺	Fructosefrei	
Orangenschale	$3\frac{1}{4}$	🥄	Esslöffel (15 g); 49 g insgesamt.	6,5 13 19,5
Roggenmehl	$27\frac{3}{4}$		Portion (30 g); 833 g insgesamt.	55,5 >90 >90
Streusel		☺	Fructosefrei	
Weizenkleie		☺	Fructosefrei	
Weizenmehl, Vollkorn		☺	Fructosefrei	
Weizenmehl, weiß	$33\frac{1}{4}$		Portion (30 g); 998 g insgesamt.	66,5 >90 >90
Zitronenschale		☺	Fructosefrei	

STICHWORTTABELLE

In der folgenden Liste finden Sie alle Lebensmittel nochmals in alphabetischer Reihenfolge, wobei die Bezeichnungen gleich bleiben. Diese Liste dient dazu Ihnen schnelle Auskunft zu geben, wenn Sie nach einem bestimmten Lebensmittel suchen.

Stichworttabelle	FRUCTOSE		Standardmenge	VS 1/2/3
7UP®	0^2		Glas (200 ml); ab VS 2 vertragen Sie 1/4	0 0,25 0,5
7UP® light			Fructosefrei	
Abwehrkräftejoghurt, alle Geschmacksrichtungen	21½		Stück (115 g); 2473 g insgesamt.	43,25 86,75 >90
After Eight®			Fructosefrei	
Ahornsirup	$Z \times ¼$		Fructosefrei. Je mitvezehrtem Esslöffel (15 g) Menge × Z-Zahl extra vertragen.	
All-Bran®	$Z \times ¼$		Fructosefrei. Je mitverzehrter Portion (30 g) Menge × Z-Zahl extra vertragen.	
Alpenkäse, 25 % Fett			Fructosefrei	
Amarantflocken	3		Portion (30 g); 90 g insgesamt.	6 12 18
Amaretto	$Z \times 5$		Fructosefrei. Je mitgetrunk. Glas (200 ml) Menge × Z-Zahl extra vertragen.	$Z \times 2,5$ $Z \times 1,25$ $Z \times 0,625$
Ananas	¾		Portion (140 g); 105 g insgesamt.	1,5 3 4,5
Ananas, getrocknet	½		Portion (40 g); 20 g insgesamt.	1 2 3
Ananas-Orangensaft	¾		Glas (200 ml); 150 ml insgesamt.	1,5 3,25 5

Stichworttabelle	FRUCTOSE		Standardmenge	VS 1/2/3
Ananassaft	$Z \times 3\frac{1}{4}$		Fructosefrei. Je mitgetrunk. Glas (200 ml) Menge × Z-Zahl extra vertragen.	$Z \times 1,5$ $Z \times 0,75$ $Z \times 0,375$
Apfel-Erdbeer-Bananen-saft	0^1		Glas (200 ml); ab VS 1 vertragen Sie 1/4	0,25 0,5 0,75
Apfel mit Schale	0^2		Stück (182 g); ab VS 2 vertragen Sie 1/4	0 0,25 0,25
Apfel Pommes	0^2		Portion (140 g); ab VS 2 vertragen Sie 1/4	0 0,25 0,5
Apfelessig	$8\frac{1}{4}$		Portion (14,94 g); 123 g insgesamt.	16,5 33,25 50
Apfelkuchen	$\frac{3}{4}$		Stück (45 g); 34 g insgesamt.	1,5 3,25 4,75
Apfelmus, gesüßt	$1\frac{1}{4}$		Esslöffel (15 g); 19 g insgesamt.	2,5 5,25 8
Apfelmus, ungesüßt	$\frac{3}{4}$		Esslöffel (15 g); 11 g insgesamt.	1,5 3 4,5
Apfelsaft	0^2		Glas (200 ml); ab VS 2 vertragen Sie 1/4	0 0,25 0,5
Apfelschnaps			Fructosefrei	
Apfelstreuselkuchen	$\frac{3}{4}$		Stück (52 g); 39 g insgesamt.	1,5 3,25 5
Apfelstrudel	$\frac{1}{4}$		Stück (64 g); 16 g insgesamt.	0,5 1 1,5
Apfeltasche	$\frac{1}{2}$		Stück (89 g); 45 g insgesamt.	1 2 3,25
Apfel-Traubensaft	0^2		Glas (200 ml); ab VS 2 vertragen Sie 1/4	0 0,25 0,5
Apfeltüte	$\frac{1}{4}$		Stück (34 g); 9 g insgesamt.	0,75 1,5 2,25
Aprikose	$Z \times 1$		Fructosefrei. Je mitvezehrtem Stück (35 g) Menge × Z-Zahl extra vertragen.	$Z \times 0,5$ $Z \times 0,25$ $Z \times 0,125$

Stichworttabelle	FRUCTOSE		Standardmenge	VST 1/2/3
Aprikose, getrocknet, gekocht und gesüßt	Z ×1½	☺ +	Fructosefrei. Je mitvezehrtem Stück (20 g) Menge × Z-Zahl extra vertragen.	Z ×0,75 Z ×0,25 Z ×0,125
Aprikose, getrocknet, ungesüßt	Z ×8	☺ +	Fructosefrei. Je mitvezehrtem Stück (20 g) Menge × Z-Zahl extra vertragen.	Z ×4 Z ×2 Z ×1
Aprikosensaft	0[1]	🥛	Glas (200 ml); ab VS 1 vertragen Sie 1/4	0,25 0,5 1
Aquavit		☺	Fructosefrei	
Arme Ritter	Z ×½	☺ +	Fructosefrei. Je mitvezehrtem Stück (131 g) Menge × Z-Zahl extra vertragen.	Z ×0,25 Z ×0 Z ×0
Artischocke		☺	Fructosefrei	
Asiatische Gemüsepfanne mit Reisnudeln	Z ×1	☺ +	Fructosefrei. Je mitverzehrter Portion (200 g) Menge × Z-Zahl extra vertragen.	Z ×0,5 Z ×0,25 Z ×0,125
Aubergine	2¾	🍳	Portion (85 g); 234 g insgesamt.	5,5 11,25 17
Auflauf		☺	Enthält nur Spuren	>90 >90 >90
Austernpilz	Z ×1¾	☺ +	Fructosefrei. Je mitverzehrter Portion (85 g) Menge × Z-Zahl extra vertragen.	Z ×0,75 Z ×0,25 Z ×0,125
Avocado, grün	Z ×1	☺ +	Fructosefrei. Je mitverzehrter Portion (30 g) Menge × Z-Zahl extra vertragen.	Z ×0,5 Z ×0,25 Z ×0,125
Babybel®, Cheddar		☺	Fructosefrei	
Babybel®, Original		☺	Fructosefrei	
Backpulver		☺	Fructosefrei	
Baguette, Weizen		☺	Fructosefrei	
Balsamico Dressing		☺	Fructosefrei	

Stichworttabelle	FRUCTOSE		Standardmenge	VS 1/2/3
Balsamico Dressing Kraft®	☺		Enthält nur Spuren	>90 >90 >90
Balsamico Vinaigrette Dressing	☺		Fructosefrei	
Balsamicoessig	☺		Fructosefrei	
Bambussprossen	19½	🍲	Portion (85 g); 1658 g insgesamt.	39 78,25 >90
Banane	Z ×¼	☺+	Fructosefrei. Je mitvezehrtem Stück (118 g) Menge × Z-Zahl extra vertragen.	
Bananenchips	3½	🍲	Portion (40 g); 140 g insgesamt.	7,25 14,5 22
Bananenmuffin	Z ×¼	☺+	Fructosefrei. Je mitvezehrtem Stück (113 g) Menge × Z-Zahl extra vertragen.	
Bananensaft	0¹	🥛	Glas (200 ml); ab VS 1 vertragen Sie 1/4	0,25 0,75 1,25
Barbecue Sauce McDonald's®	Z ×1½	☺+	Fructosefrei. Je mitverzehrter Portion (31 g) Menge × Z-Zahl extra vertragen.	Z ×0,75 Z ×0,25 Z ×0,125
Barbecue Soße	☺		Fructosefrei	
Basilikum	☺		Fructosefrei	
BBQ Rip Sandwich mit Weißbrot, Gemüse, 15cm	¾	🍰	Stück (233 g); 175 g insgesamt.	1,5 3,25 5
BBQ Sauce KFC®	Z ×1¼	☺+	Fructosefrei. Je mitverzehrter Portion (31 g) Menge × Z-Zahl extra vertragen.	Z ×0,5 Z ×0,25 Z ×0,125
BBQ-Soße	☺		Fructosefrei	
Ben & Jerry's® Ice Cream, Chocolate Fudge Brownie	Z ×3	☺+	Fructosefrei. Je mitverzehrter Portion (110 g) Menge × Z-Zahl extra vertragen.	Z ×1,5 Z ×0,75 Z ×0,375
Ben & Jerry's® Ice Cream, Chunky Monkey	Z ×2¾	☺+	Fructosefrei. Je mitverzehrter Portion (107 g) Menge × Z-Zahl extra vertragen.	Z ×1,25 Z ×0,5 Z ×0,25

Stichworttabelle	FRUCTOSE	Standardmenge	ᵛˢᵀ 1/2/3
Ben & Jerry's® Ice Cream, Clever Cookies	Z ×5 ☺ +	Fructosefrei. Je mitverzehrter Portion (107 g) Menge × Z-Zahl extra vertragen.	Z ×2,5 Z ×1,25 Z ×0,625
Ben & Jerry's® Ice Cream, Cookie Dough	Z ×4¾ ☺ +	Fructosefrei. Je mitverzehrter Portion (104 g) Menge × Z-Zahl extra vertragen.	Z ×2,25 Z ×1 Z ×0,5
Ben & Jerry's® Ice Cream, Fairly Nuts	Z ×4¾ ☺ +	Fructosefrei. Je mitverzehrter Portion (106 g) Menge × Z-Zahl extra vertragen.	Z ×2,25 Z ×1 Z ×0,5
Ben & Jerry's® Ice Cream, Half Baked	Z ×2¼ ☺ +	Fructosefrei. Je mitverzehrter Portion (108 g) Menge × Z-Zahl extra vertragen.	Z ×1 Z ×0,5 Z ×0,25
Ben & Jerry's® Ice Cream, Karamel Sutra	Z ×4¾ ☺ +	Fructosefrei. Je mitverzehrter Portion (106 g) Menge × Z-Zahl extra vertragen.	Z ×2,25 Z ×1 Z ×0,5
Ben & Jerry's® Ice Cream, New York Super Fudge Chunk	58¾	Portion (106 g); 6228 g insgesamt.	>90 >90 >90
Ben & Jerry's® Ice Cream, Peanut Butter Cup	Z ×5¼ ☺ +	Fructosefrei. Je mitverzehrter Portion (115 g) Menge × Z-Zahl extra vertragen.	Z ×2,5 Z ×1,25 Z ×0,625
Ben & Jerry's® Ice Cream, Vanilla	Z ×4½ ☺ +	Fructosefrei. Je mitverzehrter Portion (103 g) Menge × Z-Zahl extra vertragen.	Z ×2,25 Z ×1 Z ×0,5
Bertolli® Olivenöl	☺	Fructosefrei	
Bier	☺	Fructosefrei	
Bier, alkoholfrei	Z ×2¼ ☺ +	Fructosefrei. Je mitgetrunk. Glas (200 ml) Menge × Z-Zahl extra vertragen.	Z ×1 Z ×0,5 Z ×0,25
Bier, schwarz	☺	Fructosefrei	
Bier, stark	☺	Fructosefrei	
Bierwurst	Z ×1 ☺ +	Fructosefrei. Je mitverzehrter Portion (55 g) Menge × Z-Zahl extra vertragen.	Z ×0,5 Z ×0,25 Z ×0,125
Big Mac®	4¼	Stück (215 g); 914 g insgesamt.	8,75 17,75 26,75

Stichworttabelle	FRUCTOSE		Standardmenge	VS 1/2/3
Birne	½		Esslöffel (15 g); 8 g insgesamt.	1 / 2 / 3,25
Birnensaft	0^2		Glas (200 ml); ab VS 2 vertragen Sie 1/4	0 / 0,25 / 0,25
Biscotti, mit Schokolade und Nüssen		☺	Fructosefrei	
Bitterschokolade, 52 %		☺	Fructosefrei	
Bitterschokolade, 65 %		☺	Fructosefrei	
Bitterschokolade, 80 %		☺	Fructosefrei	
Bitterschokolade, zucker-frei	17		Stück (12 g); 204 g insgesamt.	34 / 68,25 / >90
BK Toastie® Schinken, Käse	$Z \times 1$	☺	Fructosefrei. Je mitvezehrtem Stück (131 g) Menge × Z-Zahl extra vertragen.	Z ×0,5 / Z ×0,25 / Z ×0,125
Black Russian		☺	Enthält nur Spuren	>90 / >90 / >90
Blauschimmelkäse		☺	Fructosefrei	
Blauschimmelkäse, flüssig		☺	Fructosefrei	
Bleichsellerie		☺	Fructosefrei	
Bloody Mary	1		Glas (200 ml); 200 ml insgesamt.	2,25 / 4,5 / 6,75
Blumenkohl		☺	Fructosefrei	
Blumenkohl Romanesco	1		Portion (85 g); 85 g insgesamt.	2 / 4 / 6
Bockwurst	$Z \times ¼$	☺	Fructosefrei. Je mitverzehrter Portion (55 g) Menge × Z-Zahl extra vertragen.	

Stichworttabelle	FRUCTOSE		Standardmenge	VST 1/2/3
Bohneneintopf		😊	Fructosefrei	
Bonbons	$Z \times \frac{3}{4}$	😊 ➕	Fructosefrei. Je mitvezehrtem Stück (6 g) Menge × Z-Zahl extra vertragen.	$Z \times 0,25$ $Z \times 0$ $Z \times 0$
Bonbons, Sahne		😊	Fructosefrei	
Bonbons, zuckerfrei		😊	Fructosefrei	
Bouillon		😊	Fructosefrei	
Bourbon Whiskey		😊	Fructosefrei	
Bowle mit Früchten	½	🥛	Glas (200 ml); 100 ml insgesamt.	1,25 2,75 4,25
Boysenbeere	69¼	🥄	Portion (8 g); 554 g insgesamt.	>90 >90 >90
Branntwein		😊	Fructosefrei	
Branntwein, Obst	$Z \times 5$	😊 ➕	Fructosefrei. Je mitgetrunk. Glas (200 ml) Menge × Z-Zahl extra vertragen.	$Z \times 2,5$ $Z \times 1,25$ $Z \times 0,625$
Branntweinessig		😊	Fructosefrei	
Bratensoße		😊	Fructosefrei	
Bratkartoffeln Lyonnaise		😊	Fructosefrei	
Bratwurst	$Z \times \frac{1}{4}$	😊 ➕	Fructosefrei. Je mitverzehrter Portion (55 g) Menge × Z-Zahl extra vertragen.	
Bratwurst mit Bier	$Z \times \frac{1}{4}$	😊 ➕	Fructosefrei. Je mitverzehrter Portion (55 g) Menge × Z-Zahl extra vertragen.	
Bratwurst, fettreduziert	$Z \times 2\frac{3}{4}$	😊 ➕	Fructosefrei. Je mitverzehrter Portion (55 g) Menge × Z-Zahl extra vertragen.	$Z \times 1,25$ $Z \times 0,5$ $Z \times 0,25$

Stichworttabelle	FRUCTOSE		Standardmenge	VS 1/2/3
Bratwurst, Käsefüllung mit Bier	$Z \times \frac{1}{2}$	☺ +	Fructosefrei. Je mitverzehrter Portion (55 g) Menge × Z-Zahl extra vertragen.	$Z \times 0{,}25$ $Z \times 0$ $Z \times 0$
Bratwurst, Pute	$Z \times 1\frac{1}{2}$	☺ +	Fructosefrei. Je mitverzehrter Portion (55 g) Menge × Z-Zahl extra vertragen.	$Z \times 0{,}75$ $Z \times 0{,}25$ $Z \times 0{,}125$
Bratwurst, Rind	$Z \times 1$	☺ +	Fructosefrei. Je mitverzehrter Portion (55 g) Menge × Z-Zahl extra vertragen.	$Z \times 0{,}5$ $Z \times 0{,}25$ $Z \times 0{,}125$
Brauner Zucker		☺	Fructosefrei	
Bretzeln	$Z \times \frac{1}{2}$	☺ +	Fructosefrei. Je mitverzehrter Scheibe (42 g) Menge × Z-Zahl extra vertragen.	$Z \times 0{,}25$ $Z \times 0$ $Z \times 0$
Brie		☺	Fructosefrei	
Broccoli	3	🍽	Portion (85 g); 255 g insgesamt.	6 12,25 18,5
Brocollicremesuppe		☺	Fructosefrei	
Brombeere	$3\frac{3}{4}$	🍽	Portion (140 g); 525 g insgesamt.	7,75 15,75 23,75
Brotchips	$Z \times \frac{1}{4}$	☺ +	Fructosefrei. Je mitverzehrter Portion (15 g) Menge × Z-Zahl extra vertragen.	
Brownie mit Walnüssen	$Z \times 4\frac{1}{4}$	☺ +	Fructosefrei. Je mitvezehrtem Stück (30,5 g) Menge × Z-Zahl extra vertragen.	$Z \times 2$ $Z \times 1$ $Z \times 0{,}5$
Bulgur		☺	Fructosefrei	
Burger mit Rührei	$Z \times 9\frac{1}{4}$	☺ +	Fructosefrei. Je mitvezehrtem Stück (158 g) Menge × Z-Zahl extra vertragen.	$Z \times 4{,}5$ $Z \times 2{,}25$ $Z \times 1{,}125$
Burgunder, rot		☺	Fructosefrei	
Burgunder, weiß		☺	Fructosefrei	
Burrito (Taco Bell®)		☺	Fructosefrei	

Stichworttabelle	FRUCTOSE		Standardmenge	$^{vs}_{?}$ 1/2/3
Butter, leicht gesalzen		☺	Fructosefrei	
Butter, ungesalzen		☺	Fructosefrei	
Butterbonbon		☺	Fructosefrei	
Butterfisch, Zitronen-Pfeffermarinade		☺	Fructosefrei	
Butterkeks		☺	Fructosefrei	
Cafe Latte mit Sirup		☺	Fructosefrei	
Cafe Latte ohne Sirup		☺	Fructosefrei	
Calzone		☺	Fructosefrei	
Camembert		☺	Fructosefrei	
Campari®	Z ×5	☺ +	Fructosefrei. Je mitgetrunk. Glas (200 ml) Menge × Z-Zahl extra vertragen.	Z ×2,5 Z ×1,25 Z ×0,625
Cape Cod	Z ×5	☺ +	Fructosefrei. Je mitgetrunk. Glas (200 ml) Menge × Z-Zahl extra vertragen.	Z ×2,5 Z ×1,25 Z ×0,625
Cappuccino, entkoffeiniert		☺	Fructosefrei	
Cappuccino, entkoffeiniert, mit Sirup		☺	Fructosefrei	
Cappuccino, in Flasche		☺	Fructosefrei	
Capri-Sonne®	Z ×1	☺ +	Fructosefrei. Je mitgetrunk. Glas (200 ml) Menge × Z-Zahl extra vertragen.	Z ×0,5 Z ×0,25 Z ×0,125
Cashewkerne		☺	Fructosefrei	

Stichworttabelle	FRUCTOSE		Standardmenge	VS 1/2/3
Cayenne Pfeffer	51		Prise (1 g); 51 g insgesamt.	>90 >90 >90
Chai Tee		☺	Fructosefrei	
Champagner		☺	Fructosefrei	
Champagner Punch	½		Glas (200 ml); 100 ml insgesamt.	1,25 2,75 4,25
Champignons	Z ×¼		Fructosefrei. Je mitverzehrter Portion (15 g) Menge × Z-Zahl extra vertragen.	
Chardonnay		☺	Fructosefrei	
Chayote	6¼		Portion (130 g); 813 g insgesamt.	12,75 25,5 38,25
Cheddar Käse		☺	Fructosefrei	
Cheeseburger	29½		Stück (121 g); 3570 g insgesamt.	59 >90 >90
Cheese-Oregano Brot, 15 cm	Z ×½		Fructosefrei. Je mitvezehrtem Stück (75 g) Menge × Z-Zahl extra vertragen.	Z ×0,25 Z ×0 Z ×0
Cherry Coke®	½		Glas (200 ml); 100 ml insgesamt.	1,25 2,25 3,75
Chia Samen		☺	Fructosefrei	
Chicken McNuggets®		☺	Fructosefrei	
Chicken Teriyaki Sandwich mit Weißbrot und Gemüse, 15 cm	12¾		Stück (276 g); 3519 g insgesamt.	25,75 51,75 77,5
Chicorée (Blätter)	5		Portion (85 g); 425 g insgesamt.	10,25 20,75 31

Stichworttabelle	FRUCTOSE	Standardmenge	VST 1/2/3
Chicorée Kaffee	☺	Enthält nur Spuren	>90 >90 >90
Chicoréewurzel	☺	Enthält nur Spuren	>90 >90 >90
Chili con Carne	87½	Esslöffel (15 g); 1313 g insgesamt.	>90 >90 >90
Chili Sauce	Z ×1¾	Fructosefrei. Je mitverzehrter Portion (31 g) Menge × Z-Zahl extra vertragen.	Z ×0,75 Z ×0,25 Z ×0,125
Chilisoße	1¼	Portion (68 g); 85 g insgesamt.	2,75 5,75 8,75
Chinesische Austernsoße	32½	Portion (32 g); 1040 g insgesamt.	65 >90 >90
Chips mit Salz und Pfeffer	49½	Hand (21 g); 1040 g insgesamt.	>90 >90 >90
Chips, gesalzen	37¾	Hand (21 g); 793 g insgesamt.	75,5 >90 >90
Chiptotle Southwest Soße	☺	Fructosefrei	
Chocolate Chip Cookie	☺	Fructosefrei	
Chop Suey mit Hähnchen	☺	Fructosefrei	
Chop Suey mit Tofu	☺	Fructosefrei	
Clementine	7	Portion (140 g); 980 g insgesamt.	14,25 28,5 42,75
Clif Bar®, Chocolate Chip	Z ×10	Fructosefrei. Je mitvezehrtem Stück (68 g) Menge × Z-Zahl extra vertragen.	Z ×5 Z ×2,5 Z ×1,25
Clif Bar®, Crunchy Peanut Butter	Z ×10	Fructosefrei. Je mitvezehrtem Stück (68 g) Menge × Z-Zahl extra vertragen.	Z ×5 Z ×2,5 Z ×1,25
Clif Bar®, Oatmeal Raisin Walnut	Z ×10	Fructosefrei. Je mitvezehrtem Stück (68 g) Menge × Z-Zahl extra vertragen.	Z ×5,25 Z ×2,5 Z ×1,25

Stichworttabelle	FRUCTOSE		Standardmenge	VS⌐ 1/2/3
Club Soda		☺	Fructosefrei	
Coca Cola®	½	🥛	Glas (200 ml); 100 ml insgesamt.	1,25 2,25 3,75
Coca Cola® lemon	½	🥛	Glas (200 ml); 100 ml insgesamt.	1,25 2,25 3,75
Coca Cola® light®		☺	Fructosefrei	
Cocktailsoße	Z ×2	☺+	Fructosefrei. Je mitverzehrter Portion (68 g) Menge × Z-Zahl extra vertragen.	Z ×1 Z ×0,5 Z ×0,25
Cognac		☺	Fructosefrei	
Cointreau®	Z ×5	☺+	Fructosefrei. Je mitgetrunk. Glas (200 ml) Menge × Z-Zahl extra vertragen.	Z ×2,5 Z ×1,25 Z ×0,625
Coke Zero®		☺	Fructosefrei	
Colby-Jack		☺	Fructosefrei	
Cole Slaw Salat	Z ×¼	☺+	Fructosefrei. Je mitverzehrter Portion (100 g) Menge × Z-Zahl extra vertragen.	
Cookie Chocolate Chip	Z ×1	☺+	Fructosefrei. Je mitvezehrtem Stück (45 g) Menge × Z-Zahl extra vertragen.	Z ×0,5 Z ×0,25 Z ×0,125
Cookie Chocolate Chip mit Rainbow Candy	Z ×½	☺+	Fructosefrei. Je mitvezehrtem Stück (45 g) Menge × Z-Zahl extra vertragen.	Z ×0,25 Z ×0 Z ×0
Cookie Double Chocolate Chip	Z ×1	☺+	Fructosefrei. Je mitvezehrtem Stück (45 g) Menge × Z-Zahl extra vertragen.	Z ×0,5 Z ×0,25 Z ×0,125
Cookie White Chip Macadamia Nut		☺	Fructosefrei	
Cookie, Macadamianuss mit weißer Schokolade		☺	Enthält nur Spuren	>90 >90 >90
Cordon Bleu Hähnchen	2	🍽	Portion (140 g); 280 g insgesamt.	4,25 8,75 13,25

Stichworttabelle	FRUCTOSE		Standardmenge	VS 1/2/3
Corn Flakes (Kellogg's®)	Z ×1½	☺+	Fructosefrei. Je mitverzehrter Portion (30 g) Menge × Z-Zahl extra vertragen.	Z×0,75 / Z×0,25 / Z×0,125
Couscous		☺	Fructosefrei	
Cracker, ähnlich Tuc®		☺	Fructosefrei	
Cranberries frisch	Z ×2¾	☺+	Fructosefrei. Je mitverzehrter Portion (55 g) Menge × Z-Zahl extra vertragen.	Z×1,25 / Z×0,5 / Z×0,25
Cranberries getrocknet	Z ×3¼	☺+	Fructosefrei. Je mitverzehrter Portion (40 g) Menge × Z-Zahl extra vertragen.	Z×1,5 / Z×0,75 / Z×0,375
Cranberry-Apfelsaft	0^1	🥛	Glas (200 ml); ab VS 1 vertragen Sie 1/4	0,25 / 0,5 / 0,75
Cranberry-Heidelbeer-Mix	0^1	🥛	Glas (200 ml); ab VS 1 vertragen Sie 1/4	0,25 / 0,5 / 0,75
Cranberrysaft	Z ×7¼	☺+	Fructosefrei. Je mitgetrunk. Glas (200 ml) Menge × Z-Zahl extra vertragen.	Z×3,5 / Z×1,75 / Z×0,875
Crème de Cacao® (Likör)		☺	Enthält nur Spuren	>90 / >90 / >90
Cremé de Methe	Z ×5	☺+	Fructosefrei. Je mitgetrunk. Glas (200 ml) Menge × Z-Zahl extra vertragen.	Z×2,5 / Z×1,25 / Z×0,625
Crème fraîche Dressing Kraft®	4½	🍽	Portion (30 g); 135 g insgesamt.	9 / 18 / 27
Crêpe		☺	Fructosefrei	
Crispy Chicken®	1½	🍰	Stück (149 g); 224 g insgesamt.	3,25 / 6,75 / 10
Crispy Chicken® Wrap		☺	Fructosefrei	
Crispy Strips®		☺	Fructosefrei	
Croissant, mit Früchten	Z ×2½	☺+	Fructosefrei. Je mitvezehrtem Stück (74 g) Menge × Z-Zahl extra vertragen.	Z×1,25 / Z×0,5 / Z×0,25

Stichworttabelle	FRUCTOSE		Standardmenge	VS 1/2/3
Croissant, mit Schokolade	Z ×1	☺+	Fructosefrei. Je mitvezehrtem Stück (69 g) Menge × Z-Zahl extra vertragen.	Z ×0,5 Z ×0,25 Z ×0,125
Crunchy Nut Corn Flakes (Kellogg's®)	18¼	🥣	Portion (30 g); 548 g insgesamt.	36,5 73,25 >90
Curaçao	Z ×5	☺+	Fructosefrei. Je mitgetrunk. Glas (200 ml) Menge × Z-Zahl extra vertragen.	Z ×2,5 Z ×1,25 Z ×0,625
Curry Salsa Soße	Z ×1	☺+	Fructosefrei. Je mitverzehrter Portion (29,4 g) Menge × Z-Zahl extra vertragen.	Z ×0,5 Z ×0,25 Z ×0,125
Currysoße		☺	Fructosefrei	
Daiquiri		☺	Fructosefrei	
Danone® Activa Yoghurt		☺	Fructosefrei	
Danone® Aktiva®, light vanille	¼	🍰	Stück (115 g); 29 g insgesamt.	0,75 1,5 2,5
Danone® Fruchtjoghurt	¼	🍰	Stück (115 g); 29 g insgesamt.	0,5 1 1,5
Danone® Honigjoghurt	¼	🍰	Stück (150 g); 38 g insgesamt.	0,5 1,25 2
Danone® Schokoladenjoghurt		☺	Fructosefrei	
Dark Chocolate	Z ×2	☺+	Fructosefrei. Je mitgetrunk. Tasse (150 ml) Menge × Z-Zahl extra vertragen.	Z ×1 Z ×0,5 Z ×0,25
Datteln		☺	Fructosefrei	
Delight Salad	4¼	🥣	Portion (140 g); 595 g insgesamt.	8,5 17,25 26
Dinkelmehl	Z ×¼	☺+	Fructosefrei. Je mitverzehrter Portion (30 g) Menge × Z-Zahl extra vertragen.	
Distelöl		☺	Fructosefrei	

Stichworttabelle	FRUCTOSE	Standardmenge	VS 1/2/3
Donut, gefüllt		Fructosefrei	
Donut, gezuckert		Fructosefrei	
Donut, glasiert		Fructosefrei	
Donut, mit Kokosnuss		Fructosefrei	
Doppel-Cheeseburger	3½	Stück (165 g); 578 g insgesamt.	7,25 14,75 22,25
Doppelkeks		Fructosefrei	
Doppelkeks, Vanille		Fructosefrei	
Doppelkeks, zuckerfrei		Fructosefrei	
Dr. Pepper® Zero		Fructosefrei	
Dunkelstreifiger Scheidling		Fructosefrei	
Edamer		Fructosefrei	
Eierkuchen		Fructosefrei	
Eierlikör	Z ×4¾	Fructosefrei. Je mitgetrunk. Glas (200 ml) Menge × Z-Zahl extra vertragen.	Z ×2,25 Z ×1 Z ×0,5
Eisbergsalat	6	Portion (85 g); 510 g insgesamt.	12,25 24,5 36,75
Eiscreme light		Fructosefrei	
Elektrolyte Getränk	Z ×9¾	Fructosefrei. Je mitgetrunk. Glas (200 ml) Menge × Z-Zahl extra vertragen.	Z ×4,75 Z ×2,25 Z ×1,125

Stichworttabelle	FRUCTOSE		Standardmenge	VS 1/2/3
Endiviensalat		☺	Fructosefrei	
Englischer Muffin, Rosinen	2		Stück (66 g); 132 g insgesamt.	4 8,25 12,25
Englisches Muffin-Brot	38¼		Scheibe (42 g); 1607 g insgesamt.	76,75 >90 >90
Enoki, Asiapilz		☺	Fructosefrei	
Erbsen	7¼		Esslöffel (15 g); 109 g insgesamt.	14,75 29,5 44,25
Erbseneintopf		☺	Fructosefrei	
Erbsensprossen, gekocht		☺	Fructosefrei	
Erbsensuppe		☺	Fructosefrei	
Erdbeeren	½		Portion (140 g); 70 g insgesamt.	1 2 3,25
Erdbeerkuchen	1¼		Stück (122 g); 153 g insgesamt.	2,75 5,75 8,75
Erdbeermilch		☺	Fructosefrei	
Erdbeermilchshake (Wendy's®)	Z ×4¼	☺ ⊕	Fructosefrei. Je mitgetrunk. Glas (200 ml) Menge × Z-Zahl extra vertragen.	Z ×2 Z ×1 Z ×0,5
Erdbeersaft	0¹		Glas (200 ml); ab VS 1 vertragen Sie 1/4	0,25 0,5 0,75
Erdnussbutter. Ungesalzen	Z ×¼	☺ ⊕	Fructosefrei. Je mitverzehrter Portion (32 g) Menge × Z-Zahl extra vertragen.	
Erdnussbutterkekse	2		Stück (34 g); 68 g insgesamt.	4 8 12
Erdnüsse mit rotem Zuckermantel	Z ×1¾	☺ ⊕	Fructosefrei. Je mitverzehrter Hand (30 g) Menge × Z-Zahl extra vertragen.	Z ×0,75 Z ×0,25 Z ×0,125

Stichworttabelle	FRUCTOSE	Standardmenge	VS 1/2/3
Erdnüsse, geröstet und gesalzen	☺	Fructosefrei	
Erdnusssoße	☺	Fructosefrei	
Espresso mit Sirup	☺	Fructosefrei	
Essig und Öl	☺	Fructosefrei	
Extra Bacon	☺	Fructosefrei	
Falafel	☺	Fructosefrei	
Fanta®	8¼	Glas (200 ml); 1650 ml insgesamt.	16,5 33,25 49,75
Fanta® Himbeere	0^1	Glas (200 ml); ab VS 1 vertragen Sie 1/4	0,25 0,5 0,75
Fanta®, zero	☺	Fructosefrei	
Feige gekocht, getrocknet und gesüßt	$Z \times \frac{3}{4}$	Fructosefrei. Je mitvezehrtem Stück (50 g) Menge × Z-Zahl extra vertragen.	$Z \quad \times 0,25$ $Z \quad \times 0$ $Z \times 0$
Feigen, frisch	$Z \times 2$	Fructosefrei. Je mitvezehrtem Stück (50 g) Menge × Z-Zahl extra vertragen.	$Z \quad \times 1$ $Z \quad \times 0,5$ $Z \times 0,25$
Feingebäck Orange wie Bahlsen® Azora	☺	Fructosefrei	
Fenchelknolle	$Z \times \frac{3}{4}$	Fructosefrei. Je mitverzehrter Portion (85 g) Menge × Z-Zahl extra vertragen.	$Z \quad \times 0,25$ $Z \quad \times 0$ $Z \times 0$
Fencheltee	☺	Fructosefrei	
Fetakäse	☺	Fructosefrei	
Fetakäse, fettfrei	☺	Fructosefrei	

Stichworttabelle	FRUCTOSE	Standardmenge	
Fisch mit weißer Soße		Fructosefrei	
Fischkroketten		Fructosefrei	
Fischstäbchen		Fructosefrei	
Fish King®		Fructosefrei	
Fleischwurst	Z ×¼	Fructosefrei. Je mitverzehrter Portion (55 g) Menge × Z-Zahl extra vertragen.	
Fleischwurst, fettreduziert	Z ×½	Fructosefrei. Je mitverzehrter Portion (55 g) Menge × Z-Zahl extra vertragen.	Z ×0,25 Z ×0 Z ×0
Fleischwurst, Rind	Z ×5¾	Fructosefrei. Je mitverzehrter Portion (55 g) Menge × Z-Zahl extra vertragen.	Z ×2,75 Z ×1,25 Z ×0,625
Focaccia		Fructosefrei	
Fonduekäse	Z ×¼	Fructosefrei. Je mitverzehrter Portion (53 g) Menge × Z-Zahl extra vertragen.	
Französische Zwiebelsuppe	Z ×1½	Fructosefrei. Je mitverzehrter Portion (126 g) Menge × Z-Zahl extra vertragen.	Z ×0,75 Z ×0,25 Z ×0,125
French Dressing Kraft®	61½	Portion (30 g); 1845 g insgesamt.	>90 >90 >90
Frikadellen		Fructosefrei	
Frischkäse		Fructosefrei	
Frischkäse mit Kräutern		Fructosefrei	
Froot Loops (Kellogg's®)		Fructosefrei	
Frosties (Kellogg's®)		Fructosefrei	

Stichworttabelle	FRUCTOSE		Standardmenge	VS 1/2/3
Frosties (Kellogg's®), zuckerreduziert	$Z \times \frac{1}{4}$	☺+	Fructosefrei. Je mitverzehrter Portion (30 g) Menge × Z-Zahl extra vertragen.	
Fruchtjoghurt	¾	🥄	Esslöffel (15 g); 11 g insgesamt.	1,5 3 4,5
Fruchtsaftgummibären	$Z \times 3\frac{1}{2}$	☺+	Fructosefrei. Je mitverzehrter Hand (30 g) Menge × Z-Zahl extra vertragen.	Z ×1,75 Z ×0,75 Z ×0,375
Fruchtsorbet	$Z \times 5\frac{1}{2}$	☺+	Fructosefrei. Je mitverzehrter Portion (106 g) Menge × Z-Zahl extra vertragen.	Z ×2,75 Z ×1,25 Z ×0,625
Frühlingsrolle	10½	🍽	Portion (140 g); 1470 g insgesamt.	21 42 63
Frühlingszwiebeln	$Z \times \frac{1}{4}$	☺+	Fructosefrei. Je mitvezehrtem Stück (15,7 g) Menge × Z-Zahl extra vertragen.	
Garnelen in Knusperkruste		☺	Fructosefrei	
Garnelen mit Gewürzmarinade		☺	Enthält nur Spuren	>90 >90 >90
Garnelen, Parmesansoße		☺	Fructosefrei	
Gartenbohnen		☺	Fructosefrei	
Gartensalat	1¾	🍽	Portion (100 g); 175 g insgesamt.	3,75 7,75 11,75
Gartensalat (Kopfsalat)	7½	🍽	Portion (85 g); 638 g insgesamt.	15,25 30,5 45,75
Gatorade®, alle Geschmacksrichtungen	$Z \times 1\frac{1}{4}$	☺+	Fructosefrei. Je mitgetrunk. Glas (200 ml) Menge × Z-Zahl extra vertragen.	Z ×0,5 Z ×0,25 Z ×0,125
Gatorade®, Powder alle Geschmacksrichtungen	$Z \times 10\frac{1}{2}$	☺+	Fructosefrei. Je mitgetrunk. Glas (200 ml) Menge × Z-Zahl extra vertragen.	Z ×5,25 Z ×2,5 Z ×1,25
gebrannte Mandeln	1¾	🌰	Hand (30 g); 53 g insgesamt.	3,75 7,75 11,75
Gekochte Tomaten	2¼	🍽	Portion (85 g); 191 g insgesamt.	4,5 9,25 13,75

Stichworttabelle	FRUCTOSE		Standardmenge	VS 1/2/3
Gelatine		☺	Fructosefrei	
Gelatine ohne Zucker		☺	Fructosefrei	
Gemeiner Bocksdorn	$Z \times 1$	☺+	Fructosefrei. Je mitverzehrter Portion (140 g) Menge × Z-Zahl extra vertragen.	$Z \times 0,5$ $Z \times 0,25$ $Z \times 0,125$
Gemüsesaft	¼	▯	Glas (200 ml); 50 ml insgesamt.	0,75 1,5 2,25
Gerstenmehl		☺	Fructosefrei	
Gewürzspekulatius		☺	Enthält nur Spuren	>90 >90 >90
Gibson		☺	Fructosefrei	
Gin		☺	Fructosefrei	
Ginger Ale	0^2	▯	Glas (200 ml); ab VS 2 vertragen Sie 1/4	0 0,25 0,5
Ginkonuss		☺	Enthält nur Spuren	>90 >90 >90
Glaceau® multi-v	0^1	▯	Glas (200 ml); ab VS 1 vertragen Sie 1/4	0,25 0,5 0,75
Glaceau® vitaminwater defense	0^2	▯	Glas (200 ml); ab VS 2 vertragen Sie 1/4	0 0,25 0,5
Glaceau® vitaminwater essential	0^2	▯	Glas (200 ml); ab VS 2 vertragen Sie 1/4	0 0,25 0,5
Glaceau® vitaminwater ig-nite	0^2	▯	Glas (200 ml); ab VS 2 vertragen Sie 1/4	0 0,25 0,5
Glaceau® vitaminwater power-c	0^2	▯	Glas (200 ml); ab VS 2 vertragen Sie 1/4	0 0,25 0,5
Glaceau® vitaminwater restore	0^2	▯	Glas (200 ml); ab VS 2 vertragen Sie 1/4	0 0,25 0,5

Stichworttabelle	FRUCTOSE		Standardmenge	VST 1/2/3
Glutenfreies Brot		😊	Fructosefrei	
Gnocchi (Kartoffelbasis)		😊	Fructosefrei	
Gnocchi auf Weizenbasis mit Käse		😃	Fructosefrei	
Gorgonzola		😊	Fructosefrei	
Gouda		😊	Fructosefrei	
Granatapfel	$Z \times \frac{1}{2}$	😊 +	Fructosefrei. Je mitvezehrtem Stück (15 g) Menge × Z-Zahl extra vertragen.	$Z \times 0,25$ $Z \times 0$ $Z \times 0$
Granatapfelsaft	$1\frac{1}{4}$	🥛	Glas (200 ml); 250 ml insgesamt.	2,75 5,5 8,25
Grand Marnier®	$Z \times 5$	😊 +	Fructosefrei. Je mitgetrunk. Glas (200 ml) Menge × Z-Zahl extra vertragen.	$Z \times 2,5$ $Z \times 1,25$ $Z \times 0,625$
Grapefruit pink	2	🍽	Portion (140 g); 280 g insgesamt.	4,25 8,75 13,25
Grapefruitsaft	$Z \times 5$	😊 +	Fructosefrei. Je mitgetrunk. Glas (200 ml) Menge × Z-Zahl extra vertragen.	$Z \times 2,5$ $Z \times 1,25$ $Z \times 0,625$
Grasshopper	$Z \times 1\frac{1}{2}$	😊 +	Fructosefrei. Je mitgetrunk. Glas (200 ml) Menge × Z-Zahl extra vertragen.	$Z \times 0,75$ $Z \times 0,25$ $Z \times 0,125$
Griechischer Joghurt, fettreduziert natur		😊	Fructosefrei	
Grilled Chicken Salad	2	🍽	Portion (140 g); 280 g insgesamt.	4,25 8,75 13,25
Grüner Tee, stark		😊	Fructosefrei	
Grünkohl		😊	Fructosefrei	
Guave	$1\frac{1}{4}$	🍰	Stück (250 g); 313 g insgesamt.	2,75 5,5 8,5

Stichworttabelle	FRUCTOSE		Standardmenge	VSr 1/2/3
Gulasch, Rind		☺	Enthält nur Spuren	>90 >90 >90
Gummibären	Z ×3½	☺ +	Fructosefrei. Je mitverzehrter Hand (30 g) Menge × Z-Zahl extra vertragen.	Z ×1,75 Z ×0,75 Z ×0,375
Gummibären, zuckerfrei		☺	Fructosefrei	
Gummiwürmer	Z ×3½	☺ +	Fructosefrei. Je mitverzehrter Hand (30 g) Menge × Z-Zahl extra vertragen.	Z ×1,75 Z ×0,75 Z ×0,375
Gummiwürmer, zucker-frei		☺	Fructosefrei	
Gurke	2½	🥄	Portion (85 g); 213 g insgesamt.	5,25 10,5 16
Gurke, ohne Schale	2¾	🥄	Portion (85 g); 234 g insgesamt.	5,5 11 16,75
Häagen-Dazs® Eiscreme BAILEYS®	Z ×2¾	☺ +	Fructosefrei. Je mitverzehrter Portion (102 g) Menge × Z-Zahl extra vertragen.	Z ×1,25 Z ×0,5 Z ×0,25
Häagen-Dazs® Eiscreme Cherry	Z ×4½	☺ +	Fructosefrei. Je mitverzehrter Portion (101 g) Menge × Z-Zahl extra vertragen.	Z ×2,25 Z ×1 Z ×0,5
Häagen-Dazs® Eiscreme Chocolate	Z ×2¾	☺ +	Fructosefrei. Je mitverzehrter Portion (106 g) Menge × Z-Zahl extra vertragen.	Z ×1,25 Z ×0,5 Z ×0,25
Häagen-Dazs® Eiscreme Coffee	Z ×2¾	☺ +	Fructosefrei. Je mitverzehrter Portion (106 g) Menge × Z-Zahl extra vertragen.	Z ×1,25 Z ×0,5 Z ×0,25
Häagen-Dazs® Eiscreme Cookies & Cream	Z ×4½	☺ +	Fructosefrei. Je mitverzehrter Portion (102 g) Menge × Z-Zahl extra vertragen.	Z ×2,25 Z ×1 Z ×0,5
Häagen-Dazs® Eiscreme Erdbeere	Z ×4¾	☺ +	Fructosefrei. Je mitverzehrter Portion (106 g) Menge × Z-Zahl extra vertragen.	Z ×2,25 Z ×1 Z ×0,5
Häagen-Dazs® Eiscreme Mango	Z ×2¼	☺ +	Fructosefrei. Je mitverzehrter Portion (106 g) Menge × Z-Zahl extra vertragen.	Z ×1 Z ×0,5 Z ×0,25
Häagen-Dazs® Eiscreme Pecanuss	Z ×4¾	☺ +	Fructosefrei. Je mitverzehrter Portion (106 g) Menge × Z-Zahl extra vertragen.	Z ×2,25 Z ×1 Z ×0,5
Häagen-Dazs® Eiscreme Pistazie	Z ×4¾	☺ +	Fructosefrei. Je mitverzehrter Portion (106 g) Menge × Z-Zahl extra vertragen.	Z ×2,25 Z ×1 Z ×0,5

Stichworttabelle	FRUCTOSE		Standardmenge	VS 1/2/3
Häagen-Dazs® Eiscreme Rocky Road	Z ×2¾	☺ +	Fructosefrei. Je mitverzehrter Portion (104 g) Menge × Z-Zahl extra vertragen.	Z ×1,25 Z ×0,5 Z ×0,25
Häagen-Dazs® Eisc Secret Sensations Crème Brûlée	Z ×4¾	☺ +	Fructosefrei. Je mitverzehrter Portion (107 g) Menge × Z-Zahl extra vertragen.	Z ×2,25 Z ×1 Z ×0,5
Häagen-Dazs® Eiscreme Vanille	Z ×4¾	☺ +	Fructosefrei. Je mitverzehrter Portion (106 g) Menge × Z-Zahl extra vertragen.	Z ×2,25 Z ×1 Z ×0,5
Haagen-Dazs® Frozen Yogurt, Schokolade	Z ×¾	☺ +	Fructosefrei. Je mitverzehrter Portion (106 g) Menge × Z-Zahl extra vertragen.	Z ×0,25 Z ×0 Z ×0
Haagen-Dazs® Frozen Yogurt, Vanille	Z ×3	☺ +	Fructosefrei. Je mitverzehrter Portion (106 g) Menge × Z-Zahl extra vertragen.	Z ×1,5 Z ×0,75 Z ×0,375
Hackbraten	Z ×¼	☺ +	Fructosefrei. Je mitverzehrter Portion (85 g) Menge × Z-Zahl extra vertragen.	
Haferflocken		☺	Fructosefrei	
Hafermilch		☺	Enthält nur Spuren	>90 >90 >90
Hagebutte	Z ×½	☺ +	Fructosefrei. Je mitverzehrter Portion (140 g) Menge × Z-Zahl extra vertragen.	Z ×0,25 Z ×0 Z ×0
Hähnchen Klöße Suppe		☺	Fructosefrei	
Hähnchen mit Käsesoße	11½	🍽	Portion (216 g); 2484 g insgesamt.	23 46,25 69,25
Hähnchen Süß-sauer	2½	🥄	Esslöffel (15 g); 38 g insgesamt.	5 10 15,25
Hähnchencremesuppe		☺	Enthält nur Spuren	>90 >90 >90
Hähnchenkuchen	13¼	🍽	Portion (85 g); 1126 g insgesamt.	26,5 53,25 80
Halbfettmargarine		☺	Fructosefrei	
Halva (Belgisches Nougat)	Z ×1½	☺ +	Fructosefrei. Je mitverzehrter Portion (40 g) Menge × Z-Zahl extra vertragen.	Z ×0,75 Z ×0,25 Z ×0,125

Stichworttabelle	FRUCTOSE		Standardmenge	1/2/3
Ham Sandwich mit Weiß-brot und Gemüse, 15 cm	¾		Stück (219 g); 164 g insgesamt.	1,5 3,25 5
Hamburger	3¼		Stück (100 g); 325 g insgesamt.	6,75 13,75 20,5
Hamburger Royal TS®	28¾		Stück (173 g); 4974 g insgesamt.	57,75 >90 >90
Hamburgersoße			Fructosefrei	
Hartweizengries			Fructosefrei	
Harvey Wallbanger	62½		Glas (200 ml); 12500 ml insgesamt.	>90 >90 >90
Haselnüsse			Fructosefrei	
Haus Dressing?	39½		Portion (30 g); 1185 g insgesamt.	79,25 >90 >90
Heidelbeere	3¾		Portion (140 g); 525 g insgesamt.	7,75 15,75 23,75
Heidelbeersaft	¼		Glas (200 ml); 50 ml insgesamt.	0,5 1 1,5
Heinz® 57 Soße	$Z \times \frac{1}{2}$		Fructosefrei. Je mitverzehrter Portion (15,63 g) Menge × Z-Zahl extra vertragen.	$Z \times 0,25$ $Z \times 0$ $Z \times 0$
Heiße Schokolade, weiß	$Z \times \frac{1}{2}$		Fructosefrei. Je mitgetrunk. Tasse (150 ml) Menge × Z-Zahl extra vertragen.	$Z \times 0,25$ $Z \times 0$ $Z \times 0$
Himbeer-Cranberrysaft	0^1		Glas (200 ml); ab VS 1 vertragen Sie 1/4	0,25 0,5 0,75
Himbeere	0^2		Glas (200 ml); ab VS 2 vertragen Sie 1/4	0 0,25 0,25
Himbeeren	½		Portion (140 g); 70 g insgesamt.	1,25 2,5 3,75
Hirse			Fructosefrei	

Stichworttabelle	FRUCTOSE	Standardmenge	VS 1/2/3
Holunderbeeren	¼	Portion (140 g); 35 g insgesamt.	0,5 1,25 2
Honey Mustard Soße	4½	Portion (30 g); 135 g insgesamt.	9 18 27
Honey Oat Brot, 15 cm	2¼	Stück (89 g); 200 g insgesamt.	4,75 9,75 14,5
Honig	¼	Portion (21,19 g); 5 g insgesamt.	0,75 1,5 2,5
Honigmelone	¾	Portion (140 g); 105 g insgesamt.	1,5 3,25 5
Honig-Senf Soße	4¾	Portion (28 g); 133 g insgesamt.	9,5 19,25 28,75
Hot Dog	Z ×1¾	Fructosefrei. Je mitvezehrtem Stück (199 g) Menge × Z-Zahl extra vertragen.	Z ×0,75 Z ×0,25 Z ×0,125
Hot Filet Bites	☺	Fructosefrei	
Hot Wings®	☺	Fructosefrei	
Hühnchen mit Haut	☺	Fructosefrei	
Hühnerfrikassee	☺	Fructosefrei	
Hühnersuppe klassisch	☺	Fructosefrei	
Hühner-WanTan Suppe	☺	Fructosefrei	
Iced Fruit Smoothie	2½	Glas (200 ml); 500 ml insgesamt.	5,25 10,5 15,75
Ingwer	89¼	Prise (1 g); 89 g insgesamt.	>90 >90 >90
Ingwer und Wasabi	☺	Enthält nur Spuren	>90 >90 >90

Stichworttabelle	FRUCTOSE		Standardmenge	1/2/3
Ingwerplätzchen		☺	Enthält nur Spuren	>90 >90 >90
Ingwersoße		☺	Fructosefrei	
Ingwerwurzel	89¼	🥄	Portion (4 g); 357 g insgesamt.	>90 >90 >90
Instantkaffee	4	☕	Tasse (150 ml); 600 ml insgesamt.	8,25 16,5 25
Irish Coffee mit Sahne		☺	Fructosefrei	
Italian BMT Sandwich Weißbrot Gemüse, 15 cm	¾	🍰	Stück (226 g); 170 g insgesamt.	1,5 3,25 5
Italian Dressing Kraft®	Z ×¾	☺+	Fructosefrei. Je mitverzehrter Portion (30 g) Menge × Z-Zahl extra vertragen.	Z ×0,25 Z ×0 Z ×0
Jackfrucht		☺	Fructosefrei	
Jasmintee		☺	Fructosefrei	
Jelly Beans®	Z ×9¾	☺+	Fructosefrei. Je mitverzehrter Hand (30 g) Menge × Z-Zahl extra vertragen.	Z ×4,75 Z ×2,25 Z ×1,125
Jelly Beans®, zuckerfrei		☺	Fructosefrei	
Joghurt mit Cerealien		☺	Fructosefrei	
Joghurt, Blaubeere	Z ×1	☺+	Fructosefrei. Je mitvezehrtem Stück (250 g) Menge × Z-Zahl extra vertragen.	Z ×0,5 Z ×0,25 Z ×0,125
Joghurt, Erdbeere	3	🍰	Stück (250 g); 750 g insgesamt.	6,25 12,5 18,75
Joghurt, fettfrei Erdbeere	Z ×¾	☺+	Fructosefrei. Je mitvezehrtem Stück (250 g) Menge × Z-Zahl extra vertragen.	Z ×0,25 Z ×0 Z ×0
Joghurt, fettfrei Himbeere	Z ×¾	☺+	Fructosefrei. Je mitvezehrtem Stück (250 g) Menge × Z-Zahl extra vertragen.	Z ×0,25 Z ×0 Z ×0

Stichworttabelle	FRUCTOSE		Standardmenge	VSF 1/2/3
Joghurt, fettfrei natur		☺	Fructosefrei	
Joghurt, fettfrei Pfirsich	Z ×1	☺ +	Fructosefrei. Je mitvezehrtem Stück (250 g) Menge × Z-Zahl extra vertragen.	Z ×0,5 Z ×0,25 Z ×0,125
Joghurt, fettfrei Sauerkirsche		☺	Fructosefrei	
Joghurt, fettfrei Vanille	22	🍰	Stück (150 g); 3300 g insgesamt.	44,25 88,75 >90
Joghurt, fettfrei Zitrone	Z ×½	☺ +	Fructosefrei. Je mitvezehrtem Stück (150 g) Menge × Z-Zahl extra vertragen.	Z ×0,25 Z ×0 Z ×0
Joghurt, gesüßt mit Aspartam		☺	Fructosefrei	
Joghurt, gesüßt mit Sucralose	40	🍰	Stück (250 g); 10000 g insgesamt.	80 >90 >90
Joghurt, Karamell	Z ×½	☺ +	Fructosefrei. Je mitvezehrtem Stück (100 g) Menge × Z-Zahl extra vertragen.	Z ×0,25 Z ×0 Z ×0
Joghurt, Schokolade	66½	🍰	Stück (150 g); 9975 g insgesamt.	>90 >90 >90
Joghurt-Kräuter Dressing Kraft®	Z ×½	☺ +	Fructosefrei. Je mitverzehrter Portion (30 g) Menge × Z-Zahl extra vertragen.	Z ×0,25 Z ×0 Z ×0
Johannisbeersaft, schwarz	Z ×1½	☺ +	Fructosefrei. Je mitgetrunk. Glas (200 ml) Menge × Z-Zahl extra vertragen.	Z ×0,75 Z ×0,25 Z ×0,125
Kaffee Americano		☺	Fructosefrei	
Kaffee Americano mit Sirup		☺	Fructosefrei	
Kaffee aus Fertigmix		☺	Fructosefrei	
Kaffee, entkoffeiniert		☺	Fructosefrei	
Kaffeelikör		☺	Enthält nur Spuren	>90 >90 >90

Stichworttabelle	FRUCTOSE	Standardmenge	VS 1/2/3
Kaffeesahnetorte	Z ×2¼	☺ ⊕ Fructosefrei. Je mitverzehrter Portion (87,5 g) Menge × Z-Zahl extra vertragen.	Z ×1 Z ×0,5 Z ×0,25
Kaffeesubstitut, koffein-frei, Kaffee Caro® Kaffee	☺	Fructosefrei	
Kaffeeteilchen, glasiert mit Pudding	☺	Fructosefrei	
Kaffeeweißer	☺	Fructosefrei	
Kaffegebäck mit Nougat	☺	Fructosefrei	
Kakao, selbstgemacht	25½	Tasse (150 ml); 3825 ml insgesamt.	51,25 >90 >90
Kaki	2¾	Stück (140 g); 385 g insgesamt.	5,75 11,75 17,75
Kamellen	Z ×4¼	☺ ⊕ Fructosefrei. Je mitvezehrtem Stück (8,6 g) Menge × Z-Zahl extra vertragen.	Z ×2 Z ×1 Z ×0,5
Kamikaze	Z ×1¾	☺ ⊕ Fructosefrei. Je mitgetrunk. Glas (200 ml) Menge × Z-Zahl extra vertragen.	Z ×0,75 Z ×0,25 Z ×0,125
Kamilletee	☺	Fructosefrei	
Kapern	☺	Fructosefrei	
Karamellbonbon	Z ×½	☺ ⊕ Fructosefrei. Je mitvezehrtem Stück (6,9 g) Menge × Z-Zahl extra vertragen.	Z ×0,25 Z ×0 Z ×0
Karamellkeks	½	Stück (15,5 g); 8 g insgesamt.	1 2,25 3,5
Karamellsoße	Z ×6	☺ ⊕ Fructosefrei. Je mitverzehrter Portion (41 g) Menge × Z-Zahl extra vertragen.	Z ×3 Z ×1,5 Z ×0,75
Karamellteilchen	Z ×¾	☺ ⊕ Fructosefrei. Je mitvezehrtem Stück (71 g) Menge × Z-Zahl extra vertragen.	Z ×0,25 Z ×0 Z ×0
Karotten gekocht	☺	Fructosefrei	

Stichworttabelle	FRUCTOSE		Standardmenge	ᵛˢ⌐ 1/2/3
Karotten roh		😊	Fructosefrei	
Karottensaft	Z ×1	😊⊕	Fructosefrei. Je mitgetrunk. Glas (200 ml) Menge × Z-Zahl extra vertragen.	Z ×0,5 Z ×0,25 Z ×0,125
Kartoffel gekocht ohne Schale		😊	Fructosefrei	
Kartoffelbrot		😊	Fructosefrei	
Kartoffelcremesuppe Trockenmix		😊	Fructosefrei	
Kartoffelgratin		😊	Fructosefrei	
Kartoffelklöße	Z ×¼	😊⊕	Fructosefrei. Je mitverzehrter Portion (140 g) Menge × Z-Zahl extra vertragen.	
Kartoffeln gekocht mit Schale		😊	Fructosefrei	
Kartoffelpüree mit Gravy		😊	Fructosefrei	
Kartoffelsalat mit Ei und Mayonnaise	Z ×½	😊⊕	Fructosefrei. Je mitverzehrter Portion (140 g) Menge × Z-Zahl extra vertragen.	Z ×0,25 Z ×0 Z ×0
Kartoffelsalat mit Essig Öl und Schinken	Z ×¼	😊⊕	Fructosefrei. Je mitverzehrter Portion (140 g) Menge × Z-Zahl extra vertragen.	
Kartoffelsticks		😊	Fructosefrei	
Kartoffelsuppe mit Broccoli und Käse		😊	Fructosefrei	
Käsecräcker		😊	Enthält nur Spuren	>90 >90 >90
Käseflips		😊	Fructosefrei	
Käsekuchen, selbstgemacht	Z ×½	😊⊕	Fructosefrei. Je mitvezehrtem Stück (220 g) Menge × Z-Zahl extra vertragen.	Z ×0,25 Z ×0 Z ×0

Stichworttabelle	FRUCTOSE	Standardmenge	VS 1/2/3
Käselasagne	6	Portion (140 g); 840 g insgesamt.	12,25 24,5 36,75
Käseravioli	☺	Fructosefrei	
Käsesoße	☺	Fructosefrei	
Kastanien	☺	Fructosefrei	
Kastanien, geröstet	83¼	Portion (30 g); 2498 g insgesamt.	>90 >90 >90
Kaugummi	☺	Fructosefrei	
Kaugummi, zuckerfrei	☺	Fructosefrei	
Kaviar	☺	Fructosefrei	
Kefir	☺	Fructosefrei	
Keks mit Erdnusscreme	☺	Fructosefrei	
Keks mit zuckerfreier Zitronencreme	☺	Fructosefrei	
Ketchup	$Z \times ¼$	Fructosefrei. Je mitverzehrter Portion (15 g) Menge × Z-Zahl extra vertragen.	
Ketchup, wenig Salz	$Z \times ¼$	Fructosefrei. Je mitverzehrter Portion (15 g) Menge × Z-Zahl extra vertragen.	
Kichererbsen	☺	Fructosefrei	
KING Pommes®	☺	Fructosefrei	
KING Shakes®, Chocolate	$Z \times 7¼$	Fructosefrei. Je mitverzehrter Portion (231 g) Menge × Z-Zahl extra vertragen.	$Z \times 3,5$ $Z \times 1,75$ $Z \times 0,875$

Stichworttabelle	FRUCTOSE		Standardmenge	VS 1/2/3
KING Shakes®, Strawberry	Z ×5¼	☺ +	Fructosefrei. Je mitverzehrter Portion (229 g) Menge × Z-Zahl extra vertragen.	Z ×2,5 Z ×1,25 Z ×0,625
KING Shakes®, Vanilla	Z ×5¾	☺ +	Fructosefrei. Je mitverzehrter Portion (238 g) Menge × Z-Zahl extra vertragen.	Z ×2,75 Z ×1,25 Z ×0,625
Kirschkuchen	Z ×1½	☺ +	Fructosefrei. Je mitverzehrtem Stück (122 g) Menge × Z-Zahl extra vertragen.	Z ×0,75 Z ×0,25 Z ×0,125
Kirschsaft	¼	🥛	Glas (200 ml); 50 ml insgesamt.	0,75 1,75 2,5
Kirschschnaps	Z ×5	☺ +	Fructosefrei. Je mitgetrunk. Glas (200 ml) Menge × Z-Zahl extra vertragen.	Z ×2,5 Z ×1,25 Z ×0,625
Kit Kat®		☺	Fructosefrei	
Kit Kat® weiße Schokolade		☺	Fructosefrei	
Kiwi gold	1	🍰	Stück (86 g); 86 g insgesamt.	2,25 4,75 7,25
Kiwi grün	3	🍰	Stück (69 g); 207 g insgesamt.	6 12 18
Knäckebrot		☺	Enthält nur Spuren	>90 >90 >90
Knoblauch		☺	Enthält nur Spuren	>90 >90 >90
Knoblauchpulver		☺	Enthält nur Spuren	>90 >90 >90
Knoblauchsoße		☺	Fructosefrei	
Knuspermüsli mit Früchten	Z ×1¼	☺ +	Fructosefrei. Je mitverzehrter Portion (55 g) Menge × Z-Zahl extra vertragen.	Z ×0,5 Z ×0,25 Z ×0,125
Knuspermüsli mit Nüssen und Honig	Z ×1	☺ +	Fructosefrei. Je mitverzehrter Portion (55 g) Menge × Z-Zahl extra vertragen.	Z ×0,5 Z ×0,25 Z ×0,125
Kochbanane gekocht	¾	🍰	Stück (223 g); 167 g insgesamt.	1,75 3,5 5,25

Stichworttabelle	FRUCTOSE	Standardmenge	ᵛˢ᠇ 1/2/3
Kohlrabi	$Z \times \frac{1}{4}$ ☺ +	Fructosefrei. Je mitverzehrter Portion (85 g) Menge × Z-Zahl extra vertragen.	
Kokosnuss	$Z \times \frac{1}{4}$ ☺ +	Fructosefrei. Je mitverzehrter Portion (15 g) Menge × Z-Zahl extra vertragen.	
Kokosnuss Schokoriegel	☺	Fructosefrei	
Kokosnussmilch	$Z \times 1$ ☺ +	Fructosefrei. Je mitgetrunk. Glas (200 ml) Menge × Z-Zahl extra vertragen.	$Z \times 0,5$ $Z \times 0,25$ $Z \times 0,125$
Kokosnussöl	☺	Fructosefrei	
Kokosnussraspeln	$Z \times \frac{3}{4}$ ☺ +	Fructosefrei. Je mitverzehrter Hand (30 g) Menge × Z-Zahl extra vertragen.	$Z \times 0,25$ $Z \times 0$ $Z \times 0$
Kokosnussraspeln gesüßt	20¾	Hand (30 g); 623 g insgesamt.	41,5 83,25 >90
Kokosnusssorbet	$Z \times 5$ ☺ +	Fructosefrei. Je mitverzehrter Portion (106 g) Menge × Z-Zahl extra vertragen.	$Z \times 2,5$ $Z \times 1,25$ $Z \times 0,625$
Kondensmilch, gesüßt	☺	Fructosefrei	
Kondensmilch, gesüßt fettreduziert	☺	Fructosefrei	
Kopfsalat	6¾	Portion (85 g); 574 g insgesamt.	13,5 27,25 41
Koriander	☺	Fructosefrei	
Köttbullar	☺	Fructosefrei	
Kräuterquark	☺	Fructosefrei	
Kräutertee, stark	☺	Fructosefrei	
Krautsalat mit Ananas und Mayonnaise	$Z \times \frac{1}{4}$ ☺ +	Fructosefrei. Je mitverzehrter Portion (100 g) Menge × Z-Zahl extra vertragen.	

Stichworttabelle	FRUCTOSE		Standardmenge	VS 1/2/3
Krautsalat mit Äpfeln und Rosinen	½		Portion (100 g); 50 g insgesamt.	1 2,25 3,25
Kresse		☺	Fructosefrei	
Kürbis, Butternuss/Birne		☺	Fructosefrei	
Kürbis, Winter	1¾		Portion (130 g); 228 g insgesamt.	3,75 7,5 11,5
Kürbiscremesuppe		☺	Fructosefrei	
Kürbiskerne		☺	Fructosefrei	
Kürbiskernöl		☺	Fructosefrei	
Kürbisravioli	Z ×¼	☺+	Fructosefrei. Je mitverzehrter Portion (250 g) Menge × Z-Zahl extra vertragen.	
Lactosereduzierter Hüttenkäse, 1 % Fett	Z ×1¾	☺+	Fructosefrei. Je mitverzehrter Portion (110 g) Menge × Z-Zahl extra vertragen.	Z ×0,75 Z ×0,25 Z ×0,125
Lakritze	Z ×1½	☺+	Fructosefrei. Je mitvezehrtem Stück (11 g) Menge × Z-Zahl extra vertragen.	Z ×0,75 Z ×0,25 Z ×0,125
Lange Honigmelone	1¼		Portion (140 g); 175 g insgesamt.	2,5 5 7,5
Lasagne mit Rindfleisch	Z ×¼	☺+	Fructosefrei. Je mitverzehrter Portion (140 g) Menge × Z-Zahl extra vertragen.	
Lauchsuppe	Z ×¼	☺+	Fructosefrei. Je mitverzehrter Portion (245 g) Menge × Z-Zahl extra vertragen.	
Lay's® Potato Chips, Classic	37¾		Hand (21 g); 793 g insgesamt.	75,5 >90 >90
Lay's® Potato Chips, Salt & Vinegar	37¾		Hand (21 g); 793 g insgesamt.	75,5 >90 >90
Lay's® Potato Chips, Sour Cream & Onion	37¾		Hand (21 g); 793 g insgesamt.	75,5 >90 >90

Stichworttabelle	FRUCTOSE		Standardmenge	VS 1/2/3
Lay's® Stax Potato Crisps, Cheddar	37¾		Hand (21 g); 793 g insgesamt.	75,5 >90 >90
Lay's® Stax Potato Crisps, Hot 'n Spicy Barbecue	49½		Hand (21 g); 1040 g insgesamt.	>90 >90 >90
Leberpastete		☺	Fructosefrei	
Lebkuchen	5¼		Stück (32,4 g); 170 g insgesamt.	10,75 21,5 32,25
Leinöl		☺	Fructosefrei	
Leinsamen		☺	Fructosefrei	
Limabohnen	½		Portion (90 g); 45 g insgesamt.	1,25 2,5 4
Limburger		☺	Fructosefrei	
Limette		☺	Fructosefrei	
Limettensaft	Z ×¾	☺	Fructosefrei. Je mitgetrunk. Glas (200 ml) Menge × Z-Zahl extra vertragen.	Z ×0,25 Z ×0 Z ×0
Linsen		☺	Fructosefrei	
Linsensuppe		☺	Fructosefrei	
Lipton® Eistee		☺	Fructosefrei	
Lipton® Eistee Zero		☺	Fructosefrei	
Litchis	1		Portion (140 g); 140 g insgesamt.	2,25 4,5 6,75
Loganbeere	Z ×1½	☺	Fructosefrei. Je mitverzehrter Portion (140 g) Menge × Z-Zahl extra vertragen.	Z ×0,75 Z ×0,25 Z ×0,125

Stichworttabelle	FRUCTOSE		Standardmenge	VS 1/2/3
Lollo Rosso	6¾		Portion (85 g); 574 g insgesamt.	13,5 27,25 41
Long Chicken®	5		Stück (264 g); 1320 g insgesamt.	10 20,25 30,5
Long Island Eistee	¾		Glas (200 ml); 150 ml insgesamt.	1,75 3,75 5,75
Lotuswurzel		☺	Fructosefrei	
Löwenzahntee, stark		☺	Fructosefrei	
Lutscher	Z ×2½	☺ +	Fructosefrei. Je mitvezehrtem Stück (17 g) Menge × Z-Zahl extra vertragen.	Z ×1,25 Z ×0,5 Z ×0,25
Lutscher, zuckerfrei		☺	Fructosefrei	
Luzernesprossen (Alfalfa)	14½		Portion (85 g); 1233 g insgesamt.	29,25 58,75 88
M & M®'s		☺	Fructosefrei	
Macadamianuss		☺	Fructosefrei	
Magostane	35½		Portion (140 g); 4970 g insgesamt.	71,25 >90 >90
Mai Tai	Z ×½	☺ +	Fructosefrei. Je mitgetrunk. Glas (200 ml) Menge × Z-Zahl extra vertragen.	Z ×0,25 Z ×0 Z ×0
Maiskeimöl		☺	Fructosefrei	
Maiskolben		☺	Fructosefrei	
Maitake, Asiapilz	Z ×½	☺ +	Fructosefrei. Je mitverzehrter Portion (15 g) Menge × Z-Zahl extra vertragen.	Z ×0,25 Z ×0 Z ×0
Makkaroni mit Käse		☺	Fructosefrei	

Stichworttabelle	FRUCTOSE	Standardmenge	VS 1/2/3
Mamba®,	Z ×22	Fructosefrei. Je mitverzehrter Portion (40 g) Menge × Z-Zahl extra vertragen.	Z ×11 Z ×5,5 Z ×2,75
Mamba®, sauer	Z ×17	Fructosefrei. Je mitverzehrter Portion (40 g) Menge × Z-Zahl extra vertragen.	Z ×8,75 Z ×4,25 Z ×2,125
Mandarine	1¼	Portion (140 g); 175 g insgesamt.	2,5 5,25 7,75
Mandelmilch, ungesüßt		Fructosefrei	
Mandeln		Fructosefrei	
Mandelplätzchen		Fructosefrei	
Mango	1	Esslöffel (15 g); 15 g insgesamt.	2,25 4,5 7
Mangold	Z ×½	Fructosefrei. Je mitverzehrter Portion (85 g) Menge × Z-Zahl extra vertragen.	Z ×0,25 Z ×0 Z ×0
Mangomilch	¼	Glas (200 ml); 50 ml insgesamt.	0,5 1 1,5
Mango-Orangensaft	0[1]	Glas (200 ml); ab VS 1 vertragen Sie 1/4	0,25 0,5 0,75
Mangosaft	¾	Glas (200 ml); 150 ml insgesamt.	1,5 3,25 5
Manhattan	½	Glas (200 ml); 100 ml insgesamt.	1 2 3,25
Maracujasaft	Z ×3¾	Fructosefrei. Je mitgetrunk. Glas (200 ml) Menge × Z-Zahl extra vertragen.	Z ×1,75 Z ×0,75 Z ×0,375
Margarine		Fructosefrei	
Margarine mit Leinöl		Fructosefrei	
Margarine, fettfrei		Fructosefrei	

Stichworttabelle	FRUCTOSE		Standardmenge	VS 1/2/3
Margarita, frozen	Z ×¼	☺ +	Fructosefrei. Je mitgetrunk. Glas (200 ml) Menge × Z-Zahl extra vertragen.	
Marillensaft	Z ×5	☺ +	Fructosefrei. Je mitgetrunk. Glas (200 ml) Menge × Z-Zahl extra vertragen.	Z ×2,5 Z ×1,25 Z ×0,625
Markstammkohl		☺	Fructosefrei	
Marmelade	Z ×2¾	☺ +	Fructosefrei. Je mitverzehrter Portion (20 g) Menge × Z-Zahl extra vertragen.	Z ×1,25 Z ×0,5 Z ×0,25
Marmelade, ohne Zuckerzusatz	¼	🥄	Esslöffel (15 g); 4 g insgesamt.	0,5 1 1,5
Marmelade, zuckerfrei mit Aspartam	10½	🥄	Portion (17 g); 179 g insgesamt.	21,25 42,75 64,25
Marmelade, zuckerfrei mit Saccharin	2¼	🥄	Portion (14 g); 32 g insgesamt.	4,75 9,5 14,25
Marmelade, zuckerfrei mit Sucralose		☺	Fructosefrei	
Marmelade, zuckerreduziert	6¾	🥄	Portion (20 g); 135 g insgesamt.	13,75 27,75 41,5
Mars® Riegel, ähnlich	Z ×8¾	☺ +	Fructosefrei. Je mitvezehrtem Stück (49,9 g) Menge × Z-Zahl extra vertragen.	Z ×4,25 Z ×2 Z ×1
Marshmallow	Z ×4½	☺ +	Fructosefrei. Je mitverzehrter Portion (30 g) Menge × Z-Zahl extra vertragen.	Z ×2,25 Z ×1 Z ×0,5
Martini®		☺	Fructosefrei	
Marzipan		☺	Enthält nur Spuren	>90 >90 >90
Mascarpone		☺	Fructosefrei	
Mate-Tee		☺	Fructosefrei	
Matjes		☺	Fructosefrei	

Stichworttabelle	FRUCTOSE		Standardmenge	VS 1/2/3
Maulbeere	½		Portion (140 g); 70 g insgesamt.	1,25 2,75 4,25
Mayonnaise Kraft®		☺	Fructosefrei	
Mayonnaise ohne Fett Kraft®		☺	Fructosefrei	
McCafé® Choc Cookie	Z ×½	☺+	Fructosefrei. Je mitvezehrtem Stück (33 g) Menge × Z-Zahl extra vertragen.	Z ×0,25 Z ×0 Z ×0
McCafé® Schoko Frappé	Z ×4	☺+	Fructosefrei. Je mitgetrunk. Tasse (150 ml) Menge × Z-Zahl extra vertragen.	Z ×2 Z ×1 Z ×0,5
McCafé® Vanille u. a. Frappé	Z ×¼	☺+	Fructosefrei. Je mitgetrunk. Tasse (150 ml) Menge × Z-Zahl extra vertragen.	
McChicken®	1½		Stück (143 g); 215 g insgesamt.	3 6 9
McDouble®	3½		Stück (151 g); 529 g insgesamt.	7,25 14,75 22,25
McFish®	1¾		Stück (142 g); 249 g insgesamt.	3,75 7,75 11,75
McFlurry® Smarties®	Z ×3½	☺+	Fructosefrei. Je mitverzehrter Portion (228 g) Menge × Z-Zahl extra vertragen.	Z ×1,75 Z ×0,75 Z ×0,375
McMuffin® Sausage & Egg	Z ×1	☺+	Fructosefrei. Je mitvezehrtem Stück (164 g) Menge × Z-Zahl extra vertragen.	Z ×0,5 Z ×0,25 Z ×0,125
McRib®	Z ×¾	☺+	Fructosefrei. Je mitvezehrtem Stück (208 g) Menge × Z-Zahl extra vertragen.	Z ×0,25 Z ×0 Z ×0
McSundae® mit Kara-mellsauce	Z ×6¾	☺+	Fructosefrei. Je mitverzehrter Portion (182 g) Menge × Z-Zahl extra vertragen.	Z ×3,25 Z ×1,5 Z ×0,75
McSundae® mit Schoko-sauce	Z ×7½	☺+	Fructosefrei. Je mitverzehrter Portion (179 g) Menge × Z-Zahl extra vertragen.	Z ×3,75 Z ×1,75 Z ×0,875
Meerrettich		☺	Fructosefrei	
Melasse	3¾		Esslöffel (15 g); 56 g insgesamt.	7,5 15,25 22,75

Stichworttabelle	FRUCTOSE		Standardmenge	VS⌐ 1/2/3
Mentos®		☺	Fructosefrei	
Merlot, rot		☺	Fructosefrei	
Merlot, weiß	¾	🥛	Glas (200 ml); 150 ml insgesamt.	1,75 3,5 5,25
Mettwurst		☺	Fructosefrei	
Mexikanische Pizza (Taco Bell®)	14½	🍰	Stück (213 g); 3089 g insgesamt.	29,25 58,5 88
Milch, 2 % Fett		☺	Fructosefrei	
Milch, fettfrei		☺	Fructosefrei	
Milch, lactosereduziert	$Z \times 10$	☺+	Fructosefrei. Je mitgetrunk. Glas (200 ml) Menge × Z-Zahl extra vertragen.	$Z \times 5$ $Z \times 2,5$ $Z \times 1,25$
Milch, lactosereduziert fettfrei	$Z \times 7½$	☺+	Fructosefrei. Je mitgetrunk. Tasse (150 ml) Menge × Z-Zahl extra vertragen.	$Z \times 3,75$ $Z \times 1,75$ $Z \times 0,875$
Milch, lactosereduziert fettfrei mit Calcium	$Z \times 10$	☺+	Fructosefrei. Je mitgetrunk. Glas (200 ml) Menge × Z-Zahl extra vertragen.	$Z \times 5$ $Z \times 2,5$ $Z \times 1,25$
Milchkaffee		☺	Fructosefrei	
Milchreis mit Rosinen	4	🍰	Stück (200 g); 800 g insgesamt.	8 16 24
Milchreis mit Rosinen und Kokosnuss	4	🍰	Stück (200 g); 800 g insgesamt.	8 16 24
Milchreis, pur	$Z \times ½$	☺+	Fructosefrei. Je mitvezehrtem Stück (200 g) Menge × Z-Zahl extra vertragen.	$Z \times 0,25$ $Z \times 0$ $Z \times 0$
Milchschokolade		☺	Fructosefrei	
Milchschokolade mit Cerealien		☺	Fructosefrei	

Stichworttabelle	FRUCTOSE		Standardmenge	VS 1/2/3
Milchschokolade mit Cerealien, zuckerfrei	40		Stück (12 g); 480 g insgesamt.	80 >90 >90
Milchschokolade, zuckerfrei	40		Stück (12 g); 480 g insgesamt.	80 >90 >90
Milchshake Schokogeschmack	Z ×5¾	☺ +	Fructosefrei. Je mitverzehrter Portion (210 g) Menge × Z-Zahl extra vertragen.	Z ×2,75 Z ×1,25 Z ×0,625
Milchshake Vanille- oder Erdbeergeschmack	Z ×¼	☺ +	Fructosefrei. Je mitverzehrter Portion (206 g) Menge × Z-Zahl extra vertragen.	
Milky Way®	Z ×3¾	☺ +	Fructosefrei. Je mitvezehrtem Stück (60,4 g) Menge × Z-Zahl extra vertragen.	Z ×1,75 Z ×0,75 Z ×0,375
Minestrone, kleine Portion		☺	Fructosefrei	
Minestrone, selbstgemacht		☺	Fructosefrei	
Mini Pancakes	Z ×6	☺ +	Fructosefrei. Je mitvezehrtem Stück (187 g) Menge × Z-Zahl extra vertragen.	Z ×3 Z ×1,5 Z ×0,75
Mint Julep		☺	Fructosefrei	
Mintkeks		☺	Enthält nur Spuren	>90 >90 >90
Mintpastillen	Z ×¼	☺ +	Fructosefrei. Je mitverzehrter Portion (2 g) Menge × Z-Zahl extra vertragen.	
Mintpastillen, zuckerfrei		☺	Fructosefrei	
Miracle Whip Balance Kraft®		☺	Fructosefrei	
Miracle Whip Kraft®		☺	Fructosefrei	
Miracle Whip so leicht Kraft®		☺	Fructosefrei	
Möhrenkuchen	Z ×¼	☺ +	Fructosefrei. Je mitvezehrtem Stück (27,72 g) Menge × Z-Zahl extra vertragen.	

Stichworttabelle	FRUCTOSE		Standardmenge	VS 1/2/3
Mojito		☺	Fructosefrei	
Mokka ohne Sirup	$Z \times 1\frac{3}{4}$	☺+	Fructosefrei. Je mitgetrunk. Tasse (150 ml) Menge × Z-Zahl extra vertragen.	$Z \times 0,75$ $Z \times 0,25$ $Z \times 0,125$
Mokkatasse		☺	Fructosefrei	
Monster Energy Drink®	$Z \times 17\frac{1}{2}$	☺+	Fructosefrei. Je mitgetrunk. Glas (200 ml) Menge × Z-Zahl extra vertragen.	$Z \times 8,75$ $Z \times 4,25$ $Z \times 2,125$
Monster Energy Drink® Khaos®	$Z \times 9\frac{1}{2}$	☺+	Fructosefrei. Je mitverzehrter Portion (240 g) Menge × Z-Zahl extra vertragen.	$Z \times 4,75$ $Z \times 2,25$ $Z \times 1,125$
Monterey Cheddar Käse		☺	Fructosefrei	
Morcheln		☺	Fructosefrei	
Mortadella	$Z \times \frac{1}{4}$	☺+	Fructosefrei. Je mitverzehrter Portion (55 g) Menge × Z-Zahl extra vertragen.	
Mountain Dew®	0^1	🥤	Glas (200 ml); ab VS 1 vertragen Sie 1/4	0,25 0,5 0,75
Mountain Dew® Code Red	0^1	🥤	Glas (200 ml); ab VS 1 vertragen Sie 1/4	0,25 0,5 0,75
Mozzarella		☺	Fructosefrei	
Mozzarella, fettfrei		☺	Fructosefrei	
Muffin, Blaubeeren	$25\frac{1}{2}$	🍰	Stück (113 g); 2882 g insgesamt.	51 >90 >90
Muffin, Hafermehl	$Z \times \frac{1}{4}$	☺+	Fructosefrei. Je mitvezehrtem Stück (113 g) Menge × Z-Zahl extra vertragen.	
Muffin, Kürbis	$Z \times \frac{1}{4}$	☺+	Fructosefrei. Je mitvezehrtem Stück (113 g) Menge × Z-Zahl extra vertragen.	
Muffin, Möhren		☺	Fructosefrei	

Stichworttabelle	FRUCTOSE		Standardmenge	VS 1/2/3
Multivitaminsaft	$Z \times 1$	☺ +	Fructosefrei. Je mitgetrunk. Glas (200 ml) Menge × Z-Zahl extra vertragen.	$Z \times 0,5$ $Z \times 0,25$ $Z \times 0,125$
Mungbohnen	½	🥣	Portion (90 g); 45 g insgesamt.	1,25 2,75 4
Münsterkäse		☺	Fructosefrei	
Muscheln		☺	Fructosefrei	
Muscheln, Zwiebeln-Pilzen Füllung		☺	Fructosefrei	
Muskatwein	0^2	🥛	Glas (200 ml); ab VS 2 vertragen Sie 1/4	0 0,25 0,5
Müsli mit Rosinen und Bananenscheiben	¾	🥣	Portion (55 g); 41 g insgesamt.	1,75 3,5 5,5
Müsliriegel mit Banane	$Z \times \frac{3}{4}$	☺ +	Fructosefrei. Je mitvezehrtem Stück (25 g) Menge × Z-Zahl extra vertragen.	$Z \times 0,25$ $Z \times 0$ $Z \times 0$
Müsliriegel mit Blaubeeren	$Z \times \frac{3}{4}$	☺ +	Fructosefrei. Je mitvezehrtem Stück (25 g) Menge × Z-Zahl extra vertragen.	$Z \times 0,25$ $Z \times 0$ $Z \times 0$
Müsliriegel Cranberries und Dunkelschokolade	$Z \times 4\frac{1}{4}$	☺ +	Fructosefrei. Je mitvezehrtem Stück (35 g) Menge × Z-Zahl extra vertragen.	$Z \times 2$ $Z \times 1$ $Z \times 0,5$
Müsliriegel mit Honig	$Z \times \frac{3}{4}$	☺ +	Fructosefrei. Je mitvezehrtem Stück (27 g) Menge × Z-Zahl extra vertragen.	$Z \times 0,25$ $Z \times 0$ $Z \times 0$
Müsliriegel mit Kirsche und Dunkelschokolade	$Z \times 1$	☺ +	Fructosefrei. Je mitvezehrtem Stück (35 g) Menge × Z-Zahl extra vertragen.	$Z \times 0,5$ $Z \times 0,25$ $Z \times 0,125$
Müsliriegel mit Kokosnuss	$Z \times 1\frac{3}{4}$	☺ +	Fructosefrei. Je mitvezehrtem Stück (29 g) Menge × Z-Zahl extra vertragen.	$Z \times 0,75$ $Z \times 0,25$ $Z \times 0,125$
Müsliriegel mit Mandeln	$Z \times \frac{3}{4}$	☺ +	Fructosefrei. Je mitvezehrtem Stück (28 g) Menge × Z-Zahl extra vertragen.	$Z \times 0,25$ $Z \times 0$ $Z \times 0$
Müsliriegel mit Rosinen		☺	Fructosefrei	
Müsliriegel mit Schokostückchen	$Z \times 1$	☺ +	Fructosefrei. Je mitvezehrtem Stück (29 g) Menge × Z-Zahl extra vertragen.	$Z \times 0,5$ $Z \times 0,25$ $Z \times 0,125$

Stichworttabelle	FRUCTOSE	Standardmenge	VS ☝ 1/2/3
Müslix (Kellogg's®)	Z ×¾ ☺+	Fructosefrei. Je mitverzehrter Portion (55 g) Menge × Z-Zahl extra vertragen.	Z ×0,25 Z ×0 Z ×0
Mustard	☺	Fructosefrei	
Nachos	☺	Fructosefrei	
Nachos mit Käsege-schmack	☺	Fructosefrei	
Nachos mit Käsesoße (Taco Bell®)	☺	Fructosefrei	
Nektarinen	☺	Fructosefrei	
Nestea®	☺	Fructosefrei	
Nestea® ohne Zucker	☺	Fructosefrei	
Nestea®, Instantpulver	Z ×22 ☺+	Fructosefrei. Je mitgetrunk. Glas (200 ml) Menge × Z-Zahl extra vertragen.	Z ×11 Z ×5,5 Z ×2,75
Nestea®, Instantpulver zuckerfrei	Z ×11 ☺+	Fructosefrei. Je mitgetrunk. Glas (200 ml) Menge × Z-Zahl extra vertragen.	Z ×5,75 Z ×2,75 Z ×1,375
Nestlé Schöller® Nucki Nuss Eishörnchen	Z ×2¼ ☺+	Fructosefrei. Je mitvezehrtem Stück (96 g) Menge × Z-Zahl extra vertragen.	Z ×1 Z ×0,5 Z ×0,25
Nestlé® Choccino	☺	Fructosefrei	
Nestlé® CiniMinis	¼	Portion (30 g); 8 g insgesamt.	0,5 1 1,5
Nestlé® Clusters	☺	Fructosefrei	
Nestlé® Cookie Crisp	Z ×¼ ☺+	Fructosefrei. Je mitverzehrter Portion (30 g) Menge × Z-Zahl extra vertragen.	
Nestlé® feinste heiße Acho Schokolade mit Vollmilch	Z ×½ ☺+	Fructosefrei. Je mitgetrunk. Tasse (150 ml) Menge × Z-Zahl extra vertragen.	Z ×0,25 Z ×0 Z ×0

Stichworttabelle	FRUCTOSE		Standardmenge	VS 1/2/3
Nestlé® Fitness	41½		Portion (30 g); 1245 g insgesamt.	83,25 >90 >90
Nestlé® NESQUIK Knusper-Frühstück	Z ×2	☺ +	Fructosefrei. Je mitverzehrter Portion (30 g) Menge × Z-Zahl extra vertragen.	Z ×1 Z ×0,5 Z ×0,25
Nestlé® Nesquik®	1½		Glas (200 ml); 300 ml insgesamt.	3 6,25 9,25
Nestlé® Shreddies Choko	¼		Esslöffel (15 g); 4 g insgesamt.	0,5 1 1,5
Nestlé® Shreddies Classic		☺	Fructosefrei	
Nestlé® Shreddies Honig		☺	Fructosefrei	
No Fear®	Z ×6¼	☺ +	Fructosefrei. Je mitgetrunk. Glas (200 ml) Menge × Z-Zahl extra vertragen.	Z ×3 Z ×1,5 Z ×0,75
No Fear® Sugar Free		☺	Fructosefrei	
Nougat	Z ×18	☺ +	Fructosefrei. Je mitverzehrter Tafel (125 g) Menge × Z-Zahl extra vertragen.	Z ×9 Z ×4,5 Z ×2,25
Nudelauflauf mit Bratensoße, Käse und Gemüse		☺	Fructosefrei	
Nudeln, Weizen	Z ×¼	☺ +	Fructosefrei. Je mitverzehrter Portion (140 g) Menge × Z-Zahl extra vertragen.	
Nudelsalat mit Ei, Fleisch und Mayonnaise	Z ×½	☺ +	Fructosefrei. Je mitverzehrter Portion (140 g) Menge × Z-Zahl extra vertragen.	Z ×0,25 Z ×0 Z ×0
Nudelsalat mit Gemüse & italienischem Dressing	2½		Portion (140 g); 350 g insgesamt.	5 10,25 15,5
Nudelsuppenmix, trocken	Z ×¼	☺ +	Fructosefrei. Je mitverzehrter Portion (16 g) Menge × Z-Zahl extra vertragen.	
Nutella®	40¾		Portion (37 g); 1508 g insgesamt.	81,75 >90 >90
Okra	2¼		Portion (85 g); 191 g insgesamt.	4,5 9,25 14

Stichworttabelle	FRUCTOSE		Standardmenge	1/2/3
Oliven, grün		☺	Enthält nur Spuren	>90 >90 >90
Oliven, schwarz		☺	Fructosefrei	
Omelette mit Schinken	$Z \times 1\frac{3}{4}$	☺+	Fructosefrei. Je mitverzehrter Portion (110 g) Menge × Z-Zahl extra vertragen.	Z×0,75 Z×0,25 Z×0,125
Omelette mit Wurst, Kartoffeln und Zwiebeln	$Z \times 1$	☺+	Fructosefrei. Je mitverzehrter Portion (110 g) Menge × Z-Zahl extra vertragen.	Z×0,5 Z×0,25 Z×0,125
Onion Ring Sauce		☺	Fructosefrei	
Onion Rings	$Z \times 1\frac{1}{2}$	☺+	Fructosefrei. Je mitverzehrter Portion (70 g) Menge × Z-Zahl extra vertragen.	Z×0,75 Z×0,25 Z×0,125
Oolong-Tee, stark		☺	Fructosefrei	
Orange	$2\frac{1}{4}$		Portion (140 g); 315 g insgesamt.	4,75 9,5 14,25
Orangen-Kiwisaft		☺	Fructosefrei	
Orangenmarmelade, zuckerfrei mit Aspartam	$10\frac{1}{2}$		Portion (17 g); 179 g insgesamt.	21,25 42,75 64,25
Orangenmarmelade, zuckerfrei mit Saccharin	2		Portion (16 g); 32 g insgesamt.	4 8,25 12,5
Orangenmarmelade, zuckerfrei mit Sucralose		☺	Fructosefrei	
Orangensaft	$\frac{3}{4}$		Glas (200 ml); 150 ml insgesamt.	1,5 3,25 5
Orangenschale	$3\frac{1}{4}$		Esslöffel (15 g); 49 g insgesamt.	6,5 13 19,5
Oregano		☺	Fructosefrei	
Oreo®		☺	Fructosefrei	

Stichworttabelle	FRUCTOSE		Standardmenge	VS 1/2/3
Oreo® Schokobrownies mit Oreo®	¼		Stück (42,5 g); 11 g insgesamt.	0,75 1,5 2,5
Oreo®, zuckerfrei		☺	Fructosefrei	
Ouzo	Z ×5	☺ +	Fructosefrei. Je mitgetrunk. Glas (200 ml) Menge × Z-Zahl extra vertragen.	Z ×2,5 Z ×1,25 Z ×0,625
Paella	2		Portion (240 g); 480 g insgesamt.	4 8,25 12,25
Palmkernöl		☺	Fructosefrei	
Papaya	Z ×1	☺ +	Fructosefrei. Je mitverzehrter Portion (140 g) Menge × Z-Zahl extra vertragen.	Z ×0,5 Z ×0,25 Z ×0,125
Paprika grün		☺	Fructosefrei	
Paprika, gelb	½		Portion (85 g); 43 g insgesamt.	1,25 2,5 3,75
Paranuss		☺	Fructosefrei	
Parmesan		☺	Fructosefrei	
Parmesan, fettfrei		☺	Fructosefrei	
Passionsfrucht	Z ×2½	☺ +	Fructosefrei. Je mitverzehrter Portion (140 g) Menge × Z-Zahl extra vertragen.	Z ×1,25 Z ×0,5 Z ×0,25
Pastinak	Z ×¼	☺ +	Fructosefrei. Je mitverzehrter Portion (85 g) Menge × Z-Zahl extra vertragen.	
Patisson	4		Portion (85 g); 340 g insgesamt.	8,25 16,75 25
Pacanuss		☺	Fructosefrei	
Peperoni grün	4½		Stück (43 g); 194 g insgesamt.	9,25 18,5 27,75

Stichworttabelle	FRUCTOSE		Standardmenge	VS 1/2/3
Peperoni rot	2¾		Stück (43 g); 118 g insgesamt.	5,5 11,25 17
Pepsi®	½		Glas (200 ml); 100 ml insgesamt.	1,25 2,25 3,75
Pepsi® light		☺	Fructosefrei	
Pepsi® Max		☺	Fructosefrei	
Pepsi® Twist	½		Glas (200 ml); 100 ml insgesamt.	1,25 2,25 3,75
pesto verde		☺	Enthält nur Spuren	>90 >90 >90
Petersilie		☺	Enthält nur Spuren	>90 >90 >90
Pfannkuchen, Fertigmix mit Buchweizen		☺	Fructosefrei	
Pfannkuchen, selbstge- macht		☺	Fructosefrei	
Pfeffer, schwarz		☺	Fructosefrei	
Pfefferminze, frisch		☺	Fructosefrei	
Pfefferminztee		☺	Fructosefrei	
Pfirsich gelb rot	Z ×1	☺+	Fructosefrei. Je mitvezehrter Portion (140 g) Menge × Z-Zahl extra vertragen.	Z ×0,5 Z ×0,25 Z ×0,125
Pfirsich weiß	Z ×1¼	☺+	Fructosefrei. Je mitvezehrtem Stück (150 g) Menge × Z-Zahl extra vertragen.	Z ×0,5 Z ×0,25 Z ×0,125
Pfirsichkuchen	2¾		Stück (122 g); 336 g insgesamt.	5,75 11,5 17,5
Pfirsichsaft	½		Glas (200 ml); 100 ml insgesamt.	1,25 2,75 4,25

Stichworttabelle	FRUCTOSE		Standardmenge	VS 1/2/3
Pflaume	$Z \times \frac{1}{2}$	😊 ⊕	Fructosefrei. Je mitverzehrter Portion (15 g) Menge × Z-Zahl extra vertragen.	Z ×0,25 Z ×0 Z ×0
Pflaumensaft	0^2	🥛	Glas (200 ml); ab VS 2 vertragen Sie 1/4	0 0,25 0,25
Phat Thai		😊	Fructosefrei	
Piel de Sapo	1¼	🍲	Portion (140 g); 175 g insgesamt.	2,5 5 7,5
Pilzcremesuppe		😊	Enthält nur Spuren	>90 >90 >90
Pilze mit Butter gebraten		😊	Fructosefrei	
Pilzsauce		😊	Fructosefrei	
Pina Colada	$Z \times 1\frac{1}{4}$	😊 ⊕	Fructosefrei. Je mitgetrunk. Glas (200 ml) Menge × Z-Zahl extra vertragen.	Z ×0,5 Z ×0,25 Z ×0,125
Pinienkerne		😊	Fructosefrei	
Pistazien		😊	Fructosefrei	
Pizza Hut® Pepperoni Lover's pizza, stuffed crust		😊	Fructosefrei	
Pizza Hut® Personal Pan, supreme		😊	Fructosefrei	
Pizza mit Käse	$Z \times \frac{3}{4}$	😊 ⊕	Fructosefrei. Je mitvezehrtem Stück (209 g) Menge × Z-Zahl extra vertragen.	Z ×0,25 Z ×0 Z ×0
Pizzabrot	$Z \times \frac{1}{4}$	😊 ⊕	Fructosefrei. Je mitvezehrtem Stück (56 g) Menge × Z-Zahl extra vertragen.	
Pökelfleisch		😊	Fructosefrei	
Polenta	$Z \times \frac{1}{4}$	😊 ⊕	Fructosefrei. Je mitverzehrter Portion (240 g) Menge × Z-Zahl extra vertragen.	

Stichworttabelle	FRUCTOSE		Standardmenge	VS 1/2/3
Pommes Frites		☺	Fructosefrei	
Popcorn, gezuckert	$Z \times 1$	☺+	Fructosefrei. Je mitverzehrter Hand (21 g) Menge × Z-Zahl extra vertragen.	$Z \times 0,5$ $Z \times 0,25$ $Z \times 0,125$
Popcorn, mit Butter		☺	Fructosefrei	
Porree, Blätter	$1\frac{1}{2}$		Portion (85 g); 128 g insgesamt.	3,25 6,5 9,75
Porree, ganz	$1\frac{1}{2}$		Stück (89 g); 134 g insgesamt.	3 6 9,25
Porree, weiße Wurzel	$9\frac{1}{4}$		Esslöffel (15 g); 139 g insgesamt.	18,5 37 55,5
Portulak	$58\frac{3}{4}$		Portion (85 g); 4994 g insgesamt.	>90 >90 >90
Portwein	0^2		Glas (200 ml); ab VS 2 vertragen Sie 1/4	0 0,25 0,5
Power Bar® Energize Bar, Banana Punch	$\frac{1}{4}$		Stück (65 g); 16 g insgesamt.	0,75 1,75 2,5
Power Bar® Energize Bar, Berry	$\frac{1}{4}$		Stück (65 g); 16 g insgesamt.	0,75 1,5 2,5
Power Bar® Energize Bar, Chocolate	$\frac{1}{4}$		Stück (65 g); 16 g insgesamt.	0,75 1,75 2,75
Power Bar® Energize Bar, Cookies & Cream	$\frac{1}{4}$		Stück (65 g); 16 g insgesamt.	0,75 1,75 2,75
Power Bar® Energize Bar, Vanille	$\frac{1}{4}$		Stück (65 g); 16 g insgesamt.	0,75 1,75 2,75
Power Bar® Natural Energy Cereal, Cacao Crunch	$Z \times 5\frac{3}{4}$	☺+	Fructosefrei. Je mitverzehrtem Stück (65 g) Menge × Z-Zahl extra vertragen.	$Z \times 2,75$ $Z \times 1,25$ $Z \times 0,625$
Powerade®, alle Geschmacksrichtungen	$Z \times 1\frac{1}{4}$	☺+	Fructosefrei. Je mitgetrunk. Glas (200 ml) Menge × Z-Zahl extra vertragen.	$Z \times 0,5$ $Z \times 0,25$ $Z \times 0,125$

Stichworttabelle	FRUCTOSE		Standardmenge	VS 1/2/3
Powerbar® Protein Plus 20 g, Brownie	$Z \times 1\frac{1}{2}$	☺+	Fructosefrei. Je mitvezehrtem Stück (70 g) Menge × Z-Zahl extra vertragen.	Z ×0,75 Z ×0,25 Z ×0,125
Powerbar® Protein Plus 20 g, Erdnussbutter	0^3		Stück (61 g); ab VS 3 vertragen Sie 1/4	0 0 0,25
Powerbar® Protein Plus 20 g, Schokolade	0^2		Stück (61 g); ab VS 2 vertragen Sie 1/4	0 0,25 0,25
Pralinen, Früchte Dunkelschokolade	$Z \times \frac{1}{4}$	☺+	Fructosefrei. Je mitvezehrtem Stück (15 g) Menge × Z-Zahl extra vertragen.	
Pralinen, Früchte Schokolade	$Z \times \frac{1}{4}$	☺+	Fructosefrei. Je mitvezehrtem Stück (15 g) Menge × Z-Zahl extra vertragen.	
Pralinen, Früchte Dunkelschokolade zuckerfrei		☺	Fructosefrei	
Pralinen, Karamell zuckerfrei		☺	Fructosefrei	
Pralinen, Walnuss	$Z \times 1\frac{1}{4}$	☺+	Fructosefrei. Je mitvezehrtem Stück (55 g) Menge × Z-Zahl extra vertragen.	Z ×0,5 Z ×0,25 Z ×0,125
Preiselbeeren	$Z \times 9\frac{1}{4}$	☺+	Fructosefrei. Je mitverzehrter Portion (140 g) Menge × Z-Zahl extra vertragen.	Z ×4,5 Z ×2,25 Z ×1,125
Pringles® Original	68		Hand (21 g); 1428 g insgesamt.	>90 >90 >90
Pringles® Salt & Vinegar	$37\frac{3}{4}$		Hand (21 g); 793 g insgesamt.	75,5 >90 >90
Pringles® Sour Cream & Onion	$37\frac{3}{4}$		Hand (21 g); 793 g insgesamt.	75,5 >90 >90
Pringles® Texas BBQ Sauce	34		Hand (21 g); 714 g insgesamt.	68 >90 >90
Proteinriegel	$\frac{3}{4}$		Stück (65 g); 49 g insgesamt.	1,75 3,5 5,5
Puddingpulver, diverse Sorten		☺	Fructosefrei	
Pumpernickel		☺	Fructosefrei	

Stichworttabelle	FRUCTOSE		Standardmenge	VS 1/2/3
Putenbrust		☺	Fructosefrei	
Quark		☺	Fructosefrei	
Quinoa	Z ×1¾	☺+	Fructosefrei. Je mitverzehrter Portion (140 g) Menge × Z-Zahl extra vertragen.	Z ×0,75 Z ×0,25 Z ×0,125
Quitte	1¼	🥄	Esslöffel (15 g); 19 g insgesamt.	2,75 5,75 8,5
Radicchio	2¼		Portion (85 g); 191 g insgesamt.	4,75 9,75 14,5
Radieschen	Z ×½	☺+	Fructosefrei. Je mitverzehrter Portion (85 g) Menge × Z-Zahl extra vertragen.	Z ×0,25 Z ×0 Z ×0
Ragout		☺	Fructosefrei	
Rambutan	1¼		Portion (140 g); 175 g insgesamt.	2,75 5,5 8,5
Ranch Soße		☺	Fructosefrei	
Ratatouille		☺	Fructosefrei	
Räucherfisch, Lachs		☺	Fructosefrei	
Ravioli mit Fleischfüllung	Z ×½	☺+	Fructosefrei. Je mitverzehrter Portion (250 g) Menge × Z-Zahl extra vertragen.	Z ×0,25 Z ×0 Z ×0
Ravioli mit Spinat	Z ×¼	☺+	Fructosefrei. Je mitverzehrter Portion (250 g) Menge × Z-Zahl extra vertragen.	
Red Bull® Energy Drink	Z ×7¾	☺+	Fructosefrei. Je mitgetrunk. Glas (200 ml) Menge × Z-Zahl extra vertragen.	Z ×3,75 Z ×1,75 Z ×0,875
Red Bull® Energy Drink Sugarfree		☺	Fructosefrei	
Reibekuchen	Z ×½	☺+	Fructosefrei. Je mitverzehrter Portion (70 g) Menge × Z-Zahl extra vertragen.	Z ×0,25 Z ×0 Z ×0

Stichworttabelle	FRUCTOSE		Standardmenge	VS ↗ 1/2/3
Reis		😊	Fructosefrei	
Reisauflauf mit Tomaten-soße, Käse und Gemüse	$Z \times 1$	😊 +	Fructosefrei. Je mitverzehrter Portion (244 g) Menge × Z-Zahl extra vertragen.	$Z \times 0,5$ $Z \times 0,25$ $Z \times 0,125$
Reisbrot		😊	Fructosefrei	
Reiskäse, verschieden Ge-schmacksrichtungen		😊	Fructosefrei	
Reismilch, ungesüßt	$Z \times ¼$	😊 +	Fructosefrei. Je mitgetrunk. Glas (200 ml) Menge × Z-Zahl extra vertragen.	
Reisnudeln		😊	Fructosefrei	
Reiswaffel		😊	Fructosefrei	
Remouladensoße		😊	Fructosefrei	
Rhabarber		😊	Fructosefrei	
Rhabarberkuchen		😊	Fructosefrei	
Rice Krispies		😊	Fructosefrei	
Ricotta		😊	Fructosefrei	
Riesen®	$Z \times 2¾$	😊 +	Fructosefrei. Je mitvezehrtem Stück (9 g) Menge × Z-Zahl extra vertragen.	$Z \times 1,25$ $Z \times 0,5$ $Z \times 0,25$
Riesenkürbis		😊	Fructosefrei	
Riesling		😊	Fructosefrei	
Rindersteak		😊	Fructosefrei	

Stichworttabelle	FRUCTOSE		Standardmenge	VS 1/2/3
Rind-Nudelsuppe	☺		Fructosefrei	
Roasted Chicken Breast Sandwich mit Weißbrot und Gemüse, 15 cm	1½	🍰	Stück (233 g); 350 g insgesamt.	3 / 6 / 9,25
Rob Roy	¼	🥛	Glas (200 ml); 50 ml insgesamt.	0,5 / 1,25 / 2
Rockstar Original®	Z ×23¾	☺ +	Fructosefrei. Je mitgetrunk. Glas (200 ml) Menge × Z-Zahl extra vertragen.	Z×11,75 / Z×5,75 / Z×2,875
Rockstar Original® Zero Sugar	☺		Fructosefrei	
Roggen Vollkornbrot, 15 cm	1	🍰	Stück (78 g); 78 g insgesamt.	2 / 4 / 6
Roggenbrot	☺		Fructosefrei	
Roggenbrötchen	☺		Fructosefrei	
Roggenmehl	27¾	🥄	Portion (30 g); 833 g insgesamt.	55,5 / >90 / >90
Rollmops	☺		Fructosefrei	
Römersalat	1¼	🥄	Portion (85 g); 106 g insgesamt.	2,75 / 5,5 / 8,25
Rompope	☺		Fructosefrei	
Roquefort	☺		Fructosefrei	
Rosenkohl	☺		Fructosefrei	
Rosinen	½	🥄	Portion (40 g); 20 g insgesamt.	1 / 2 / 3

Stichworttabelle	FRUCTOSE		Standardmenge	VS⌐ 1/2/3
Rosinenbrot	1¼		Scheibe (42 g); 53 g insgesamt.	2,75 5,5 8,5
Rosinenkeks		☺	Fructosefrei	
Rosmarin		☺	Fructosefrei	
Rote Beete		☺	Fructosefrei	
Rote Beete in Essig		☺	Fructosefrei	
Rote Bohnen-Reissuppe	¼		Portion (51,03 g); 13 g insgesamt.	0,5 1,25 2
Rote Grütze	$Z \times 5¼$	☺ +	Fructosefrei. Je mitverzehrter Portion (40 g) Menge × Z-Zahl extra vertragen.	$Z \times 2,5$ $Z \times 1,25$ $Z \times 0,625$
Rote Johannisbeere	1		Portion (140 g); 140 g insgesamt.	2,25 4,5 6,75
Rotkohl	$Z \times ¼$	☺ +	Fructosefrei. Je mitverzehrter Portion (85 g) Menge × Z-Zahl extra vertragen.	
Rotweinessig		☺	Fructosefrei	
Rucola Salat	4¾		Portion (85 g); 404 g insgesamt.	9,75 19,5 29,25
Rührei Bacon	$Z \times 1¾$	☺ +	Fructosefrei. Je mitverzehrter Portion (110 g) Menge × Z-Zahl extra vertragen.	$Z \times 0,75$ $Z \times 0,25$ $Z \times 0,125$
Rum		☺	Fructosefrei	
Rum und Cola	1		Glas (200 ml); 200 ml insgesamt.	2 4,25 6,5
Rusty Nail	$Z \times 2$	☺ +	Fructosefrei. Je mitgetrunk. Glas (200 ml) Menge × Z-Zahl extra vertragen.	$Z \times 1$ $Z \times 0,5$ $Z \times 0,25$
Sahne, 11 % Fett		☺	Fructosefrei	

Stichworttabelle	FRUCTOSE		Standardmenge	VS 1/2/3
Sahne, 20 % Fett	☺		Fructosefrei	
Sahnehähnchen	☺		Fructosefrei	
Sahnekäse	☺		Fructosefrei	
Sake	0^2	🥛	Glas (200 ml); ab VS 2 vertragen Sie 1/4	0 / 0,25 / 0,5
Salami	$Z \times 3$	☺+	Fructosefrei. Je mitverzehrter Portion (55 g) Menge × Z-Zahl extra vertragen.	$Z \times 1,5$ / $Z \times 0,75$ / $Z \times 0,375$
Salatdressing French	☺		Fructosefrei	
Salsa	5¼	🥄	Esslöffel (15 g); 79 g insgesamt.	10,5 / 21,25 / 31,75
Salsa Dip	2¼	🍳	Portion (32,38 g); 73 g insgesamt.	4,75 / 9,75 / 14,75
Salsa Extra Hot Sauce	$Z \times 1$	☺+	Fructosefrei. Je mitverzehrter Portion (31 g) Menge × Z-Zahl extra vertragen.	$Z \times 0,5$ / $Z \times 0,25$ / $Z \times 0,125$
Salsa Sauce	2¼	🍳	Portion (35 g); 79 g insgesamt.	4,5 / 9 / 13,5
Salzstangen	☺		Fructosefrei	
Sambuca	$Z \times 5$	☺+	Fructosefrei. Je mitgetrunk. Glas (200 ml) Menge × Z-Zahl extra vertragen.	$Z \times 2,5$ / $Z \times 1,25$ / $Z \times 0,625$
Sandwicheis	$Z \times 1½$	☺+	Fructosefrei. Je mitvezehrtem Stück (72 g) Menge × Z-Zahl extra vertragen.	$Z \times 0,75$ / $Z \times 0,25$ / $Z \times 0,125$
Sandwichkäse	☺		Fructosefrei	
Sandwichsoße	☺		Fructosefrei	
Sangria	5½	🥛	Glas (200 ml); 1100 ml insgesamt.	11,25 / 22,5 / 34

Stichworttabelle	FRUCTOSE		Standardmenge	VS 1/2/3
Sapodilla	Z ×3½	😊 +	Fructosefrei. Je mitverzehrter Portion (140 g) Menge × Z-Zahl extra vertragen.	Z ×1,75 Z ×0,75 Z ×0,375
Sauce Hollandaise		😊	Fructosefrei	
Sauerbraten	34¾	🍽	Portion (159 g); 5525 g insgesamt.	69,75 >90 >90
Sauerkirschen	Z ×¼	😊 +	Fructosefrei. Je mitverzehrter Portion (15 g) Menge × Z-Zahl extra vertragen.	
Sauerkraut		😊	Fructosefrei	
Sauerteigbrot		😊	Fructosefrei	
Saure Fruchtgummis	Z ×2¼	😊 +	Fructosefrei. Je mitverzehrter Hand (30 g) Menge × Z-Zahl extra vertragen.	Z ×1 Z ×0,5 Z ×0,25
Saure Fruchtgummis, zuckerfrei		😊	Fructosefrei	
Saure Gurken	Z ×¼	😊 +	Fructosefrei. Je mitverzehrter Portion (30 g) Menge × Z-Zahl extra vertragen.	
Saure Sahne		😊	Fructosefrei	
Saure Sahne, fettreduziert		😊	Fructosefrei	
Schalotte		😊	Fructosefrei	
Schaumwaffel	Z ×13	😊 +	Fructosefrei. Je mitvezehrtem Stück (28,5 g) Menge × Z-Zahl extra vertragen.	Z ×6,75 Z ×3,25 Z ×1,625
Schinken, Rind		😊	Fructosefrei	
Schlehen-Gin	Z ×5	😊 +	Fructosefrei. Je mitgetrunk. Glas (200 ml) Menge × Z-Zahl extra vertragen.	Z ×2,5 Z ×1,25 Z ×0,625
Schmelzkäse		😊	Fructosefrei	

Stichworttabelle	FRUCTOSE		Standardmenge	VS⌇ 1/2/3
Schnaps	Z ×2½	☺ +	Fructosefrei. Je mitgetrunk. Glas (200 ml) Menge × Z-Zahl extra vertragen.	Z ×1,25 Z ×0,5 Z ×0,25
Schnittlauch		☺	Fructosefrei	
Schnitzel		☺	Fructosefrei	
Schoko Krispies (Kellogg's®)		☺	Fructosefrei	
Schoko-Brownie, fettfrei	66¾	🍰	Stück (44 g); 2937 g insgesamt.	>90 >90 >90
Schokoladeneis	Z ×¾	☺ +	Fructosefrei. Je mitverzehrter Portion (65 g) Menge × Z-Zahl extra vertragen.	Z ×0,25 Z ×0 Z ×0
Schokoladeneis, zuckerfrei		☺	Fructosefrei	
Schokoladenkeks, glasiert		☺	Fructosefrei	
Schokoladenkuchen	Z ×½	☺ +	Fructosefrei. Je mitvezehrtem Stück (29 g) Menge × Z-Zahl extra vertragen.	Z ×0,25 Z ×0 Z ×0
Schokoladenkuchen, glasiert	Z ×½	☺ +	Fructosefrei. Je mitverzehrtem Stück (29 g) Menge × Z-Zahl extra vertragen.	Z ×0,25 Z ×0 Z ×0
Schokoladenpudding		☺	Fructosefrei	
Schokoladenpudding zuckerfrei		☺	Enthält nur Spuren	>90 >90 >90
Schokoladensorbet	Z ×3¼	☺ +	Fructosefrei. Je mitverzehrter Portion (105 g) Menge × Z-Zahl extra vertragen.	Z ×1,5 Z ×0,75 Z ×0,375
Schokoladensoße	Z ×1½	☺ +	Fructosefrei. Je mitverzehrtem Esslöffel (15 g) Menge × Z-Zahl extra vertragen.	Z ×0,75 Z ×0,25 Z ×0,125
Schokoladentoffeekeks		☺	Fructosefrei	
Schokorosinen	Z ×¼	☺ +	Fructosefrei. Je mitverzehrter Hand (30 g) Menge × Z-Zahl extra vertragen.	

Stichworttabelle	FRUCTOSE		Standardmenge	VSr 1/2/3
Schwarze Johannisbeere	1¼		Portion (140 g); 175 g insgesamt.	2,5 5 7,5
Schwarzer Tee, stark	¾		Glas (200 ml); 150 ml insgesamt.	1,5 3,25 5
Schweineohr (Gebäck)		☺	Fructosefrei	
Schweizer Käse	Z ×¼	☺+	Fructosefrei. Je mitverzehrter Portion (30 g) Menge × Z-Zahl extra vertragen.	
Schweizer Käse, salzreduziert	Z ×¼	☺+	Fructosefrei. Je mitverzehrter Portion (30 g) Menge × Z-Zahl extra vertragen.	
Schweppes® Bitter Lemon®	0^2		Glas (200 ml); ab VS 2 vertragen Sie 1/4	0 0,25 0,5
Scotch und Soda		☺	Fructosefrei	
Screwdriver	1		Glas (200 ml); 200 ml insgesamt.	2 4,25 6,5
Seabreeze	Z ×5¼	☺+	Fructosefrei. Je mitgetrunk. Glas (200 ml) Menge × Z-Zahl extra vertragen.	Z ×2,5 Z ×1,25 Z ×0,625
Seetang		☺	Fructosefrei	
Selleriecremesuppe		☺	Fructosefrei	
Sellerieknolle gekocht	6½		Esslöffel (15 g); 98 g insgesamt.	13,25 26,5 40
Semmelknödel		☺	Fructosefrei	
Senf Sauce	Z ×1¼	☺+	Fructosefrei. Je mitverzehrter Portion (20 g) Menge × Z-Zahl extra vertragen.	Z ×0,5 Z ×0,25 Z ×0,125
Senf, Dijon		☺	Fructosefrei	
Senfkohl (ähnelt Mangold)	Z ×¼	☺+	Fructosefrei. Je mitverzehrter Portion (85 g) Menge × Z-Zahl extra vertragen.	

Stichworttabelle	FRUCTOSE		Standardmenge	VS $\frac{}{\mathsf{F}}$ 1/2/3
Sesamhähnchen		☺	Fructosefrei	
Sesamstangen		☺	Fructosefrei	
Shiitake, Asiapilz	Z ×1	☺	Fructosefrei. Je mitverzehrter Portion (15 g) Menge × Z-Zahl extra vertragen.	Z ×0,5 Z ×0,25 Z ×0,125
Shortbread		☺	Fructosefrei	
Shortbread, zuckerfrei		☺	Fructosefrei	
Singapore Sling	Z ×¼	☺	Fructosefrei. Je mitgetrunk. Glas (200 ml) Menge × Z-Zahl extra vertragen.	
Sirupkeks		☺	Enthält nur Spuren	>90 >90 >90
Sloe Gin Fizz	Z ×¾	☺	Fructosefrei. Je mitgetrunk. Glas (200 ml) Menge × Z-Zahl extra vertragen.	Z ×0,25 Z ×0 Z ×0
Smacker	3		Stück (101 g); 303 g insgesamt.	6,25 12,5 18,75
Smacks (Kellogg's®)	Z ×12	☺	Fructosefrei. Je mitverzehrter Portion (30 g) Menge × Z-Zahl extra vertragen.	Z ×6 Z ×3 Z ×1,5
Smarties®	Z ×55	☺	Fructosefrei. Je mitverzehrter Hand (30 g) Menge × Z-Zahl extra vertragen.	Z ×27,5 Z ×13,75 Z ×6,875
Snack Salat Classic	2¾		Portion (100 g); 275 g insgesamt.	5,75 11,75 17,75
Snack Wrap® TS		☺	Fructosefrei	
Snickers®	Z ×7	☺	Fructosefrei. Je mitvezehrtem Stück (58,7 g) Menge × Z-Zahl extra vertragen.	Z ×3,5 Z ×1,75 Z ×0,875
Sojabohnen, gekocht	5½		Esslöffel (15 g); 83 g insgesamt.	11,25 22,75 34
Sojabrot	5½		Scheibe (42 g); 231 g insgesamt.	11 22,25 33,5

Stichworttabelle	FRUCTOSE		Standardmenge	VS 1/2/3
Sojachips	7½		Hand (21 g); 158 g insgesamt.	15 30 45
Sojakäse, verschieden Geschmacksrichtungen	34½		Portion (30 g); 1035 g insgesamt.	69,25 >90 >90
Sojamilch, künstlich gesüßt	3		Glas (200 ml); 600 ml insgesamt.	6 12 18,25
Sojamilch, Schokolade mit Zucker		☺	Fructosefrei	
Sojamilch, Vanillegeschmack mit Zucker	$Z \times \frac{3}{4}$	☺ +	Fructosefrei. Je mitgetrunk. Glas (200 ml) Menge × Z-Zahl extra vertragen.	Z ×0,25 Z ×0 Z ×0
Sojaöl		☺	Fructosefrei	
Sojasoße		☺	Fructosefrei	
Sojasprossen, gekocht		☺	Fructosefrei	
Sonnenblumenkerne		☺	Fructosefrei	
Sonnenblumenöl		☺	Fructosefrei	
Sonnenblumenölmargarine		☺	Fructosefrei	
Soufflé, Fleisch	$Z \times \frac{1}{2}$	☺ +	Fructosefrei. Je mitverzehrter Portion (110 g) Menge × Z-Zahl extra vertragen.	Z ×0,25 Z ×0 Z ×0
Southern Comfort		☺	Fructosefrei	
Spaghetti Carbonara	$Z \times \frac{3}{4}$	☺ +	Fructosefrei. Je mitverzehrter Portion (201 g) Menge × Z-Zahl extra vertragen.	Z ×0,25 Z ×0 Z ×0
Spaghettikürbis	$Z \times \frac{1}{4}$	☺ +	Fructosefrei. Je mitverzehrter Portion (85 g) Menge × Z-Zahl extra vertragen.	
Spare Rips Rind		☺	Fructosefrei	

Stichworttabelle	FRUCTOSE		Standardmenge	VS 1/2/3
Spargel	1½		Portion (85 g); 128 g insgesamt.	3 6,25 9,5
Spargelcremesuppe	34		Portion (245 g); 8330 g insgesamt.	68 >90 >90
Spätzle	Z ×¼		Fructosefrei. Je mitverzehrter Portion (140 g) Menge × Z-Zahl extra vertragen.	
Special K® Black Berry (Kellogg's®)	Z ×½		Fructosefrei. Je mitverzehrter Portion (30 g) Menge × Z-Zahl extra vertragen.	Z ×0,25 Z ×0 Z ×0
Special K® Original cereal (Kellogg's®)			Fructosefrei	
Special K® Red Fruit (Kellogg's®)			Fructosefrei	
Special K® Zimt Walnuss (Kellogg's®)			Enthält nur Spuren	>90 >90 >90
Spicy Italian Sandwich mit Weißbrot und Gemüse, 15 cm	¾		Stück (222 g); 167 g insgesamt.	1,75 3,5 5,25
Spinat, gekocht			Fructosefrei	
Spinatcremesuppenmix	Z ×¼		Fructosefrei. Je mitverzehrter Portion (17 g) Menge × Z-Zahl extra vertragen.	
Spinatlasagne	9¾		Portion (140 g); 1365 g insgesamt.	19,75 39,5 59,5
Sprite Zero®			Fructosefrei	
Sprite®	0²		Glas (200 ml); ab VS 2 vertragen Sie 1/4	0 0,25 0,5
Spritzer			Fructosefrei	
Sprudelwasser			Fructosefrei	

Stichworttabelle	FRUCTOSE		Standardmenge	VS 1/2/3
Sprühsahne		😊	Fructosefrei	
Sprühsahne mit Schokolade		😊	Fructosefrei	
Sprühsahne, fettfrei	Z ×¼	😊+	Fructosefrei. Je mitverzehrter Portion (5 g) Menge × Z-Zahl extra vertragen.	
Stachelanone	1¼	🥣	Portion (140 g); 175 g insgesamt.	2,75 / 5,75 / 8,75
Stachelbeere	Z ×1	😊+	Fructosefrei. Je mitverzehrter Portion (140 g) Menge × Z-Zahl extra vertragen.	Z ×0,5 / Z ×0,25 / Z ×0,125
Stangenbohnen	4½	🥣	Portion (85 g); 383 g insgesamt.	9 / 18 / 27
Starbucks® Bottled Vanilla Frappuccino®		😊	Fructosefrei	
Starbucks® Caramel Hot Chocolate	30¼	☕	Tasse (150 ml); 4538 ml insgesamt.	60,5 / >90 / >90
Starbucks® Frappuccino®		😊	Fructosefrei	
Starbucks® Frappuccino® light		😊	Fructosefrei	
Starbucks® Premium Hot Chocolate	33¼	☕	Tasse (150 ml); 4988 ml insgesamt.	66,5 / >90 / >90
Starburst®	Z ×½	😊+	Fructosefrei. Je mitverzehrtem Stück (5 g) Menge × Z-Zahl extra vertragen.	Z ×0,25 / Z ×0 / Z ×0
Steak & Cheese Sandwich mit Weißbrot und Gemüse, 15 cm	¾	🍰	Stück (245 g); 184 g insgesamt.	1,75 / 3,75 / 5,5
Steckrübe	Z ×1	😊+	Fructosefrei. Je mitverzehrter Portion (85 g) Menge × Z-Zahl extra vertragen.	Z ×0,5 / Z ×0,25 / Z ×0,125
Sternfrucht	Z ×¼	😊+	Fructosefrei. Je mitverzehrtem Stück (91 g) Menge × Z-Zahl extra vertragen.	

Stichworttabelle	FRUCTOSE		Standardmenge	VS 1/2/3
Streusel		😊	Fructosefrei	
Sundaes®, Caramel	Z ×8	😊 +	Fructosefrei. Je mitverzehrter Portion (141 g) Menge × Z-Zahl extra vertragen.	Z ×4,25 / Z ×2 / Z ×1
Sundaes®, Chocolate Fudge	Z ×6	😊 +	Fructosefrei. Je mitverzehrter Portion (141 g) Menge × Z-Zahl extra vertragen.	Z ×3,25 / Z ×1,5 / Z ×0,75
Sundaes®, mini M & M®	Z ×6	😊 +	Fructosefrei. Je mitverzehrter Portion (204 g) Menge × Z-Zahl extra vertragen.	Z ×3,25 / Z ×1,5 / Z ×0,75
Sundaes®, Oreo®	Z ×7	😊 +	Fructosefrei. Je mitverzehrter Portion (204 g) Menge × Z-Zahl extra vertragen.	Z ×3,5 / Z ×1,75 / Z ×0,875
Sundaes®, Strawberry	Z ×2	😊 +	Fructosefrei. Je mitverzehrter Portion (141 g) Menge × Z-Zahl extra vertragen.	Z ×1,25 / Z ×0,5 / Z ×0,25
Suppenbasis	54½	🥄	Esslöffel (15 g); 818 g insgesamt.	>90 / >90 / >90
Sushi		😊	Fructosefrei	
Sushi mit Fisch	16	🥣	Portion (140 g); 2240 g insgesamt.	32,25 / 64,75 / >90
Sushi mit Fisch und Gemüse im Algenmantel		😊	Fructosefrei	
Süß sauer Soße	¼	🥣	Portion (30 g); 8 g insgesamt.	0,5 / 1,25 / 1,75
Süßkartoffel		😊	Fructosefrei	
Süßkartoffelbrot		😊	Fructosefrei	
Süßkirschen		😊	Fructosefrei	
Süßsauer Soße McDonald's®	¼	🥣	Portion (30 g); 8 g insgesamt.	0,75 / 1,75 / 2,75
Süß-sauer Soße	½	🥄	Esslöffel (15 g); 8 g insgesamt.	1,25 / 2,75 / 4,25

Stichworttabelle	FRUCTOSE	Standardmenge	1/2/3
Süßstoff (Splenda®)	☺	Fructosefrei	
Süßstoff (Zsweet®)	☺	Fructosefrei	
Sweet Onion Dressing	Z ×1	Fructosefrei. Je mitverzehrter Portion (30 g) Menge × Z-Zahl extra vertragen.	Z ×0,5 / Z ×0,25 / Z ×0,125
Sweet&Sour Sauce Burger King®	¼	Portion (30 g); 8 g insgesamt.	0,5 / 1,25 / 2
Tabasco® Soße	☺	Fructosefrei	
Taco mit Bohnen und Käse	8¼	Portion (140 g); 1155 g insgesamt.	16,5 / 33 / 49,75
Tahini	☺	Fructosefrei	
Tempeh	3¼	Portion (85 g); 276 g insgesamt.	6,75 / 13,75 / 20,75
Tequila	☺	Fructosefrei	
Tequila Sunrise	Z ×¼	Fructosefrei. Je mitgetrunk. Glas (200 ml) Menge × Z-Zahl extra vertragen.	
Thousand Island Dressing Kraft®	Z ×¼	Fructosefrei. Je mitvezehrtem Esslöffel (15 g) Menge × Z-Zahl extra vertragen.	
Thunfisch aus der Dose mit Öl	☺	Fructosefrei	
Thunfischaufstrich	☺	Fructosefrei	
Thymian	☺	Fructosefrei	
Tic Tacs®	☺	Fructosefrei	
Tilsiter	☺	Fructosefrei	

Stichworttabelle	FRUCTOSE		Standardmenge	VS 1/2/3
Tintenfischringe	☺		Fructosefrei	
Tiramisu	☺		Fructosefrei	
Toast mit Zimt und Zucker, Weizenbrot	1½		Scheibe (42 g); 63 g insgesamt.	3,25 6,75 10
Toastbrot	1¾		Scheibe (42 g); 74 g insgesamt.	3,75 7,5 11,25
Toblerone® Dunkel	☺		Fructosefrei	
Toblerone® Milch	☺		Fructosefrei	
Toblerone® Weiß	☺		Fructosefrei	
Toffifee®	$Z \times ¼$	☺+	Fructosefrei. Je mitvezehrtem Stück (8,2 g) Menge × Z-Zahl extra vertragen.	
Tofu	1½		Portion (85 g); 128 g insgesamt.	3 6 9,25
Tokajer	0^2		Glas (200 ml); ab VS 2 vertragen Sie 1/4	0 0,25 0,5
Tom Collins	22½		Glas (200 ml); 4500 ml insgesamt.	45,25 >90 >90
Tomate, gelb	2½		Portion (85 g); 213 g insgesamt.	5 10,25 15,5
Tomate, grün	1¾		Portion (85 g); 149 g insgesamt.	3,5 7 10,5
Tomaten, sonnengetrocknet in Öl	½		Esslöffel (15 g); 8 g insgesamt.	1 2 3
Tomatenchutney	☺		Fructosefrei	
Tomatencremesuppe Trockenmix	6¾		Portion (34,66 g); 234 g insgesamt.	13,75 27,5 41,5

Stichworttabelle	FRUCTOSE		Standardmenge	VS 1/2/3
Tomatenpesto	1		Portion (85 g); 85 g insgesamt.	2 4,25 6,25
Tomatensaft	¾		Glas (200 ml); 150 ml insgesamt.	1,5 3 4,75
Tomatensoße	Z ×¾		Fructosefrei. Je mitverzehrter Portion (60 g) Menge × Z-Zahl extra vertragen.	Z ×0,25 Z ×0 Z ×0
Tonic Water	0²		Glas (200 ml); ab VS 2 vertragen Sie 1/4	0 0,25 0,5
Tonic Water, Slimline			Fructosefrei	
Topinambur			Fructosefrei	
Toppas (Kellogg's®)	Z ×¼		Fructosefrei. Je mitverzehrter Portion (55 g) Menge × Z-Zahl extra vertragen.	
Trauben	¼		Portion (140 g); 35 g insgesamt.	0,5 1,25 2
Traubensaft	0²		Glas (200 ml); ab VS 2 vertragen Sie 1/4	0 0,25 0,5
Triple Sec	Z ×5		Fructosefrei. Je mitgetrunk. Glas (200 ml) Menge × Z-Zahl extra vertragen.	Z ×2,5 Z ×1,25 Z ×0,625
Trüffelpralinen			Fructosefrei	
Tsatsikisoße	21		Portion (30 g); 630 g insgesamt.	42 84,25 >90
Tuna Sandwich mit Weißbrot und Gemüse, 15 cm	¾		Stück (233 g); 175 g insgesamt.	1,5 3,25 5
Turkey & Ham Sandwich mit Weißbrot und Gemüse, 15 cm	¾		Stück (219 g); 164 g insgesamt.	1,5 3,25 5
Turkey Sandwich mit Weißbrot und Gemüse, 15 cm	¾		Stück (219 g); 164 g insgesamt.	1,5 3,25 5

Stichworttabelle	FRUCTOSE		Standardmenge	VS 1/2/3
Twister®	10¼		Stück (218 g); 2235 g insgesamt.	20,75 41,5 62,5
Twix®	Z ×1½		Fructosefrei. Je mitvezehrtem Stück (51 g) Menge × Z-Zahl extra vertragen.	Z ×0,75 Z ×0,25 Z ×0,125
Unverarbeiteter Fisch und Seefrüchte			Fructosefrei	
Vanilla Coke®	½		Glas (200 ml); 100 ml insgesamt.	1,25 2,25 3,75
Vanilleeis, lactosefrei	Z ×4¾		Fructosefrei. Je mitverzehrter Portion (65 g) Menge × Z-Zahl extra vertragen.	Z ×2,25 Z ×1 Z ×0,5
Vanilleeis, zuckerfrei			Fructosefrei	
Vanillemilchshake Slim-Fast®			Fructosefrei	
Vanillesoße			Fructosefrei	
Vegetarische Nudeln mit Auberginen			Fructosefrei	
Vegetarische Suppe	Z ×¼		Fructosefrei. Je mitverzehrter Portion (126 g) Menge × Z-Zahl extra vertragen.	
VEGGIE DELITE® mit Weißbrot, Gemüse, 15 cm	¾		Stück (162 g); 122 g insgesamt.	1,5 3,25 5
VEGGIE DELITE® Salat ohne Dressing	49¾		Portion (100 g); 4975 g insgesamt.	>90 >90 >90
Vietnamesische Nudel-suppe			Fructosefrei	
Vodka			Fructosefrei	
Vollkornbrot	2½		Scheibe (42 g); 105 g insgesamt.	5 10 15
Vollmilch			Fructosefrei	

Stichworttabelle	FRUCTOSE	Standardmenge	1/2/3
Wachsbohnen	☺	Fructosefrei	
Wachsflaschenkürbis	☺	Fructosefrei	
Waffeln, aus Weizen, Milch, Fett und Eiern	Z ×¼	☺ +	Fructosefrei. Je mitverzehrtem Stück (95 g) Menge × Z-Zahl extra vertragen.	
Waffeln, aus Weizenkleie	Z ×¼	☺ +	Fructosefrei. Je mitverzehrtem Stück (95 g) Menge × Z-Zahl extra vertragen.	
Walnüsse	☺	Enthält nur Spuren	>90 >90 >90
Walnusseis	Z ×4¾	☺ +	Fructosefrei. Je mitverzehrter Portion (106 g) Menge × Z-Zahl extra vertragen.	Z ×2,25 Z ×1 Z ×0,5
Walnussöl	☺	Fructosefrei	
Wasser, still	☺	Fructosefrei	
Wassereis	Z ×1¼	☺ +	Fructosefrei. Je mitverzehrtem Stück (52 g) Menge × Z-Zahl extra vertragen.	Z ×0,5 Z ×0,25 Z ×0,125
Wassereis aus Saft	Z ×1¼	☺ +	Fructosefrei. Je mitverzehrtem Stück (77 g) Menge × Z-Zahl extra vertragen.	Z ×0,5 Z ×0,25 Z ×0,125
Wassereis, zuckerfrei	☺	Fructosefrei	
Wassermelone	1¾	🥄	Esslöffel (15 g); 26 g insgesamt.	3,5 7,25 11
Weetabix®	Z ×¾	☺ +	Fructosefrei. Je mitverzehrter Portion (55 g) Menge × Z-Zahl extra vertragen.	Z ×0,25 Z ×0 Z ×0
Wein, alkoholfrei	2¼	🥛	Glas (200 ml); 450 ml insgesamt.	4,5 9 13,5
Wein, rosé	¾	🥛	Glas (200 ml); 150 ml insgesamt.	1,75 3,5 5,25
Wein, Silvaner	☺	Fructosefrei	

Stichworttabelle	FRUCTOSE		Standardmenge	VS 1/2/3
Weingummi	Z ×12	😊 +	Fructosefrei. Je mitverzehrter Hand (30 g) Menge × Z-Zahl extra vertragen.	Z ×6 Z ×3 Z ×1,5
Weingummi Dinosaurier	Z ×3½	😊 +	Fructosefrei. Je mitverzehrter Hand (30 g) Menge × Z-Zahl extra vertragen.	Z ×1,75 Z ×0,75 Z ×0,375
Weingummi Dinosaurier zuckerfrei		😊	Fructosefrei	
Weißbrot	1¼	🤚	Scheibe (42 g); 53 g insgesamt.	2,75 5,5 8,5
Weiße Rübe	Z ×½	😊 +	Fructosefrei. Je mitverzehrter Portion (85 g) Menge × Z-Zahl extra vertragen.	Z ×0,25 Z ×0 Z ×0
Weiße Schokolade		😊	Fructosefrei	
Weiße Soße		😊	Fructosefrei	
Weißer Tee, stark		😊	Fructosefrei	
Weißer Zucker		😊	Fructosefrei	
Weißkohl	Z ×¾	😊 +	Fructosefrei. Je mitverzehrter Portion (85 g) Menge × Z-Zahl extra vertragen.	Z ×0,25 Z ×0 Z ×0
Weizen Tortilla, frittiert		😊	Fructosefrei	
Weizenbrot, gefärbt	1¼	🤚	Scheibe (42 g); 53 g insgesamt.	2,5 5 7,5
Weizenbrötchen		😊	Fructosefrei	
Weizenkeks		😊	Fructosefrei	
Weizenkeks, zuckerfrei		😊	Fructosefrei	
Weizenkleie		😊	Fructosefrei	

Stichworttabelle	FRUCTOSE		Standardmenge	VS⌐ 1/2/3
Weizenmehl, Vollkorn		☺	Fructosefrei	
Weizenmehl, weiß	33¼		Portion (30 g); 998 g insgesamt.	66,5 >90 >90
Weizenvollkornbrot	¾		Scheibe (42 g); 32 g insgesamt.	1,75 3,75 5,75
Werther's Original®	Z ×½	☺	Fructosefrei. Je mitvezehrtem Stück (4 g) Menge × Z-Zahl extra vertragen.	Z ×0,25 Z ×0 Z ×0
Wheaties® (General Mills)	83¼		Portion (30 g); 2498 g insgesamt.	>90 >90 >90
Whisky		☺	Fructosefrei	
Whisky sour	7¼		Glas (200 ml); 1450 ml insgesamt.	14,5 29,25 44
White Russian		☺	Fructosefrei	
Whopper® mit Käse	1¾		Stück (315 g); 551 g insgesamt.	3,75 7,75 11,75
Wirsing		☺	Fructosefrei	
Wrap (Taco Bell®)		☺	Fructosefrei	
Wrap ohne Füllung		☺	Fructosefrei	
Wurzelbier	½		Glas (200 ml); 100 ml insgesamt.	1,25 2,25 3,75
Yummy Twister®	9¼		Stück (240 g); 2220 g insgesamt.	18,75 37,75 56,75
Ziegenkäse		☺	Fructosefrei	
Zimtkeks		☺	Fructosefrei	

Stichworttabelle	FRUCTOSE		Standardmenge	VS 1/2/3
Zimtschnecke glasiert	Z ×8¼	☺+	Fructosefrei. Je mitvezehrtem Stück (44 g) Menge × Z-Zahl extra vertragen.	Z ×4 Z ×2 Z ×1
Zimttaschen	2		Portion (30 g); 60 g insgesamt.	4,25 8,75 13
Zitrone		☺	Fructosefrei	
Zitronenbuttersoße		☺	Enthält nur Spuren	>90 >90 >90
Zitronenkeks		☺	Fructosefrei	
Zitronensaft	1¾		Glas (200 ml); 350 ml insgesamt.	3,75 7,5 11,25
Zitronenschale		☺	Fructosefrei	
Zucchini	2¼		Portion (85 g); 191 g insgesamt.	4,75 9,75 14,5
Zucht-Champignon	Z ×½	☺+	Fructosefrei. Je mitverzehrter Portion (15 g) Menge × Z-Zahl extra vertragen.	Z ×0,25 Z ×0 Z ×0
Zuckerhalsband	Z ×3¼	☺+	Fructosefrei. Je mitvezehrtem Stück (21 g) Menge × Z-Zahl extra vertragen.	Z ×1,5 Z ×0,75 Z ×0,375
Zuckerkeks, glasiert zuckerfrei		☺	Fructosefrei	
Zuckerkeks, weich gebacken	0[1]		Stück (13,5 g); ab VS 1 vertragen Sie 1/4	0,25 0,75 1
Zuckermais	Z ×½	☺+	Fructosefrei. Je mitverzehrter Portion (85 g) Menge × Z-Zahl extra vertragen.	Z ×0,25 Z ×0 Z ×0
Zuckermelone	1		Portion (140 g); 140 g insgesamt.	2 4,25 6,25
Zuckerschoten	Z ×3½	☺+	Fructosefrei. Je mitverzehrter Portion (85 g) Menge × Z-Zahl extra vertragen.	Z ×1,75 Z ×0,75 Z ×0,375
Zwieback		☺	Fructosefrei	

Zwiebel	🙂 Fructosefrei
Zwiebelringe	🙂 Fructosefrei

GLOSSAR

Begriff	Bedeutung
EFSA	"European Food Safety Authority" - Europäische Lebensmittel-aufsichtsbehörde.
Enzyme	Enzyme sind Proteine, welche Nahrungsbestandteile umwandeln. Körpereigene Enzyme werden auf Basis der eigenen DNA gebildet. Werden zu wenige gebildet, kann bspw. der Ablesevorgang von der DNA, durch den das Enzym gebildet wird, oder die Meldekette, welche vermittelt dass Enzyme benötigt werden, um den Zucker abzubauen, gestört sein. Durch die Enzyme wird bspw. Lactose vom Körper abgebaut und zur Energieversorgung genutzt. Da Fructose ein Einfachzucker und Sorbit ein Zuckeralkohol ist, handelt es sich genau genommen bei diesen genau genommen um Transportmechanismen (GLUT 2 & 5). Die Anzahl der Transportmitarbeiter (Enzyme) ist von Mensch zu Mensch verschieden. Bei einem Überschreiten der eigenen Kapazität zum Abbau der verzehrten Fructose, Lactose oder Zuckeralkohole, gelangen diese in den Darm. Dort sind sie Auslöser der verschiedenen Symptome, welche am Anfang des Buches beschrieben werden.
FDA	"Food and Drug Administration" - Amerikanische Lebensmittelaufsichtsbehörde.
Fructane	Besonders in Getreide vorkommende leicht vergärbare Kohlenhydrate.
Fructose	Einfachzucker, der besonders in Früchten enthalten ist. Fructose und Glucose sind die Bausteine von Saccharose, dem Haushaltszucker.
Galactane	In Bohnen, Erbsen, Kohl und Linsen vorkommende leicht vergärbare Kohlenhydrate.
Klötze	Bildliche Darstellung der Kohlenhydrate, die im Darm leicht vergären: Zucker (Fructose, Fructane, Galactane und Lactose) und Zuckeralkohole (Sorbit).

Begriff	Bedeutung
Lactose	Mehrfachzucker, der in Milch enthalten ist, weshalb er von allen Kindern bis 4 Jahren vertragen wird. Auch bei einer Intoleranz wird etwas davon vertragen.
Mahlzeit	Ausgegangen wird hierbei von drei Hauptmahlzeiten am Tag, welche in etwa um 7 Uhr, 13 Uhr und 19 Uhr, also mit jeweils etwa sechs Stunden Abstand, stattfinden. Dies dient dazu, eine Überlastung Ihrer körpereigenen Enzyme zu vermeiden. Die Portionsgrößen in den Lebensmitteln beruhen auf dieser Mahlzeitdefinition.
NCC	Nutrition Coordination Center der University of Minnesota.
Reizdarm	Definition dieses Buches: Ein Reizdarm reagiert empfindlicher auf Verdauungsstörungen als dies normalerweise der Fall ist. Diese Verdauungsstörungen werden häufig durch in den Enddarm gelangte leicht vergärbare Kohlenhydrate verursacht.
Sorbit	Zuckeralkohol mit hemmender Wirkung auf den körpereigenen Abbau von Fructose, da beide von den gleichen „Transportmitarbeitern" werden, Sorbit jedoch bevorzugt wird.
SVS (Standardverträglichkeitsstufe)	Diese Stufe trifft für Sie zu, sofern Sie keinen Stufentest gemacht haben. In der Lebensmitteltabelle beziehen sich die groß geschriebenen Mengenangaben hierauf. Wenn Sie bei einer Mahlzeit jeweils weniger als die SVS Menge eines Lebensmittels essen, bleiben Sie wahrscheinlich von den Intoleranzsymptomen verschont. Bitte beachten Sie, dass wenn Sie die maximale (S)VS Menge eines Lebensmittels bei einer Mahlzeit verzehren, Sie bei dieser keine anderen Lebensmittel essen können, die den jeweiligen Problemklotz enthalten. Um zwei Lebensmittel zu kombinieren, müssen Sie die Portionen entsprechend anpassen, z. B. indem Sie sie für beide Lebensmittel halbieren.
SVSn	Standardverträglichkeitsstufen.

Begriff	Bedeutung
VS (Verträglichkeitsstufe)	Bei der Angabe der verträglichen Menge je Mahlzeit in den Ernährungstabellen wird nach Ihrer individuellen Empfindlichkeit unterschieden. Die verträgliche Menge in groß bezieht sich auf die Standardverträglichkeitsstufe (SVS). Abgesehen davon gibt es drei weitere Stufen, für weniger empfindliche Betroffene. Die Portionen sind entsprechend größer, je höher Ihre VS ist. Die für Sie zutreffende VS bestimmen Sie mithilfe des Stufentests, siehe Kapitel 4.1.
VSn	Verträglichkeitsstufen.
Zuckeralkohole	Diese kommen in manchen Früchten wie z. B. Äpfeln vor. Außerdem sind sie in manchen Diabetiker-, Diät-, und Lightprodukten sowie Kaugummis und Mintpastillen enthalten. Stevia ist frei davon. Zu der Gruppe der Zuckeralkohole zählen neben Sorbit(ol), Xylitol, Mannit, Maltitol, Isomalt, Lactit, Erythrit, Inosit und Pinitol.

4

STUFENTEST

4.1 Grundlagen

	Stufentest Aufgaben	✔
1	Sie haben das Symptommerkblatt für den Status-quo-Test ausgefüllt.	✔
2	Sie haben sich zu einem Facharzt überweisen lassen und, wenn möglich, dort einen Atemtest gemacht.	✔
3	Sie halten die dreiwöchige Einführungsdiät durch. Wenn Sie beim Wirksamkeitstest eine Verbesserung Ihrer Symptome feststellen, können Sie mit Schritt vier weitermachen.	✔
4	Nun überzeugen Sie eine/n „Testpartner/in" Ihnen bei den Tests zu helfen. Alternativ buchen Sie über die Homepage *www.Laxiba.de* einen Trainer der Ihre Testlösungen mixt und Ihre Symptommerkblätter auswertet. Sie können auf Zuverlässigkeit, Diskretion und zeitliche Verfügbarkeit zählen.	
5	Sie beenden alle Tests. Dabei beachtet Ihr/e Testpartner/in die Verfahrensanweisungen ab Seite 255, die Sie nicht lesen sollten. Sie gehen nach dem Ablaufschema auf Seite 271 vor.	
6	Abschluss: Sie besprechen das Ergebnis mit Ihrem/r Testpartner/in und notieren Ihre von der Standardverträglichkeitsstufe (SVS) abweichende Verträglichkeitsstufe (VS).	

War Ihr Atem- oder Atemtest-Ersatztest positiv? Dann sollten Sie nun mit dem Stufentest herausfinden, ob die SVSn für Sie passen oder ob Sie mehr oder weniger Fructose vertragen. Die Testdosis ist deutlich höher als das, was man normalerweise in einer Mahlzeit an Fructose zu sich nimmt. Wenn Ihre Enzyme diese Schwemme also bewältigt haben, ohne Ihnen Bauchbeschwerden zurückzumelden, dann dürfen Sie stolz auf Ihre Mitarbeiter sein und ihnen ein positives Zwischenzeugnis ausstellen: Diese bewältigen alle gestellten Verarbeitungsaufgaben stets zu Ihrer vollsten Zufriedenheit.

Wenn Ihre Crew unter der Testdosis geächzt hat, so bedeutet das zunächst einmal nur, dass diese Extremmenge zu viel für sie war. Es heißt noch nicht, dass die Standardverträglichkeitsstufe für Sie das Höchste ist, was Sie zu sich nehmen dürfen. Wo aber liegt Ihre persönliche Grenze, bis zu der Sie keine Beschwerden haben? Um das herauszufinden, machen Sie den Stufentest.
Schritt für Schritt fordern Sie Ihre Enzyme heraus und testen Ihre Empfindlichkeit in kleinen Stufen. Mit jeder Einheit wird die Test-Verzehrmenge erhöht, so lange, bis die Enzyme eine Gehaltserhöhung verlangen.

Für den Stufentest haben Sie idealerweise eine/n Testpartner/in, die für Sie die Testmischungen vorbereitet und die Ergebnisse prüft. Lassen Sie dazu nur ihn/sie die Einweisung auf den S. 255 bis 271 lesen. Der Zuverlässigkeit halber wird außerdem jede Stufe zwei Mal getestet. Sollte Ihnen das Thema zu privat sein, sodass Sie lieber keine andere Person einbeziehen möchten, so folgen Sie dem Selbsttesthinweis bei den Testpartneranweisungen. Den Testablauf können Sie dem Schema auf S. 271 entnehmen.

Und nun verrate ich Ihnen, warum Sie sich den K.O.-Schwellenwert aus dem Testergebnis notieren – oder noch besser: merken sollten: Wenn Sie den Rechenweg für Cracks nutzen (S. 278) und der „Laufende Wert" kleiner ist als der K.-O.-Schwellenwert, dann vertragen Sie eine Stufe. Liegt der laufende Wert darüber, vertragen Sie sie nicht. Zur Sicherheit durchlaufen Sie das Verfahren für jede Stufe zweimal. Doppelt hält besser: Ein Zufall könnte sonst dafür sorgen, dass etwas anderes als Fructose an diesem Tag Ihre Beschwerden auslöst. Für Eilige ist dieser Test übrigens nicht gedacht: Wenn Sie sicher gehen wollen, dass das Testergebnis nicht verfälscht wird, müssen Sie sich zwischen zwei Testtagen jeweils drei Tage lang gedulden.

Notieren Sie Ihren K.-O.-Schwellenwert hier:

Mein berechneter Fructose-K.-O.-Schwellenwert ist:

So verläuft eine Testwoche

Tag 1–3 vor dem Testtag	Testtag	Folgetag 1–3
Essen Sie so, dass Sie möglichst knapp unter Ihrer aktuell geltenden VS bleiben. Was aktuell ist, sagt Ihnen Ihr/e Testpartner/in. Zu Beginn ist dies die Standardmenge gemäß der SVS. So wird sichergestellt, dass Sie am Testtag unbeeinflusst sind, denn manche Symptome äußern sich erst mit bis zu drei Tagen Verspätung. Sie fühlen sich am Testmorgen nicht so gut wie zum Ende der Einführungsdiät? Verschieben Sie den Test, bis es Ihnen besser geht. Zwingen Sie sich nie, mehr von etwas zu essen, als Sie das gewöhnlich tun.	Am Testtag und seinen drei Folgetagen sollten Sie das Symptommerkblatt ausfüllen.	
	Nehmen Sie die Testlösung morgens, mittags und abends ein (d. h. trinken Sie jeweils ein Fläschchen) und verzehren Sie ansonsten keine Fructose.	Gehen Sie von der Testmenge wieder einen Schritt herunter: Halten Sie sich an die VSn-Portionen, die Sie zuletzt vertragen haben. Beim Test der VS 2 also die der VS 1 und beim Test der VS 3 die der VS 2.

Beschleunigungsmöglichkeit:

Führen Sie die Tests direkt hintereinander durch: Drei Tage nach dem letzten Testtag beginnen Sie sofort mit dem nächsten Testtag und überspringen so die drei Tage in der ersten Spalte.

Eine Testwoche beginnt drei Tage vor dem Testtag, da Symptome teilweise erst nach drei Tagen auftreten. So ist sichergestellt, dass Sie am Testtag keine „alten" Beschwerden mehr belasten. Wenn Sie den Test durchgehen, so beginnen Sie immer mit der Verträglichkeitsstufe, die Sie zuletzt gut vertragen haben. Am Anfang ist das die in den Ernährungstabellen groß gedruckte SVS. Für den Testtag steigern Sie die Dosis auf die nächsthöhere Stufe. Danach folgen wieder drei Tage mit der Stufe, die Ihnen bekommt. In diesen drei „Nachwirk-Tagen" können Sie erkennen, ob Sie die höhere Fructosemenge vertragen haben. Lassen Sie sich Ihre aktuelle Verträglichkeitsstufe von Ihrem/r Testpartner/in mitteilen. Er/Sie nennt Ihnen die Stufe, bei der zuletzt keine kritischen Intoleranzsymptome aufkamen und bereitet auch die Testlösung für die nächste Stufe für Sie vor. Die Portionsangaben für die übrigen Stufen stehen in der letzten Spalte der

Ernährungstabelle – VS 0 jeweils oben, VS 2 in der Mitte und VS 3 unten. Wenn Sie keinen Stufentest machen oder schon die Stufe über der Standardverträglichkeit (die VS 2-Testmenge) nicht gut vertragen haben, halten Sie sich an die SVS Mengenangaben. Haben Sie die VS 2-Menge vertragen, können Sie sich an den VS 2-Portionsangaben in den Ernährungstabellen orientieren.

Vor dem ersten Testtag müssen Sie nicht unbedingt ein Symptommerkblatt ausfüllen (Seite 33), denn Sie können als Referenz einfach das Wirksamkeitstestblatt nutzen, das Sie ja schon ausgefüllt haben. Den Testtag und die drei folgenden Tage sollten Sie hingegen dokumentieren, damit Ihr Testpartner/Ihre Testpartnerin die Auswertung übernehmen kann.

Jeder Test wird zur Sicherheit zweimal durchgeführt. Vertragen Sie die Stufenmenge beide Male, können Sie anschließend noch die nächsthöhere Stufenmenge testen.

Nach einem Testtag ernähren Sie sich wieder entsprechend der Stufe, die Sie zuletzt gut vertragen haben. Am Anfang ist das die SVS. Nach dem dritten Folgetag teilen Sie Ihrem/r Testpartner/in jeweils mit, ob sich durch den Test Ihre Symptome verschlechtert haben und geben ihm oder ihr das ausgefüllte Symptommerkblatt. Die Auswertung eines Tests erfolgt aus verfahrenstechnischen Gründen erst nach dem Ende der Wiederholung.

Haben Sie eine Stufe auch bei der Wiederholung nicht vertragen, ist der Stufentest beendet. Die Stufe, bei der Sie zuletzt beschwerdefrei waren, gilt fortan für Sie als Richtschnur.

 Zusammenfassung

Im Rahmen der Strategie prüfen Sie zuerst, ob die Einschränkung Ihres Fructosekonsums Wirkung zeigt. Dazu füllen Sie ohne Diät vier Tage das Symptommerkblatt aus. Anschließend halten Sie sich für drei Wochen an die Standardmengen in den Ernährungstabellen. Geht es Ihnen nun besser, können Sie noch Ihre individuelle Empfindlichkeit bestimmen, um unnötige Einschränkungen zu vermeiden. Besonders bei Obst ist Abwechslungsreichtum gesundheitsförderlich.

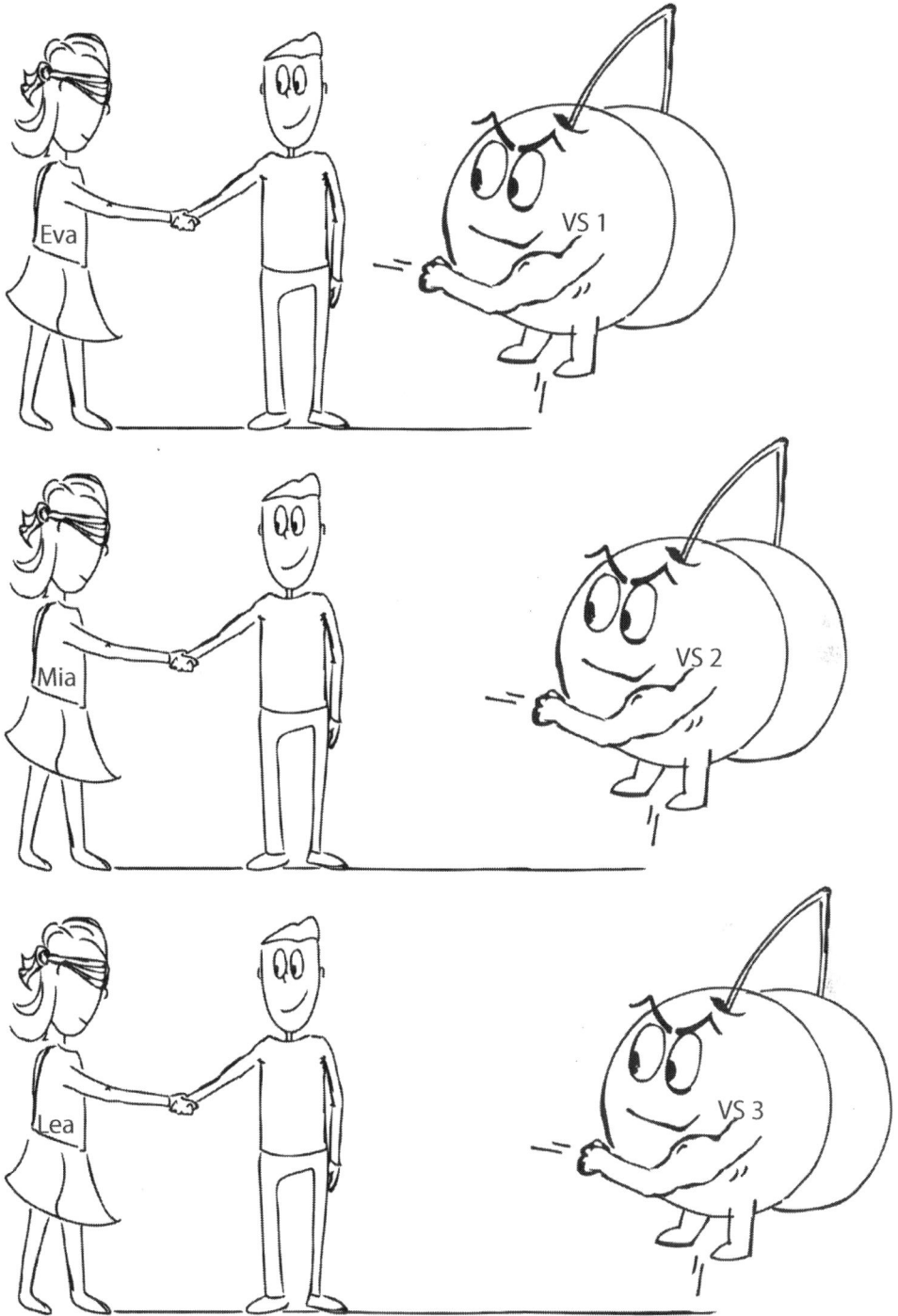

Bei einer Intoleranz ist die Empfindlichkeit verschieden. Der Stufentest verrät Ihnen, wie weit Sie beim Fructosekonsum gehen können – wie viel Sie davon vertragen.

Sie haben Symptome, was tun?

Wenn Sie bei einer Testdosis so starke Symptome feststellen, dass Sie Ihrem/r Testpartner/in von einer Unverträglichkeit der Dosis berichten, trinken Sie stilles Wasser (bis zu 3 Liter Flüssigkeiten pro Tag sind in der Regel gesund) und gehen Sie spazieren, um Ihre Symptome zu lindern.

HALT: Lassen Sie zur Verfahrenssicherheit die folgenden drei Textseiten nur Ihre/n Testpartner/in lesen! Hier wird erklärt, wie bestimmte Reaktionen Ihrerseits zu interpretieren sind, von denen das Ergebnis abhängt. Wenn Sie davon wissen, ändern Sie möglicherweise Ihr Verhalten, was das Ergebnis verfälschen würde. Lesen Sie erst auf Seite 271 weiter, um zu erfahren, wie es nach dem Test weitergeht. Um Ihnen das Spicken zu erschweren, sind die Partnerseiten von je vier Leerseiten umschlossen. Blättern Sie einfach über die Stelle hinweg!

Sie haben schon immer gern gespickt und können nicht für Ihre Integrität garantieren? Dann schlagen Sie das Buch lieber gleich ganz hinten auf und blättern Sie zurück, bis Sie zu Seite 271 gelangen. So kommen Sie gar nicht erst in Versuchung!

Die **Anweisungen** für Ihre/n **Testpartner/in** folgen auf **Seite 255**. Als **Leser** des Buches sollten Sie diese **ungelesen** lassen, um ein **besseres Testergebnis** zu erzielen. **Schlagen** Sie daher eine Seite auf, die deutlich weiter **hinten** liegt und **blättern** Sie dann **zurück** auf **Seite 271**.

Die **Anweisungen** für Ihre/n **Testpartner/in** folgen auf **Seite 255**. Als **Leser** des Buches sollten Sie diese **ungelesen** lassen, um ein **besseres Testergebnis** zu erzielen. **Schlagen** Sie daher eine Seite auf, die deutlich weiter **hinten** liegt und **blättern** Sie dann **zurück** auf **Seite 271**.

Die **Anweisungen** für Ihre/n **Testpartner/in** folgen auf **Seite 255**. Als **Leser** des Buches sollten Sie diese **ungelesen** lassen, um ein **besseres Testergebnis** zu erzielen. **Schlagen** Sie daher eine Seite auf, die deutlich weiter **hinten** liegt und **blättern** Sie dann **zurück** auf **Seite 271**.

Die **Anweisungen** für Ihre/n **Testpartner/in** folgen auf **Seite 255**. Als **Leser** des Buches sollten Sie diese **ungelesen** lassen, um ein **besseres Testergebnis** zu erzielen. **Schlagen** Sie daher eine Seite auf, die deutlich weiter **hinten** liegt und **blättern** Sie dann **zurück** auf **Seite 271**.

Ihre Hilfe ist gefragt! Anweisungen für Testpartner/innen:

Sie sind gar nicht der Testpartner/in, sondern der/die Betroffene? Dann bekommen Sie hiermit einen Eintrag ins Klassenbuch! Diese Zeilen sind nicht für Sie bestimmt, blättern Sie endlich weiter bis Seite 271!

Nun sind wir unter uns. Ihr/e Freund/in hat eine nachgewiesene Fructoseintoleranz und möchte nun herausfinden, wie viel er/sie von dem Lebensmittelinhaltsstoff tatsächlich verträgt. Leider kommt es bei dem erforderlichen Test oft zu einem Schein-(Placebo-)Effekt. Sie spielen als Testpartner/in eine wichtige Rolle dabei, einen Fehlbefund zu verhindern. Sie bereiten dazu für jede Verträglichkeitsstufe zwei Mal die Testlösung vor, wobei jeder Test etwa eine Woche dauert. An einem der beiden Tage verabreichen Sie dabei eine Placebo-(Schein-)Mixtur anstelle der echten. Ihr/e Freund/in weiß, dass jede Lösung zweimal verabreicht werden sollte, um zufällige Abweichungen auszuschließen, er oder sie weiß aber nichts von der Scheinlösung. WICHTIG: 1. Sollten beim echten Mix nach einem oder zwei Fläschchen bereits so heftige Symptome auftreten, dass von einer Intoleranz der Menge auszugehen ist, ist der Test vorbei – kein unnötiges Quälen durch ein weiteres Fläschchen. 2. Nehmen Sie das Wort Placebo nicht in den Mund, bis die endgültige Stufe feststeht und Sie die Ergebnisse miteinander besprochen haben! Es kann sein, dass Ihr/e Freund/in noch präzisere Ergebnisse erhalten möchte und für den Fall ist Ihre Verschwiegenheit bis zum Ende der Abschlussbesprechung nötig. Zwischen zwei Testtagen liegen immer mindestens drei Beobachtungstage. Wer nicht abkürzen möchte, hat sogar sechs Tage zwischen der Verabreichung der Testlösungen. Um die Testlösungen zu verabreichen brauchen Sie: einen Messbecher, eine Briefwaage und drei 0,5-Liter-Fläschchen sowie die folgenden Testsubstanzen: 0,5 kg Haushaltszucker, 100 g Fructose, Vanille-Extrakt und je Test 1 l Wasser.

Die Fructose und den Vanille-Extrakt können Sie online beziehen. Die für die einzelnen Tests nötigen Mengen können Sie auch vom Apotheker abwiegen lassen. Nun richten Sie sich nach den Tabellen auf den kommenden Seiten. Für die ersten beiden Tests beginnen Sie also mit Stufe 1. Notieren Sie sich jeweils vor dem Wiederholungstest das Ergebnis und ob Sie zuerst den Schein- oder Echtmix ausgehändigt haben. Bitten Sie Ihre/n Freund/in um das Symptommerkblatt des Tests und vermerken Sie darauf, welchen Mix Sie verabreicht haben – natürlich so, dass man es nicht auf einen Blick durchschaut. Sie könnten zum Beispiel ein T für EchTer Mix schreiben und ein X für ScheinmiX. Sofern Ihr/e Freund/in die digitale Version nutzt, drucken Sie sich jeweils das Blatt aus. Bewahren Sie alle Blätter für die Abschlussbesprechung auf.

Ist in der Tabelle auf Seite 254 ein *K*-Wert angegeben, berechnen Sie (oder Ihr/e Freund/in) den *L*-Wert, siehe Zeile *L* auf Seite 33. Ist der *L*-Wert gleich groß oder größer als der *K*-Wert, hat die Stufentestmenge Beschwerden ausgelöst. An einem der beiden Testtage einer Stufe händigen Sie am Vorabend drei Fläschchen mit der echten Substanz aus, am anderen drei Fläschchen mit der Scheinsubstanz. Zum Frühstück, Mittag- und Abendessen trinkt Ihr/e Freund/ in je ein Fläschchen. Das konkrete Vorgehen können Sie dem Ablaufdiagramm auf S. 272 entnehmen. Die Mixturen der Stufen stehen in den folgenden Erläuterungen und Tabellen.

Hinweis für den Fall, dass Sie den **Test ohne Testpartner** durchführen müssen: Bereiten Sie am Abend vor dem Test die gesamte Tagesmenge der echten und der Scheinmischung jeweils in einer gleichaussehenden 1-Liter-PET-Flasche mit undurchsichtigem Plastiklabel (gemeint ist die Folie, auf der der Name des Getränks steht) vor. Achten Sie bitte bei der Verwendung von Milch darauf, dass sie noch wenigstens zwei Wochen haltbar ist. Nun schreiben Sie mit Bleistift auf einen farbigen Handzettel Scheinmix, knicken ihn zweimal zu einem kleinen Quadrat und schieben ihn hinter das Plastiklabel der Flasche mit dem Scheinmix. Danach kleben Sie den Rand des Labels rundherum oben und unten mit Tesafilm ab. Entsprechend verfahren Sie auch mit dem Echtmix, wobei der Handzettel die gleiche Farbe haben sollte. Danach legen Sie beide Flaschen in einen undurchsichtigen Karton, der länger, breiter und höher als die Flaschen ist. Dann kleben Sie diesen zu und drehen ihn zehn Mal um die eigene Achse, als handele es sich um ein Rad. Damit haben Sie Ihre Selbstüberlistung erfolgreich eingeleitet: Ab in den Kühlschrank mit den Flaschen! Am nächsten Morgen nehmen Sie eine der Flaschen heraus, hauen sich selbst auf die Finger, wenn Sie sich dabei ertappen, hinter die Etiketten spitzeln zu wollen, markieren die ausgewählte Flasche mit einem Kreuz und trinken jeweils morgens, mittags und abends ein Drittel der Mixtur, die Sie entsprechend der ersten Spalte zubereitet haben. Auf dem Symptommerkblatt des Tests machen Sie ebenfalls ein Kreuz. Nach den drei Beobachtungstagen wiederholen Sie den Test mit der anderen Flasche. Nein, auch diesmal dürfen Sie nicht am Etikett herumpulen! Sie müssen schon abwarten, bis auch die Beobachtungstage des zweiten Tests um sind. Sind diese vorbei? Dann dürfen Sie endlich das Etikett ablösen, die Zettel entnehmen und prüfen, wie Ihnen der Echtmix im Vergleich zum Scheinmix bekommen ist.

In der **linken Spalte** wird in der Reihenfolge der **Stufen** die **Gesamtmenge** der Substanzen **pro Tag** angegeben, da es leichter für Sie ist, die **Tagesmenge auf einmal zu mixen** und **danach** auf die **drei Fläschchen zu verteilen**. In den beiden Spalten rechts davon steht die Menge pro Fläschchen für die Echt-/Scheinsubstanz, die Ihr/e Freund/in morgens mittags und abends am echten/scheinbaren Testtag trinkt.

Fructosestufentestrezept: Erforderlich: Haushaltszucker, Fructose, Vanille-Extrakt und je Test ein Liter Wasser. Mixen Sie folgende Mengen. Wichtig: Die Fläschchen sollen unverdünnt getrunken werden:

Stufe, Echt-/Scheinmix in g **pro Tag**+600 ml Wasser	Echtmix 3 × 200 ml Wasser (200 ml je Fläschchen) mit	Scheinmix 3 × 200 ml Wasser (200 ml je Fläschchen) mit
Stufe 1: 3 g Fructose Echtmix, 3,5 g Zucker Scheinmix, 1 TL Vanille-Extrakt	1 g Fructose, 3 Tropfen Vanille-Extrakt	1,17 g Zucker, 3 Tropfen Vanille-Extrakt
Stufe 2: 6 g Fructose Echtmix, 7 g Zucker Scheinmix, 1 TL Vanille-Extrakt	2 g Fructose, 3 Tropfen Vanille-Extrakt	2,34 g Zucker, 3 Tropfen Vanille-Extrakt
Stufe 3: 9 g Fructose Echtmix, 10,5 g Zucker Scheinmix, 1 TL Vanille-Extrakt	3 g Fructose, 3 Tropfen Vanille-Extrakt	3,51 g Zucker, 3 Tropfen Vanille-Extrakt

Es gibt nach jedem Test drei mögliche Fälle:

Fall 1: Weder beim Schein- noch beim Echtmix haben sich die Symptome verschlechtert. Ihr/e Freund/in hat also die Menge Fructose vertragen und er/sie kann auf der nächsten Stufe getestet werden. Dies teilen Sie ihr/ihm mit.

Fall 2: Die Symptome haben sich nur beim Echtmix verschlechtert, das heißt, Ihr/e Freund/in hat eine Intoleranz gegenüber der Menge: Die Testreihe ist beendet. Das Ergebnis teilen Sie ihr/ihm mit.

Fall 3: Die Symptome haben sich bei der Scheinmischung verschlechtert, unabhängig davon, was bei der echten Mischung passiert ist. In diesem Fall wiederholen Sie den Test mit gleicher Menge, beginnend mit dem Scheinmix, sagen aber, dass Sie die Menge halbiert hätten. Bitten Sie außerdem während der Wiederholung um das Führen eines Ernährungstagebuchs. Wird der Scheinmix wieder nicht vertragen, brechen Sie den Test ab. Weisen Sie dann beim Abschlussgespräch auf die Ungültigkeit wegen der Symptome beim Placebotest hin. Ihr/e Freund/in kann dann im Ernährungstagebuch prüfen, ob er/sie ungewollt während des Testzeitraums Fructose zu sich genommen hat und den Test ggf. wiederholen.

Normalerweise beginnen Sie die Tests mit der Stufe 2. Sprechen Sie allerdings vorher mit Ihrem/r Freund/in, ob er/sie sich standardmäßig an die Stufe-1-Menge hält. Nur, wenn er/sie dies tut, beginnen Sie die Tests mit Stufe 1. Beginnen Sie mit dem Stufe-2-Test und hat Ihr/e Freund/in den Echtmix der Stufe 2 vertragen, teilen Sie ihm/ihr dies bitte mit. Fortan gelten für ihn/sie die mittleren Portionsangaben in der vorletzten Spalte der Ernährungstabellen. Sie können nun mit dem Stufe-3-Test fortfahren: An den Tagen um den Testtag herum gelten nun die Mengen der Stufe 2 als Grenze, während am Testtag selbst die Lösung der Stufe 3 gegeben wird. Wird der Echtmix beim Stufe-2-Test nicht vertragen, ist der Test beendet und für Ihre/n Freund/in gilt weiterhin die Standardmenge in den Ernährungstabellen.

Herzlichen Dank für Ihre Unterstützung! Auch wenn es Sie Überwindung kosten dürfte, Ihre/n Freund/in absichtlich hinters Licht zu führen … Ach, das tut es gar nicht? Dann genießen Sie die Schwindelei aus gutem Grund!

Die **Anweisungen** für Ihre/n **Testpartner/in** beginnen auf **Seite 255**. Als **Leser** des Buches sollten Sie diese **ungelesen lassen,** um ein **besseres Testergebnis** zu erzielen. Ab Seite 271 geht es weiter.

Die **Anweisungen** für Ihre/n **Testpartner/in** beginnen auf **Seite 255**. Als **Leser** des Buches sollten Sie diese **ungelesen lassen,** um ein **besseres Testergebnis** zu erzielen. Ab Seite 271 geht es weiter.

Die **Anweisungen** für Ihre/n **Testpartner/in** beginnen auf **Seite 255**. Als **Leser** des Buches sollten Sie diese **ungelesen lassen,** um ein **besseres Testergebnis** zu erzielen. Ab Seite 271 geht es weiter.

Die **Anweisungen** für Ihre/n **Testpartner/in** beginnen auf **Seite 255**. Als **Leser** des Buches sollten Sie diese **ungelesen lassen,** um ein **besseres Testergebnis** zu erzielen. Ab Seite 271 geht es weiter.

4.2 Symptomgerichteter Testablauf

Dem folgenden Ablaufschema können Sie entnehmen, was der jeweils nächste Schritt in Abhängigkeit von Ihrer Reaktion auf die Testmenge ist. Sie beginnen den Test gewöhnlich mit der VS 2 und fahren nur dann, nach der Wiederholung, mit dem Test für VS 3 fort, wenn Sie die VS 2-Menge vertragen haben. Vertrugen Sie VS 2-Menge nicht, ist der Stufentest beendet und es gilt für Sie weiterhin die Standardverträglichkeitsstufe (SVS), VS 1, und damit die Standardmenge für Menschen mit einer Fructoseintoleranz in den Ernährungstabellen, siehe Kapitel 3. Es gilt also: Die nächstniedrigere VS trifft für Sie zu, sobald Sie bei einem VS Test in der genannten Reihenfolge Beschwerden haben. Sobald Ihre Symptomintensität auf eine Intoleranz deutet, vermerken Sie dies und trinken Sie keine weiteren Fläschchen. Der Beginn mit VS 1 ist nur dann nötig, wenn Sie sich bei der Einführungsdiät an die VS 0 anstelle der VS 1 gehalten haben (und dies zu einer Linderung Ihrer Symptome geführt hat). Ist dem so, und vertragen Sie beim VS 1-Test die Menge nicht, gilt für Sie weiterhin die VS 0, ansonsten können Sie mit dem VS 2-Test fortfahren. Haben Sie bei der Einführungsdiät die VS 1 nicht vertragen, aber eine Linderung Ihrer Symptome beim Einhalten der VS 0-Portionen gespürt, halten Sie sich an die VS 0. Ein Stufentest kommt dann nicht in Frage.

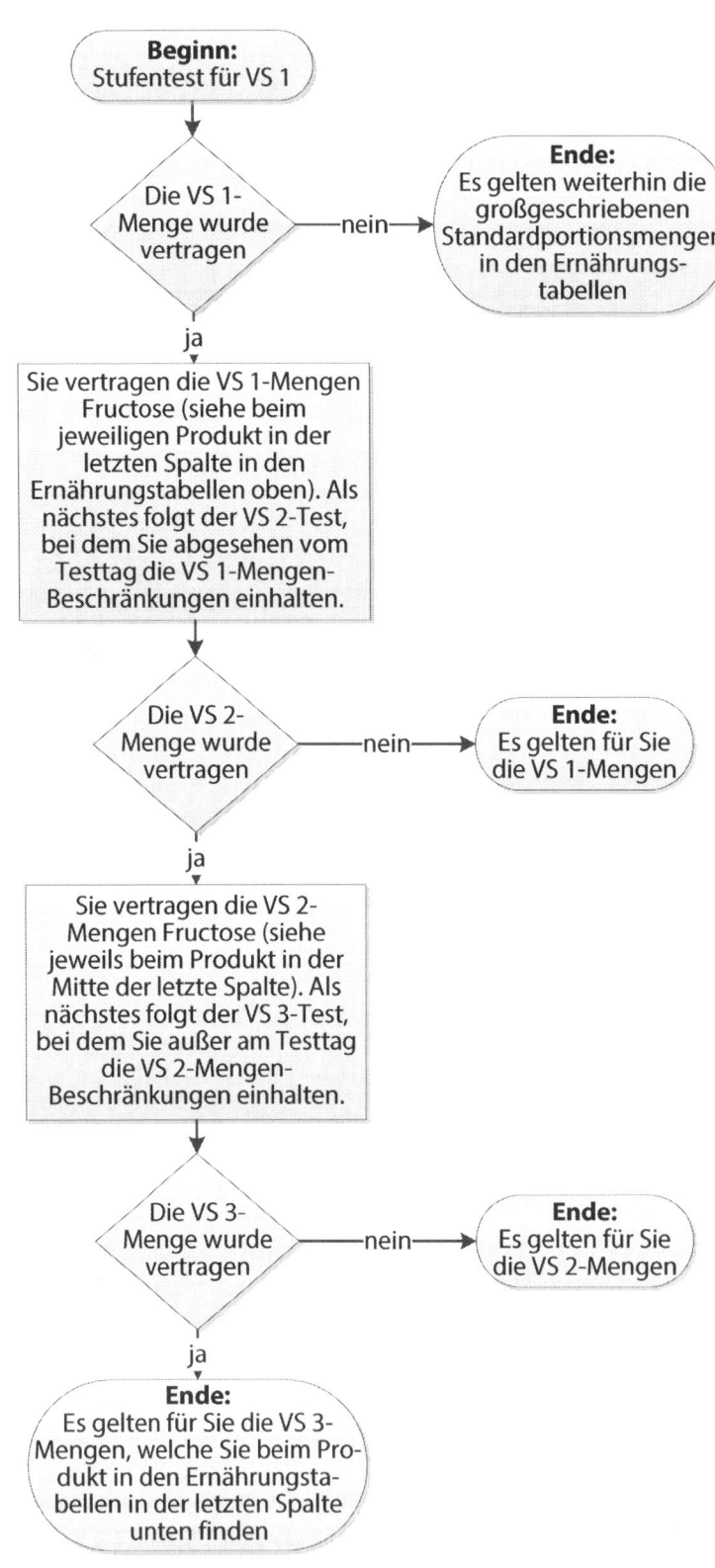

Beginn:
Stufentest für VS 1

Die VS 1-Menge wurde vertragen

— nein → **Ende:** Es gelten weiterhin die großgeschriebenen Standardportionsmengen in den Ernährungstabellen

ja

Sie vertragen die VS 1-Mengen Fructose (siehe beim jeweiligen Produkt in der letzten Spalte in den Ernährungstabellen oben). Als nächstes folgt der VS 2-Test, bei dem Sie abgesehen vom Testtag die VS 1-Mengen-Beschränkungen einhalten.

Die VS 2-Menge wurde vertragen

— nein → **Ende:** Es gelten für Sie die VS 1-Mengen

ja

Sie vertragen die VS 2-Mengen Fructose (siehe jeweils beim Produkt in der Mitte der letzte Spalte). Als nächstes folgt der VS 3-Test, bei dem Sie außer am Testtag die VS 2-Mengen-Beschränkungen einhalten.

Die VS 3-Menge wurde vertragen

— nein → **Ende:** Es gelten für Sie die VS 2-Mengen

ja

Ende: Es gelten für Sie die VS 3-Mengen, welche Sie beim Produkt in den Ernährungstabellen in der letzten Spalte unten finden

Vertragen Sie mehr als die Standardmenge, sollten Sie zum Schluss auf S. 84 Ihre VS notieren. Achtung: Während des Stufentests dürfen keine der zum jeweiligen Zeitpunkt geltenden VS überschritten werden, da das Ergebnis ansonsten verfälscht wird. Sollte es dazu kommen, müssen Sie den Test leider wiederholen.

Zusammenfassung

Nicht alle Betroffenen vertragen ausschließlich die Standardverträglichkeitsmenge von Fructose. Klären Sie zuerst in einem Atem- oder Ersatztest, ob bei Ihnen überhaupt eine Fructoseintoleranz vorliegt und bestimmen Sie dann im hier beschriebenen Stufentest die individuelle Grenze, bis zu der Sie fructosehaltige Produkte genießen können, ohne Beschwerden zu bekommen. Binden Sie beim Stufentest eine andere Person ein, die Ihnen hilft, die Testergebnisse zu objektivieren.

4.3 Testergebnis-Berechnung

Sie haben zwei Rechenmöglichkeiten: Möglichkeit A ist ein wenig einfacher als Möglichkeit B. Richtige Cracks gehen also sofort zu Möglichkeit B über. Damit sparen Sie sich den Rechenaufwand bei weiteren Tests und erhalten eine Aussage zu Ihrer Verträglichkeit.[7]

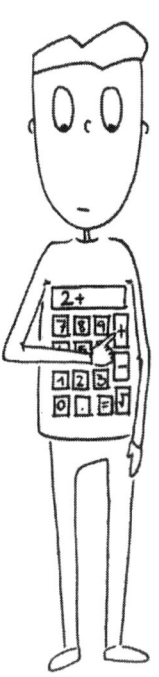

---

[7] Die Erhebung ist aus statistischer Sicht knapp und das Ergebnis grob.

4.3.1 Wirksamkeitstestergebnisberechnung

Sie verwenden die folgende Tabelle und tragen die Gesamtintensität der Blähungen des jeweiligen Tages aus dem Symptommerkblatt in die **A**-Zeile ein. In die ersten vier Felder schreiben Sie die Ergebnisse der **Wirksamkeitstesttage**, der letzten Tage Ihrer Einführungsdiät also. In die anderen vier Felder derselben ersten Zeile tragen Sie die Werte an den **Status-Quo-Tagen** ein (die vier Tage vor Beginn Ihrer Einführungsdiät, also vor der Reduzierung Ihres Fructosekonsums).

Rechenmöglichkeit A: $A1$ = Stuhlgesamtintensität am ersten Wirksamkeitstesttag, also Intensität morgens (d. h. Stuhltyp-Wert, siehe S. 32, morgens mal der Anzahl Ihrer Klogänge morgens) plus Intensität mittags plus Intensität abends. Tragen Sie das Stuhlgesamtintensitäts-Ergebnis in das Feld mit dem kursiv gedruckten $A1$ ein. Genauso verfahren Sie bei allen anderen **A**-Nummern. Anschließend bestimmen Sie die **B-Werte**: $B1 = A1$ plus Blähungen-Gesamtintensität am ersten Wirksamkeitstest-Tag plus Schmerzen-Gesamtintensität an dem Tag. $B2$ berechnen Sie entsprechend mit den Intensitätswerten für Tag 2 usw. Nun ermitteln Sie erst $C2$ und danach $D2$, d. h. den Durchschnitt der Status-quo-Test-Tage. Zur Auswertung vergleichen Sie $D2$ mit dem höchsten Tageswert der Wirksamkeitstesttage. Das ist der größte Wert der Werte $B1$ bis $B4$. Bei der Überprüfung des Erfolgs der Einführungsdiät gilt: Je weiter $D2$ über dem höchsten Tageswert der Gruppe liegt, desto wahrscheinlicher hat die Einführungsdiät erfolgreich Ihre Symptome gelindert.

Rechenmöglichkeit B: Sie berechnen $A1$ bis $A8$ sowie $B1$ bis $B8$ mit der Rechenmöglichkeit A). Anschließend berechnen Sie C1 und D1, sowie C2 und D2 und fahren mit den in der Tabelle beschriebenen Rechenschritten bis K fort. Zur Auswertung vergleichen Sie bei der Einführungsdiät den $D2$-Wert mit dem K-Wert, d. h. dem K. O.[8] Schwellenwert. Bei der Einführungsdiät gilt: Ist $D2$ größer oder gleich dem K-Wert, spricht dies für einen Erfolg der Fructosediät.

Scheitert die Diät hingegen, können Sie die im *Ernährungsnavigator* beschriebene Fructan- und Galactandiät probieren, sowie alternative Auslöser prüfen.

---

[8] *K = Überschreitet „L" diese K.-O.-Schwelle, war die Stufentestmenge zu viel für Sie.*

	Wirksamkeitstesttag-				Status-quo-Test-Tag- (vor Einführungsdiät)			
	1:	**2:**	**3:**	**4:**	**1:**	**2:**	**3:**	**4:**
A	A1	A3	A3	A4	A5	A6	A7	A8
	Tragen Sie in die A-Felder die Stuhlgesamtintensitäten der einzelnen Tage ein							
B	B1	B2	B3	B4	B5	B6	B7	B8
	B5 = Stuhl- + Blähungen- + Schmerzgesamtintensität an Status-quo-Test-Tag 1							
C	C1	$C1 = B1 + B2 + B3 + B4$ Summe der Zellen B1 bis B4 $C2 = B5 + B6 + B7 + B8$ Summe der Zellen B5 bis B8						C2
D	D1	$D1 = C1 \div 4$ Teilen Sie Ihr Ergebnis in Zelle C1 durch 4 $D2 = C2 \div 4$ Teilen Sie Ihr Ergebnis in Zelle C2 durch 4						D2
E	E1	E2	E3	E4	$E1 = B1 - D1$, $E2 = B2 - D1$ usw. Um E1 zu berechnen, subtrahieren Sie D1 von B1. Negative Ergebnisse sind möglich.			
F	F1	F2	F3	F4	$F1 = E1 \times E1$, $F2 = E2 \times E2$ usw. Zum Berechnen von F1 multiplizieren Sie E1 mit sich selbst. Es gilt Minus mal Minus ergibt Plus, alle Ergebnisse sind darum positiv.			
G	G	$G = F1 + F2 + F3 + F4$ Addieren Sie Ihre Ergebnisse der Zellen F1 bis F4						
H	H	$H = G \div 4$ Teilen Sie G durch 4						
I	I	$I = $ Wurzel aus H Ziehen Sie die Wurzel aus Ihrem Ergebnis für H. Auf Ihrem Taschenrechner sieht das Wurzelsymbol so aus: $\sqrt{\ }$.						
J	J	$J = I \times 2$ Multiplizieren Sie I mit 2						
K	K	$K = J + D1$ Addieren Sie das Ergebnis in Zelle J zu dem in Zelle D1. Der K-Wert wird als **K**. O. Schwellenwert bezeichnet, weil von ihm der Erfolg der Einführungsdiät ($D2 > K$) und des Stufentests ($L \leq K$) abhängt. Übertragen Sie den K-Wert bitte in die Stufentest Tabelle.						

1. Wirksamkeitsrechnung mit den Angaben auf Seite 35 & 35

	Wirksamkeitstesttag-				Status-quo-Test-Tag- (vor Einführungsdiät)			
	1:	**2:**	**3:**	**4:**	**1:**	**2:**	**3:**	**4:**
A	A1	A3	A3	A4	A5		A6	A7	A8
	3	2	3	2	16		14	12	14
	Tragen Sie in die A-Felder die Stuhlgesamtintensitäten der einzelnen Tage ein							
B	B1	B2	B3	B4	B5		B6	B7	B8
	9	8	11	8	30		30	31	28
	B5 = Stuhl- + Blähungen- + Schmerzgesamtintensität an Status-quo-Test-Tag 1							
C	C1	C1 = B1 + B2 + B3 + B4 Summe der Zellen B1 bis B4						C2
	36	C2 = B5 + B6 + B7 + B8 Summe der Zellen B5 bis B8						119
D	D1	D1 = C1 ÷ 4 Teilen Sie Ihr Ergebnis in Zelle C1 durch 4						D2
	9	D2 = C2 ÷ 4 Teilen Sie Ihr Ergebnis in Zelle C2 durch 4						29,75
E	E1	E2	E3	E4	E1 = B1 - D1, E2 = B2 - D1 usw.			
					Um E1 zu berechnen, subtrahieren Sie D1 von			
	0	-1	2	-1	B1. Negative Ergebnisse sind möglich.			
F	F1	F2	F3	F4	F1 = E1 x E1, F2 = E2 x E2 usw.			
					Zum Berechnen von F1 multiplizieren Sie E1			
	0	1	4	1	mit sich selbst.			
G	G	G = F1 + F2 + F3 + F4						
	6	Addieren Sie Ihre Ergebnisse der Zellen F1 bis F4						
H	H	H = G ÷ 4						
	1,5	Teilen Sie G durch 4						
I	I	I = Wurzel aus H Ziehen Sie die Wurzel aus Ihrem Ergebnis für H.						
	1,22	Auf Ihrem Taschenrechner sieht das Wurzelsymbol so aus: √.						
J	J	J = I x 2						
	2,45	Multiplizieren Sie I mit 2						
K	K	K = J + D1 Addieren Sie das Ergebnis in Zelle J zu dem in Zelle D1.						
		Der K-Wert wird als K. O. Schwellenwert bezeichnet, weil von ihm						
	11,45	der Erfolg der Einführungsdiät (D2 > K) abhängt.						

Rechenmethode A

D2 liegt mit 29,75 deutlich über dem höchsten Tageswert 11 (B3) aus der Gruppe B1 bis B4. Dies spricht für den Erfolg der Einführungsdiät.

Rechenmethode B

D2 = 29,75 ist größer als K = 11,45 und spricht für die Wirksamkeit der Diät. Wäre D2 kleiner oder gleich K, probieren Sie eine Fructan- und Galactandiät und den Test auf alternative Auslöser im Gesamtband.

4.3.2 Stufentestergebnisberechnung

Sie verwenden die folgende Tabelle und tragen die Gesamtintensität der Blähungen des jeweiligen Tages aus dem Symptommerkblatt in die **A**-Zeile ein. Neu berechnen brauchen Sie nur die Stufentestwerte. Sollten Sie allerdings keinen Wirksamkeitstest gemacht haben, tragen Sie in die ersten vier Felder Ihre Symptome nach wenigstens dreiwöchiger Einhaltung der Standardverträglichkeitsstufenmengen je Mahlzeit ein. In den anderen vier Feldern notieren Sie die Werte am Testtag (*A5*) und den drei Folgetagen (*A6-A8*).

Rechenmöglichkeit A: *A1* = Stuhlgesamtintensität am ersten Wirksamkeitstesttag, also Intensität morgens (d. h. Stuhltyp-Wert, siehe S. 32, morgens, mal der Anzahl Ihrer Klogänge morgens) plus Intensität mittags plus Intensität abends. Tragen Sie das Stuhlgesamtintensitäts-Ergebnis in das Feld mit dem kursiv gedruckten *A1* ein. Genauso verfahren Sie bei allen anderen **A**-Nummern. Anschließend bestimmen Sie die **B-Werte**: *B1* = *A1* plus Blähungen-Gesamtintensität am Testtag plus Schmerzen-Gesamtintensität am Testtag. *B2* berechnen Sie entsprechend mit den Intensitätswerten für den ersten Folgetag usw. Nun ermitteln Sie erst *C1* und danach *D1*, d. h. den Durchschnitt der Wirksamkeittesttage. Zur Auswertung vergleichen Sie *D1* mit dem höchsten Tageswert der Stufentesttage. Das ist der größte Wert der Werte *B5* bis *B8*. Bei der Überprüfung des Erfolgs gilt: Je weiter *der höchste Tageswert des Stufentests* über *D1* liegt, desto eher löst die bei dieser Stufe getestete Menge bei Ihnen Beschwerden aus. Ist dies der Fall, halten Sie sich an die Portionsangaben für die jeweils niedrigere Stufe.

Rechenmöglichkeit B: Sofern Sie *K* bereits beim Wirksamkeitstest berechnet haben, übertragen Sie den Wert in die folgende Tabelle. Sie brauchen dann nur noch *B5* bis *B8* entsprechend der *Rechenmöglichkeit A* und danach *L* berechnen. Andernfalls berechnen Sie bitte erst *K* entsprechend der Anweisung in der Wirksamkeitstesttabelle. Zur Auswertung vergleichen Sie den *L*-, d. h. den laufenden Wert[9], mit dem *K*-Wert, d. h. dem K.-O.[10]-Schwellenwert. Es gilt: Ist *L* größer *K*, deutet dies darauf hin, dass Sie die beim Test verzehrte Menge bei Ihnen Beschwerden auslöst. Darum sollten Sie sich im Alltag bei den Ernährungstabellen in Kapitel 3 an die Portionsangaben für die nächstniedrigere Stufe halten. Ist *L* kleiner oder gleich *K*, vertragen Sie die Stufenmenge und können mehr von den fructosehaltigen Lebensmitteln genießen und die nächsthöhere Stufe testen.

---

[9] *L = Der Tag mit den heftigsten Symptomen durch den laufenden Test.*
[10] *K = Überschreitet „L" diese K. O. Schwelle, war die Stufentestmenge zu viel für Sie.*

	Wirksamkeitstesttag-				Stufentest	Folgetag-		
	1:	**2:**	**3:**	**4:**	**Testtag**	**1:**	**2:**	**3:**
A	A1	A3	A3	A4	A5	A6	A7	A8

Tragen Sie in die A-Felder die Stuhlgesamtintensitäten der einzelnen Tage ein

B	B1	B2	B3	B4	B5	B6	B7	B8

B5 = Stuhl- + Blähungen- + Schmerzgesamtintensität am Stufentesttag 1

C	C1	$C1 = B1 + B2 + B3 + B4$ Summe der Zellen B1 bis B4
D	D1	$D1 = C1 \div 4$ Teilen Sie Ihr Ergebnis in Zelle C1 durch 4
K	K	Bitte übertragen Sie den Wert vom Ende der Einführungsdiät in das K-Feld. Andernfalls berechnen Sie K, wie im anderen Tabellenblatt beschrieben.
L	L	L = Der größte Wert aus der Gruppe: B5, B6, B7, B8. Diese Gruppe beinhaltet die Ergebnisse am Stufentesttag ($B5$) und seinen drei Folgetagen ($B6$ bis $B8$). Der L-Wert dient zur Bewertung des *Laufenden Stufentests*. Auswertung: $L > K$ deutet darauf hin, dass die Test-Stufenmenge Ihnen Beschwerden bereitet und Sie sich daher im Alltag an einer niedrigeren VS orientieren sollten. $L \leq K$ heißt, dass Sie die Stufenmenge pro Mahlzeit vertragen.

1. Stufentestrechnung mit den Angaben auf Seite 35 & 35

	Wirksamkeitstesttag-				Stufentest		Folge Tag-		
	1:	**2:**	**3:**	**4:**	**Testtag**		**1:**	**2:**	**3:**
A	A1	A3	A3	A4	A5		A6	A7	A8
	3	2	3	2		16	14	12	14
	Tragen Sie in die A-Felder die Stuhlgesamtintensitäten der einzelnen Tage ein								
B	B1	B2	B3	B4	B5		B6	B7	B8
	9	8	11	8		30	30	31	28
	B5 = Stuhl- + Blähungen- + Schmerzgesamtintensität am Stufentesttag 1								
C	C1	C1 = B1 + B2 + B3 + B4 Summe der Zellen B1 bis B4							
	36								
D	D1	D1 = C1 ÷ 4 Teilen Sie Ihr Ergebnis in Zelle C1 durch 4							
	9								
K	K	*Bitte übertragen Sie den Wert vom Ende der Einführungsdiät in das K-Feld. Andernfalls berechnen Sie K, wie im anderen Tabellenblatt beschrieben.*							
	11,45								
L	L	L = Der größte Wert aus der Gruppe: B5, B6, B7, B8. Diese Gruppe beinhaltet die Ergebnisse am Stufentesttag (B5) und seinen drei Folgetagen (B6 bis B8). Der L-Wert dient zur Bewertung des Laufenden Stufentests. Auswertung:							
		L > K deutet darauf hin, dass die Test-Stufenmenge Ihnen Beschwerden bereitet und Sie sich daher im Alltag an einer niedrigeren VS orientieren sollten.							
	31	L ≤ K heißt, dass Sie die Stufenmenge pro Mahlzeit vertragen.							

Rechenmethode A

Der höchste Tageswert der Gruppe B5 bis B8, B7 = 31 liegt deutlich über D1 = 9. Dies deutet darauf hin, dass Sie die Stufentestmenge nicht vertragen haben. Wäre der größte Wert der Gruppe B5 bis B8 kleiner als oder gleich 9, hätten Sie die Stufentestmenge vertragen und könnten sich in Zukunft an den Mengenangaben für diese Stufe richten. Außerdem könnten Sie dann auch die nächsthöhere Verträglichkeitsstufe testen.

Rechenmethode B

Dass L = 31 größer als K = 11,45 ist, deutet darauf hin, dass Sie die Stufentestmenge nicht vertragen haben. Wäre L kleiner als oder gleich 11,45, hätten Sie die Stufentestmenge vertragen und könnten sich in Zukunft an den Mengenangaben für diese Stufe richten. Außerdem könnten Sie dann auch die nächsthöhere Verträglichkeitsstufe testen.

4.4   Atemtest-Ersatztest

Sie möchten herausfinden, ob Sie Fructose vertragen, Ihr Arzt kann Ihnen jedoch keinen Atemtest anbieten? Für diesen Fall gibt es den sogenannten Ersatztest. Da das Ergebnis anhand Ihrer Symptome ermittelt wird und dazu zuerst der Einfluss alternativer Auslöser ausgeschlossen werden muss, benötigen Sie zur Durchführung des Tests zunächst den Gesamtband für Intoleranzen *„Der Ernährungsnavigator"*. Hier finden Sie eine ausführliche Erläuterung und eine Anleitung zur Durchführung und Auswertung des Ersatztest.

LITERATURVERZEICHNIS

Ali, M., Rellos, P., & Cox, T. M. (1998). Heriditary fructose intolerance. *Journal of Medical Genetics*, 35(5), 353-365.

Barrett, J. S., Gearry, R. B., Muir, J. G., Irving, P. M., Rose, R., Rosella, O., ... & Gibson, P. R. (2010). Dietary poorly absorbed, short-chain carbohydrates increase delivery of water and fermentable substrates to the proximal colon. *Alimentary Pharmacology & Therapeutics*, 31(8), 874-882.

Balasubramanya, N. N., Sarwar, & Narayanan, K. M. (1993). Effect of stage of lactation on oligosaccharides level in milk. *Indian Journal of Dairy & Biosciences*, 4, 58-60. Abstract Retrieved from http://www.cabdirect.com (Record Number 19950401205)

Belitz, H.-D., Grosch, W., & Schieberle, P. (2008). *Lehrbuch der Lebensmittelchemie* (6th ed.). Berlin Heidelberg: Springer.

Berekoven, L., Eckert, W., Ellenrieder, P. (2009). Marktforschung: *Methodische Grundlagen und praktische Anwendung* (12th ed.). Wiesbaden: Gabler.

Biesiekierski, J. R., Rosella, O., Rose, R., Liels, K., Barrett, J. S., Shepherd, S. J., ... & Muir, J. G. (2011). Quantification of fructans, galacto-oligosaccharides and other short-chain carbohydrates in processed grains and cereals. *Journal of Human Nutrition and Dietetics*, 24(2), 154-176.

Binnendijk, K. H., & Rijkers, G. T. (2013). What is a health benefit? an evaluation of EFSA opinions on health benefits with reference to probiotics. *Beneficial Microbes*, 4(3), 223-230.

Blumenthal, M. (1998). *The Complete German Commission E Monographs; Therapeutic Guide to Herbal Medicine*. Boston, MA: Integrative Medicine Communications.

Boehm, G., & Stahl, B. (2007). Oligosaccharides from milk. *The Journal of Nutrition*, 137(3), 847S-849S.

Bowden, P. (2011). *Telling It Like It Is*. Paul Bowden.

Briançon, S., Boini, S., Bertrais, S., Guillemin, F., Galan, P., & Hercberg, S. (2011). Long-term antioxidant supplementation has no effect on health-related quality of life: The randomized, double-blind, placebo-controlled, primary prevention SU.VI.MAX trial. *International Journal of Epidemiology*, 40(6), 1605-1616.

Campbell, J. M., Fahey, G. C., & Wolf, B. W. (1997). Selected indigestible oligosaccharides affect large bowel mass, cecal and fecal short-chain fatty acids, pH and microflora in rats. *The Journal of Nutrition*, 127(1), 130-136.

Chi, W. J., Chang, Y. K., & Hong, S. K. (2012). Agar degradation by microorganisms and agar-degrading enzymes. *Applied Microbiology and Biotechnology*, 94(4), 917-930.

Choi, Y. K; Johlin Jr., F. C.; Summers, R.W., Jackson, M., & Rao, S. S. C. (2003). Fructose intolerance: an under-recognized problem. *The American Journal of Gastroenterology*, 98(6) 2003, S. 1348-1353.

CIAA (n. d.). *CIAA agreed reference values for GDAs* [Table]. Retrieved from http://gda.fooddrinkeurope.eu/asp2/gdas_portions_rationale.asp?doc_id=127.

Connor, W. E. (2000). Importance of n– 3 fatty acids in health and disease. *The American Journal of Clinical nutrition*, 71(1), 171S-175S.

Coraggio, L. (1990). *Deleterious Effects of Intermittent Interruptions on the Task Performance of Knowledge Workers: A Laboratory Investigation* (Doctoral Dissertation). Retrieved from http://arizona.openrepository.com.

Corazza, G. R., Strocchi, A., Rossi, R., Sirola, D., & Fasbarrini, G. (1988). Sorbitol malabsorption in normal volunteers and in patients with celiac disease. *Gut*, 29(1), 44-48.

Cummings, J. H. (1981). Short chain fatty acids in the human colon. *Gut*, 22(9), 763-779.

Cummings, J. H., & Macfarlane, G. T. (1997). Role of intestinal bacteria in nutrient metabolism. *Journal of Parental and Enteral Nutrition*, 21(6), 357-365.

DGE (2013). Vollwertig essen und trinken nach den 10 Regeln der DGE. 9th Edition, Bonn.

Donker, G. A., Foets, M., & Spreeuwenberg, P. (1999). Patients with irritable bowel syndrome: health status and use of healthcare services. *British Journal of General Practice*, 49(447), 787-792.

Drossman, D. A., Li, Z., Andruzzi, E., Temple, R. D., Talley, N. J., Thompson, W. G. ...Corazziari, E. et al., (1993). US householder survey of functional gastrointestinal disorders: prevalence, sociodemography, and health impact. *Digestive Diseases and Sciences*, 38(9), 1569-1580.

Dukas, L., Willett, W. C., & Giovannucci, E. L. (2003). Association between physical activity, fiber intake, and other lifestyle variables and constipation in a study of women. *The American Journal of Gastroenterology*, 98(8), 1790-1796.

EFSA (2007). Opinion of the scientific panel on dietetic products, nutrition and allergies on a request from the commission related to a notification from epa on lactitol pursuant to article 6, paragraph 11 of directive 2000/13/ec- for permanent exemption from labeling. *The EFSA Journal*, 5(10), 565-570.

EFSA (2012a). Scientific opinion on dietary reference values for protein. *The EFSA Journal*, 10(2), 2557-2622.

EFSA (2012b). Scientific opinion on the substantiation of health claims related to lactobacillus casei dg cncm i-1572 and decreasing potentially pathogenic gastro-intestinal microorganisms (id 2949, 3061, further assessment) pursuant to article 13(1) of regulation (ec) no 1924/2006. *The EFSA Journal*, 10(6), 2723-2637.

EFSA (2012c). Scientific opinion on the tolerable upper intake level of eicosapentaenoic acid (epa), docosahexaenoic acid (dha) and docosapentaenoic acid (dpa). *The EFSA Journal*, 10(7), 2815-2862.

EFSA (2013). scientific opinion on the substantiation of a health claim related to bimuno® gos and reducing gastro-intestinal discomfort pursuant to article 13(5) of regulation (ec) no 1924/2006. *The EFSA Journal*, 11(6), 3259-3268.

Eisenführ, F., Weber, M., & Langer, T. (2010): *Rational Decision Making*, Heidelberg, Berlin: Springer.

Erdman, K., Tunnicliffe, J., Lun, V. M., & Reimer, R. A. (2013). Eating patterns and composition of meals and snacks in elite canadian athletes. *International Journal Of Sport Nutrition & Exercise Metabolism*, 23(3), 210-219.

Falony, G., Verschaeren, A. De Bruycker, F., De Preter, V., Verbecke, F. L., & De Vuyst L. (2009b). In vitro kinetics of prebiotic inulin-type fructan fermentation by butyrate-producing colon bacteria: implementation of online gas chromatography for quantitative analysis of carbon dioxide and hydrogen gas production. *Applied Environmental Microbiology*, 75(18), 5884-5892.

FAO (2008). Fats and fatty acids in human nutrition. *FAO Food and Nutrition Paper*, 91, 9-20.

Farquhar, P. H., & Keller, L. R. (1989). Preference intensity measurement. *Annals of Operations Research*, 19(1), 205-217.

Farshchi, H. R., Taylor, M. A., & Macdonald, I. A. (2004). Regular meal frequency creates more appropriate insulin sensitivity and lipid profiles compared with irregular meal frequency in healthy lean women. *European Journal of Clinical Nutrition*, 58(7), 1071-1077.

Fass, R., Fullerton, S., Naliboff, B., Hirsh, T., & Mayer, E. A. (1998). Sexual dysfunction in patients with irritable bowel syndrom and non-ulcer dyspepsia. *Digestion*, 59(1), 79-85.

Fernández-Bañares, F., Esteve-Pardo, M., de Leon, R., Humbert, P., Cabré, E., Llovet, J. M., & Gassull, M. A. (1993). Sugar malabsorption in functional bowel disease: clinical implications. *American Journal of Gastroenterology*, 88(12), 2044-2050.

Fox, K. (2013). N. t.. In Wells, V., Wyness, L., & Coe, S. (Eds.). The British Nutrition Foundation's 45th anniversary conference: behaviour change in relation to healthier lifestyles. *Nutrition Bulletin*, 38(1), 100-107.

Gaby, A. R. (2005). Adverse effects of dietary fructose. *Alternative medicine review*, 10(4).

Gay-Crosier, F., Schreiber, G., & Hauser, C. (2000). Anaphylaxis from inulin in vegetables and processed food. *The New England Journal of Medicine*, 342(18), 1372.

German, J., Freeman, S., Lebrilla, C., & Mills, D. (2008). Human milk oligosaccharides: evolution, structures and bioselectivity as substrates for intestinal bacteria, *Nestlé Nutrition Workshop, Pediatric Program*, 62, 205-222.

Gibson, P. R., Newnham, E., Barrett, J. S., Shepherd, S. J., & Muir, J. G. (2007). Review article: Fructose malabsorption and the bigger picture. *Alimentary Pharmacology & Therapeutics*, 25(4), 349-363.

Gibson, P. R., & Shepherd, S. J. (2010). Evidence-based dietary management of functional gastrointestinal symptoms: the fodmap approach. *Journal of Gastroenterology and Hepatology*, 25(2), 252-258.

Gilbert, P. (2013). N. t.. In Wells, V., Wyness, L., & Coe, S. (Eds.). The British Nutrition Foundation's 45th anniversary conference: behaviour change in relation to healthier lifestyles. *Nutrition Bulletin*, 38(1), 100-107.

Goldstein, R., Braverman, D., & Stankiewicz, H. (2000). Carbohydrate malabsorption and the effect of dietary restriction on symptoms of irritable bowel syndrome and functional bowel complaints. *Israel Medical Association Journal*, 2(8), 583-587.

Gralnek, I. M., Hays, R. D., Kilbourne, A., Naliboff, B., & Mayer, E. A. (2000). The impact of irritable bowel syndrome on health-related quality of life. *Gastroenterology*, 119(3), 654-660.

Hahn, B. A., Kirchdoerfer, L. J., Fullerton, S., & Mayer, S. (1997). Patient perceived severity of irritable bowel syndrome in relation to symptoms, health resource utilization and quality of life. *Alimentary Pharmacology and Therapeutics*, 11(3), 553-559.

Hallert, C., Grant, C., Grehn, S., Grännö, C., Hultén, S., Midhagen, G., ... & Valdimarsson, T. (2002). Evidence of poor vitamin status in coeliac patients on a gluten-free diet for 10 years. *Alimentary Pharmacology & Therapeutics*, 16(7), 1333-1339.

Hawthorne, B., Lambert, S., Scott, D., & Scott, B. (1991). Food intolerance and the irritable bowel syndrome. *Journal of Human Nutrition and Dietetics*, 4(1), 19–23.

Hawking, S. (n. d.). Publications. Retrieved from http://hawking.org.uk/ publications.html.

Hillson, M. (2013). N. t.. In Wells, V., Wyness, L., & Coe, S. (Eds.). The British Nutrition Foundation's 45th anniversary conference: behaviour change in relation to healthier lifestyles. *Nutrition Bulletin*, 38(1), 100-107.

Hoekstra, J. H., van Kempen, A. A. M. W., & Kneepkens, C. M. F. (1993). Apple juice malabsorption: fructose or sorbitol?. *Journal of Pediatric Gastroenterology and Nutrition*, 16(1), 39-42.

Huether, G. (Lecturer). (2014). Interview mit Prof. Dr. Gerald Hüther zu Angst & Berufung. Retrieved from http://www.coach-your-self.tv/Startseite /TV/InterviewmitProfDrH%c3%BCtherzuAngstBerufung/tabid/1341/Default.aspx

Hyams, J. S. (1983). Sorbitol intolerance: an unappreciated cause of functional gastrointestinal complaints. *Gastroenterology*, 84(1)1, 30-33.

Hyams, J. S., Etienne, N. L., Leichtner, A. M., & Theuer, R. C. (1988). Carbohydrate malabsorption following fruit juice ingestion in young children. *Pediatrics*, 82(1), 64-68.

Jensen, R. G., Blanc, B., & Patton, S. (1995). Particulate constituents in human and bovine milks. In Jensen, R. G. (Ed.), *Handbook of Milk Composition* (pp. 51-62). San Diego: Academic Press.

Kennedy, E. (2004). Dietary diversity, diet quality, and body weight regulation. *Nutrition Reviews*, 62(s2), S78-S81.

Kneepkens, C. M. F., Vonk, R. J., & Fernandes, J. (1984). Incomplete intestinal absorption of fructose. *Archives of Disease in Childhood*, 59(8), 735-738.

Kneepkens, C. M. F., Jakobs, C., & Douwes, A. C. (1989): Apple juice, fructose, and chronic nonspecific diarrhoea. *Pediatrics*, 148(6), 571-573.

Knudsen, B. K., & Hessov, I. (1995). Recovery of inulin from Jerusalem artichoke (Helianthus tuberosus L.) in the small intestine of man. *British Journal of Nutrition*, 74(01), 101-113.

Komericki, P., Akkilic-Materna, M., Strimitzer, T., Weyermair, K., Hammer, H. F., & Aberer, W. (2012). Oral xylose isomerase decreases breath hydrogen excretion and improves gastrointestinal symptoms in fructose malabsorption – a double-blind, placebo-controlled study. *Alimentary Pharmacology & Therapeutics*, 36(10), 980-987.

Kuhn, R., & Gauhe, A. (1965). Bestimmung der bindungsstelle von sialinsäureresten in oligosacchariden mit hilfe von perjodat. *Chemische Berichte*, 98(2), 395-314.

Ladas, S. D., Grammenos, I., Tassios, P. S., & Raptis, S. A. (2000). Coincidental malabsorption of lactose, fructose, and sorbitol ingested at low doses is not Common in normal adults. *Digestive Diseases and Sciences*, 45(12), 2357-2362.

Langkilde, A. M., Andersson, H., Schweizer, T. F., & Würsch, P. (1994). Digestion and absorption of sorbitol, maltitol and isomalt from the small bowel. A study in ileostomy subjects. *European Journal of Clinical Nutrition*, 48(11), 768-775.

Latulippe, M. E., & Skoog, S. M. (2011). Fructose malabsorption and intolerance: effects of fructose with and without simultaneous glucose ingestion. *critical Reviews in Food Science and Nutrition*, 51(7), 583-592.

Le, A. S., & Mulderrig, K. B. (2001). *Sorbitol and Mannitol*. Nabors, O'B. (Ed.). New York, NY: Marcel Dekker.

Ledochowski, M., Sperner-Unterweger, B., Widner, B., & Fuchs, D. (1998a). Fructose malabsorption is associated with early signs of mentral depression. *European Journal of Medical Research*, 3(6), 295-298.

Ledochowski, M., Sperner-Unterweger, B., & Fuchs, D. (1998b). Lactose malabsorption is associated with early signs of mental depression in females – a preliminary report. *Digestive Diseases and Sciences*, 43(11), 2513-2517.

Ledochowski, M., Überall, F., Propst, T., & Fuchs, D. (1999). Fructose malabsorption is associated with lower plasma folic acid concentrations in middle-aged subjects. *Clinical Chemistry*, 45(11), 2013-2014.

Ledochowski, M., Widner, B., Bair, H., Probst, T., & Fuchs, D. (2000a). Fructose-and sorbitol-reduced diet improves mood and gastrointestinal disturbances in fructose malabsorbers. *Scandinavian Journal of Gastroenterology*, 35(10), 1048-1052.

Ledochowski, M., Widner, B., Sperner-Unterweger, B., Probst, T., Vogel, W., & Fuchs, D. (2000b). Carbohydrate malabsobtion syndromes and early signs of mental depression in females. *Digestive Diseases and Sciences*, 45(12), 1255-1259. [Anm. d. Verf.: Die Studie ist für Männer nicht aussagekräftig, da die Stichprobengröße zu klein ist.]

Leinoel (n. d.). *Leinöl(Leinsamen)*. Retrieved from http://www.vitalstoff-journal.de/vitalstoff-lexikon/l/leinoel-leinsamen/

Lewis, S. J., & Heaton, K. W. (1997). Stool form scale as a useful guide to intestinal transit time. *Scandinavian Journal of Gastroenterology*, 32(9), 920-924.

Lifschitz, C. H. (2000). Carbohydrate absorption from fruit juices in infants. *Pediatrics*, 105(1), e4.

Lombardi, D. A., Jin, K., Courtney, T. K., Arlinghaus, A., Folkard, S., Liang, Y., & Perry, M. J. (2014). The effects of rest breaks, work shift start time, and sleep on the onset of severe injury among workers in the People's Republic of China. *Scandinavian Journal of Work, Environment & Health*, 40(2), 146-155.

Lomer, M. C. E., Parkes, G. C., & Sanderson, J. D. (2008). Review article: Lactose intolerance in clinical practice – myths and realities. *Alimentary Pharmacology & Therapeutics*, 27(2), 93-103.

Longstreth, G. F., Thompson, W. G., chey, W. D., Houghton, L. A., Mearin, F., & Spiller, R. C. (2006). Functional bowel disorders. *Gastroenterology*, 130(5), 1480-1491.

Maintz, L., & Novak, N. (2007). Histamine and histamine intolerance. *The American Journal of Clinical Nutrition*, 85(5), 1185-1196.

Makras, L., Van Acker, G., & De Vuyst, L. (2005). Lactobacillus paracasei subsp. paracasei 8700: 2 degrades inulin-type fructans exhibiting different degrees of polymerization. *Applied and Environmental Microbiology*, 71(11), 6531-6537.

Mccoubrey, H., Parkes, G. C., Sanderson, J. D., & Lomer, M. C. E. (2008). Nutritional intakes in irritable bowel syndrome. *Journal of Human Nutrition and Dietetics*, 21(4), 396-397.

McKenzie, Y. A., Alder, A., Anderson, W. Goddard, L, Gulia, P., Jankovich, E. ...Lomer, M. C. E. (2012). British dietic association evidence-based guidelines for the dietary management of irritable bowel syndrome in adults. *Journal of Human Nutrition and Dietics*, 25(3), 260-274.

Meyrand, M., Dallas, D. C., caillat, H., Bouvier, F., Martin, P., & Barile, D. (2013). Comparison of milk oligosaccharides between goats with and without the genetic ability to synthesize αs1-casein. *Small Ruminant Research*, 113(2), 411-420.

Michel, G., Nyval-Collen, P., Barbeyron, T., czjzek, M., & Helbert, W. (2006). Bioconversion of red seaweed galactans: a focus on bacterial agarases and Carrageenases. *Applied Microbiology and Biotechnology*, 71(1), 23-33.

Michie, S. (2013). N. t.. In Wells, V., Wyness, L., & Coe, S. (Eds.). The British Nutrition Foundation's 45th anniversary conference: Behaviour change in relation to healthier lifestyles. *Nutrition Bulletin*, 38(1), 100-107.

Mishkin, D., Sablauskas, L., Yalovsky, M., & Mishkin, S. (1997). Fructose and sorbitol malabsorption in ambulatory patients with functional dyspepsia: comparison with lactose maldigestion/malabsorption. *Digestive Diseases and Sciences*, 42(12), 2591-2598.

Monash University (2014). The Monash University Low Foodmap Diet [Software]. Available from http://www.med.monash.edu/cecs/gastro/fod map/education.html

Montalto, M., Curigliano, V., Santoro, L., Vastola, M., Cammarota, G., Manna, R., ... & Gasbarrini, G. (2006). Management and treatment of lactose malabsorption. *World Journal of Gastroenterology*, 12(2), 187.

Molis, C., Flourié, B., Ouarne, F., Gailing, M. F., Lartigue, S., Guibert, A., Bornet, F., & Galmiche, F. P. (1996). Digestion, excretion, and energy value of fructooligosaccharides in healthy humans.*The American Society for Clinical Nutrition*, 64(3), 324-328.

Mosby's Medical Dictionary (8th ed.). St. Louis, MO: Mosby.

Moshfegh, A. J., James, E. F., Goldman, J. P., & Ahuja, J. L. C. (1999). Presence of inulin and oligofructose in the diets of Americans. *The Journal of Nutrition*, 129(7), 1407S-1411S.

Mount Sinai (n. d.). *Fiber Chart*. Retrieved from https://www.wehealny .org/healthinfo/dietaryfiber/fibercontentchart.html.

Mozaffarian, D., & Wu, J. H. (2011). Omega-3 fatty acids and cardiovascular disease effects on risk factors, molecular pathways, and clinical events. *Journal of the American College of Cardiology*, 58(20), 2047-2067.

Muir, J. G., Shepherd, S. J., Rosella, O., Rose, R., Barrett, J. S., & Gibson, P. R. (2007). Fructan and free fructose content of common Australian vegetables and fruit. *Journal of Agricultural and Food Chemistry*, 55(16), 6619-6627.

Muir, J. G., Rose, R., Rosella, O., Liels, K., Barrett, J. S., Shepherd, S. J., & Gibson, P. R. (2009). Measurement of short-chain carbohydrates in common Australian vegetables and fruits by high-performance liquid chromatography (HPLC). *Journal of Agricultural and Food Chemistry*, 57(2), 554-565.

Nanda, R., James, R., Smith, H., Dudley, C. R. K., & Jewell, D. P. (1989). Food intolerance and the irritable bowel syndrome. *Gut*, 30(8), 1099-1104.

Necas, J., Bartosikova, L. (2013). Carageenan: a review. *Veterinarni Medicina*, 58(4), 187-205.

Nelis, G. F., Vermeeren, M. A., & Jansen, W. (1990). Role of fructose-sorbitol malabsorbtion in the irritable bowel syndrome. *Gastroenterology*, 99(4), 1016-1020.

Newburg, D. S. & Neubauer, S. H. (1995). Carbohydrates in milks: analysis, quantities, and significance. In Jensen, R. G. (Ed.), *Handbook of Milk Composition* (pp. 273-349). San Diego: Academic Press.

NICNAS (2008). Multiple chemical sensitivity: identifying key research needs. *Scientific Review Report*.

Nucera, G., Gabrielli, M., Lupascu, A., Lauritano, E. C., Santoliquido, A., cremonini, F., ...Gasbarrini, A. (2005). Abnormal breath tests to lactose, fructose and sorbitol in irritable bowel syndrome may be explained by small intestinal bacterial overgrowth. *Alimentary Pharmacology & Therapeutics*, 21(11), 1391-1395.

O'Connell, S., & Walsh, G. (2006). Physicochemical characteristics of commercial lactases relevant to their application in the alleviation of lactose intolerance. *Applied Biochemistry and Biotechnology*, 134(2), 179-191.

Ong, D., Mitchell, S., Barrett, J., Shepherd, S., Irving, P., Biesiekierski, J., & ... Muir, J. (2010). Manipulation of dietary short chain carbohydrates alters the pattern of gas production and genesis of symptoms in irritable bowel syndrome. *Journal of Gastroenterology & Hepatology*, 25(8), 1366-1373.

Park, Y. K., & Yetley, E. A. (1993). Intakes and food sources of fructose in the United States. *The American Journal of Clinical Nutrition*, 58(5), 737S-747S.

Parker, T. J., Naylor, S. J., Riordan, A. M., & Hunter, J. O. (1995). Management of patients with food intolerance in irritable

bowel syndrome. The development and use of an exclusion diet. *Journal of Human Nutrition and Dietetics*, 8(3), 159-166.

Petitpierre, M., Gumowski, P., & Girard, J. P. (1985). Irritable bowel syndrome and hypersensitivity to food. *Annals of Allergy, Asthma & Immunology*, 54(6), 538-540.

Quigley, E., Fried, M., Gwee, K. A., Olano, C., Guarner, F., Khalif, I., ... & Le Mair, A. W. (2009). Irritable bowel syndrome: a global perspective. *WGO Practice Guideline*.

Quigley, E., M., M., Hunt, R. H., Emmanuel, A., & Hungin, A. P. S. (2013). Irritable bowel syndrome (ibs): what is it, what causes it and can i do anything about it? Retrieved from http://client.blueskybroadcastcom/WGO/ index.html.

Raithel, M., Weidenhiller, M., Hagel, A.-F.-K., Hetterich, U., Neurath, M. F., & Konturek, P. C. (2013). The malabsorption of commonly occurring mono and disaccharides: levels of investigation and differential diagnoses. *Dtsch Arztebl Int*, 110(46), 775-782.

Riby, J. E., Fujisawa, T., & Kretchmer, N. (1993). Fructose absorption. *The American Journal of Clinical Nutrition*, 58(5), 748S-753S.

Ross, A. C., Manson, J. E., Abrams, S. A., Aloia, J. F., Brannon, P. M., Clinton, S. K., ... & Shapses, S. A. (2011). The 2011 report on dietary reference intakes for calcium and vitamin D from the Institute of Medicine: what clinicians need to know. Journal of Clinical Endocrinology & Metabolism, 96(1), 53-58.

Rumessen, J. J., & Gudmand-Høyer, E. (1986). Absorption capacity of fructose in healthy adults. comparison with sucrose and its constituent monosaccharides. *Gut*, 27(10), 1161-1168.

Rumessen, J. J., & Gudmand-Høyer, E., (1987). Malabsoption of fructose-sorbitol mixtures. Interactions causing abdominal distress. *Scandinavian Journal of Gastroenterology*, 22(4), 431-436.

Rumessen, J. J. (1992). Fructose and related food carbohydrates. sources, intake, absorbtion, and clinical implications. *Scandinavian Journal of Gastroenterology*, 27(10), 819-828.

Ruppin, H., Bar-Meir, S., Soergel, K. H., Wood, C. M., & Schmitt Jr, M. G. (1980). Absorption of short-chain fatty acids by the colon. *Gastroenterology*, 78(6), 1500-1507.

Rycroft, C. E., Jones, M. R., Gibson, G. R., & Rastall, R. A. (2001). A comparative in vitro evaluation of the fermentation properties of prebiotic oligosaccharides. *Journal of Applied Microbiology*, 91(5), 878-887.

Scientific Community on Food (2000). Opinion of the Scientific Committee on Food on the tolerable upper intake level of folate.

Shepherd, S. J., & Gibson, P. R. (2006). Fructose malabsorption and symptoms of irritable bowel syndrome: guidelines for effective dietary management. *Journal of the American Dietetic Association*, 106(10), 1631-1639.

Shepherd, S. J., Parker, F. C., Muir, J. G., & Gibson, P. R. (2008). Dietary triggers of abdominal symptoms in patients with irritable bowel syndrome: randomized placebo-controlled evidence. *Clinical Gastroenterology and Hepatology*, 6(7), 765-771.

Silk, D. B. A., Davis, A., Vulevic, J., Tzortzis, G., & Gibson, G. R. (2009). Clinical trial: the effects of a trans-galactooligosaccharide prebiotic on faecal microbiota and symptoms in irritable bowel syndrome. *Alimentary Pharmacology & Therapeutics*, 29(5), 508-518.

Simopoulos, A. P. (1999). Essential fatty acids in health and chronic disease. *The American Journal of Clinical Nutrition*, 70(3), 560s-569s.

Speier, C., Vessey, I., & Valacich, J. S. (2003). The effects of interruptions, task complexity, and information presentation on computer-supported decision-making performance. *Decision Sciences*, 34(4), 771-797.

Stefanini, G. F., Saggioro, A., Alvisi, V., Angelini, G., capurso, L., Di, L. G., ...Melzi, G. (1995). Oral cromolyn sodium in comparison with elimination diet in the irritable bowel syndrome, diarrheic type. multicenter study of 428 patients. *Scandinavian Journal of Gastroenterology*, 30(6), 535–541.

Stockwell, M. (n. d.). *Awards/Events*. Retrieved from www.melissastockwell /Melissa_Stockwell/Awards.html.

Stubbs, J. (2013). N. t.. In Wells, V., Wyness, L., & Coe, S. (Eds.). The British Nutrition Foundation's 45th anniversary conference: behaviour change in relation to healthier lifestyles. *Nutrition Bulletin*, 38(1), 100-107.

Suarez, F. L., Savaiano, D. A., & Levitt, M. D. (1995). A comparison of symptoms after the consumption of milk or lactose-hydrolyzed milk by people with self-reported severe lactose intolerance. *New England Journal of Medicine*, 333(1), 1-4.

Suarez, F. L., Springfield, J., Furne, J. K., Lohrmann, T. T., Kerr, P. S., & Levitt, M. D. (1999). Gas production in humans ingesting a soybean flour derived from beans naturally low in oligosaccharides. *The American Journal of Clinical Nutrition*, 69(1), 135-139.

Sundhedsstyrelsen og Fødevareministeriet (2009). *Cøliaki og mad uden Gluten* (4th ed.). København: Sundhedsstyrelsen.

Tarpila, S., Tarpila, A., Grohn, P., Silvennoinen, T., & Lindberg, L. (2004). Efficacy of ground flaxseed on constipation in patients with irritable bowel syndrome. *Current Topics in Nutraceutical Research*, 2(2), 119–125.

Test (2008). Schneller, schöner, stärker. *test – Journal Gesundheit*, 43(02), 88-92.

Teuri, U., Vapaatalo, H., & Korpela, R. (1999). Fructooligosaccharides and lactulose cause more symptoms in lactose maldigesters and subjects with pseudohypolactasia than in control lactose digesters. *The American Journal of Clinical Nutrition*, 69(5), 973-979.

Thompson, Kyle (2006). Bristol Stool Chart [Graphical illustration]. Retrieved from http://commons.wikimedia.org/wiki/File:Bristol_Stool_chart.png

Nanda, R., Shu, L. H., & Thomas, J. R. (2012). A fodmap diet update: craze or credible. *Practical Gastroenterology*, 10(12), 37-46.

Toschke, A. M., Thorsteinsdottir, K. H., & von Kries, R. (2009). Meal frequency, breakfast consumption and childhood obesity. *International Journal of Pediatric Obesity*, 4(4), 242-248.

Tou, J. C., Chen, J., & Thompson, L. U. (1998). Flaxseed and its lignan precursor, secoisolariciresinol diglycoside, affect pregnancy outcome and reproductive development in rats. *The Journal of Nutrition*, 128(11), 1861-1868.

Truswell, A. S., Seach, J. M., & Thorburn, A. W. (1988). Incomplete absorption of pure fructose in healthy subjects and the facilitating effect of glucose. *The American Journal of Clinical Nutrition*, 48(6), 1424-1430.

U. S. Department of Agriculture and U. S. Department of Health and Human Services (2010). *Dietary Guidelines for Americans* (7th ed.). Washington, Dc: U. S. Government Printing Office.

U. S. Department of Agriculture, Agricultural Research Service (2013). USDA National Nutrient Database for Standard Reference, Release 26. Nutrient Data Laboratory HomePage, http://www.ars.usda.gov/ba/bhnrc /ndl.

van Loo, J., Coussement, P., De Leenheer, L., Hoebregs, H., & Smits, G. (1995). On the presence of inulin and oligofructose as natural ingredients in the western diet. *Critical Reviews in Food Science and Nutrition*, 35(6), 525–552.

Varea, V., de Carpi, J. M., Puig, C., Alda, J. A., camacho, E., Ormazabal, A., ... & Gómez, L. (2005). Malabsorption of carbohydrates and depression in Children and adolescents. *Journal of Pediatric Gastroenterology and Nutrition*, 40(5), 561-565.

Verhoef, P., Stampfer, M. J., Buring, J. F., Gaziano, J. M., Allen, R. H., Stabler, S. P., ... & Willett, W. C. (1996). Homocysteine metabolism and risk of myocardial infarction: relation with vitamins B6, B12, and folate. *American Journal of Epidemiology*, 143(9), 845-859.

Vernia, P., Ricciardi, M. R., Frandina, C., Bilotta, T., & Frieri, G. (1995). lactose malabsorption and irritable bowel syndrome. Effect of a long-term lactose-free diet. *The Italian Journal of Gastroenterology*, 27(3), 117-121.

Vesa, T. H., Korpela, R. A., & Sahi, T. (1996). Tolerance to small amounts of lactose in lactose maldigesters. *The AmericanJournal of Clinical Nutrition*, 64(2), 197-20.

Virtanen, S. M., Räsänen, L., Mäenpää, J., & Åkerblom, H. K. (1987). Dietary survey of Finnish adolescent diabetics and non-diabetic controls. *Acta Paediatrica*, 76(5), 801-808.

Vos, M. B., Kimmons, J. E., Gillespie, C., Welsh, J., & Blanck, H. M. (2008). Dietary fructose consumption among US children and adults: the third National Health and Nutrition Examination Survey. *The Medscape Journal of Medicine*, 10(7), 160.

Watson, B. D. (2008). Public health and carrageenan regulation : a review and analysis. *Journal of Applied Phycology*, 20(5), 505-513.

Webb, F. S., & Whitney, E. N. (2008). *Nutrition: Concepts and Controversies* (11th ed.). Belmont, CA: Thomson/ Wadsworth.

Wells, N. E. J., Hahn, B. A., & Whorwell, P. J. (1997). Clinical economics review: irritable bowel syndrome. *Allimentary Pharmacology and Therapeutics*, 11, 1019-1030.

Quellen zum Vorkommen des Reizdarmsyndroms:
England

Jones, R., & Lydeard, S. (1992). Irritable bowel syndrom in the general population. *British Medical Journal*, 304(6819), 87-90.

Niederlande und Japan

Schlemper, R. J., van der Werf, S. D. J., Vandenbroucke, J. P., Blemond, I., & Lamers, C. B. H. W. (1993). Peptic ulcer, non-ulcer dysepsia and irritable bowel syndrom in the Netherlands and Japan. *Scandinavian Journal of Gastroenterology*, 28(200), 33-41.

Nigeria

Olubuykle, I. O., Olawuyl, F., & Fasanmade, A. A. (1995). A study of irritable bowel syndrom diagnosed by manning Criteria in an African population. *Digestive Diseases and Sciences*, 40(5), 983-985.

USA

Longstreth, G. F., & Wolde-Tsadik, G. (1993). Irritable bowel-type symptoms in hmo examinees. *Digestive Diseases and Sciences*, 38(9), 1581-1589.

Talley, N. J., Zinsmeister, A. R., van Dyke, C., & Melton, L. J. (1991). Epidemiology of colonic symptoms and the irritable bowel syndrome. *Gastroenterology*, 101(4), 927-934.

O'Keefe, E. A., Talley, N. J., Zinsmeister, A. R., & Jacobsen, S. J. (1995). Bowel disorders impair functional status and quality of life in the elerdly: a population-based study. *Journal of Gastroenterology*, 50A, M184-M189.

—

Wilder-Smith, C. H., Materna, A., Wermelinger, C., & Schuler, J. (2013). Fructose and lactose intolerance and malabsorption testing: the relationship with symptoms in functional gastrointestinal disorders. *Alimentary Pharmacology and Therapeutics*, 37(11), 1074-1083.

Winterfeldt, D. von, & Edwards, W. (1986). *Decision Analysis and Behavioral Research*. Cambridge: Cambridge University Press.

Wittstock, A. (1949). *Marc Aurel – Selbstbetrachtungen*. Stuttgart: Reclam.

Zohar, D. (1999). When things go wrong: The effect of daily work hassles on effort, exertion and negative mood. *Journal of Occupational and Organizational Psychology*, 72(3), 265-283.

Printed in Poland
by Amazon Fulfillment
Poland Sp. z o.o., Wrocław

45218617R00172